U0233294

"八十一难经"吕杨

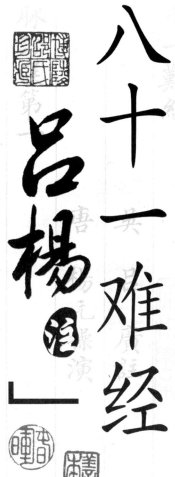

辑校与研究

学术顾问	王晞星	王小芸	
主　编	赵怀舟		
编　委	王象礼	冯文海	任光荣
	刘光珍	李　莉	李宜放
	李洪涛	李庭凯	张伟娜
	郝　娟	郝淑兰	赵尚华
	段明宽	耿　璇	郭秀梅
	闫淑珍	程　英	靳桂香
	裘　俭	松冈尚则	

山西出版传媒集团

山西科学技术出版社

图书在版编目（CIP）数据

《八十一难经吕杨注》辑校与研究/赵怀舟，王小芸主编．—太原：
山西科学技术出版社，2014.6

ISBN 978－7－5377－4816－2

Ⅰ.①八… Ⅱ.①赵… ②王… Ⅲ.①《难经》—研究 Ⅳ.①R221.9

中国版本图书馆 CIP 数据核字（2014）第 102546 号

《八十一难经吕杨注》辑校与研究

主　　编：赵怀舟　　王小芸
编辑部电话：0351－4922135　　4922072
投 稿 邮 箱：zyhsxty@126.com
发行部电话：0351－4922121　　4956106
出 版 发 行：山西出版传媒集团·山西科学技术出版社
地　　　址：太原市建设南路 21 号
邮　　　编：030012
经　　　销：各地新华书店
印　　　刷：山西人民印刷有限责任公司

开　　　本：890 毫米×1240 毫米　1/32
字　　　数：434 千字
印　　　张：17
版　　　次：2014 年 7 月第 1 版
印　　　次：2014 年 7 月太原第 1 次印刷
印　　　数：1－3000 册

书　　　号：ISBN 978－7－5377－4816－2
定　　　价：70.00 元

如发现印、装质量问题，影响阅读，请与印刷厂联系调换。

前　言

《难经》一书，又名《黄帝八十一难经》、《八十一问》、《八十一难》等，是中医学中继《黄帝内经》之后又一部经典医籍。《难经》是以假设问答、解释疑难的体例编撰而成，它不同于一般的注释，而是发挥至理，剖析疑义，以垂示后学。尤其是其自出机杼，有所创新，补《内经》之所未发，扩前圣而启后贤，丰富和发展了中医的相关理论，有着宝贵的历史价值和学术价值，对中医学理论体系的形成与发展，产生了深远而重要的影响。后世医家常把《内》、《难》并称，并将《难经》与《黄帝内经》、《神农本草经》、《伤寒杂病论》并列为中医四大经典著作之一。

宋代苏轼《楞伽经跋》曰："医之有《难经》，句句皆理，字字皆法。后世达者，神而明之，如磐走珠，如珠走磐，无不可者。若出新意，而弃旧学，以为无用，非愚无知则狂而已。譬如俚俗医师，不由经论，直授药方，以之疗病，非不或中。至于遇病辄应，悬断死生，则与知经学古者，不可同日语矣。世人徒见其有一至之功，或捷古人。因谓《难经》不学可。岂不误哉。"清代徐大椿在《医学源流论·难经论》中称《难经》"是书之旨，盖欲推本经旨，发挥至道，剖晰疑义，垂示后学。真读《内经》之津梁也。"并指出"其中有自出机杼，发挥妙道，未尝见于《内经》，而实能显《内经》之奥义，补《内经》之所未发，此盖别有师承，足与《内经》并垂千古。"但近年来，在中医界多重《内经》而轻《难经》，似有忽视学习研究《难经》的倾向，未有将《难经》摆到相应的学术位置。

一、《难经》的命名

《难经》是《黄帝八十一难经》的简称，书名昉见于张仲景的《伤寒杂病论·序》。梁·阮孝绪《七录》有《黄帝众难经》之目。关于《难经》书名的含义，后世解释不尽一致。其一，难，读去声，作"问难"解，系解释疑难之意。晋代医学家皇甫谧《帝王世纪》曰："黄帝命雷公、岐伯，论经脉，旁通问难八十一，为《难经》。"徐大椿《难经经释》自序也明确指出："以《素》、《灵》之微言奥旨，引端未发者，设为问答之语，俾畅厥义也。"《史记·五帝本纪》曰："顺天地之纪，幽明之占，死生之说，存亡之难"。司马贞《索隐》注云："难，犹说也，凡事是非未尽，假以往来之词，则曰难。"可见"难"只是"问"字的互词而已。日·丹波元胤《中国医籍考》进一步说明"问难"是名经的本义："按先子曰：《八十一难》之目，昉见于张仲景《伤寒论序》。难是问难之谓，隋·萧吉《五行大义》、唐·李善《文选·七发》注、《太平御览》引此经，作《八十一问》，则其义可证焉。其冠以黄帝二字者，正与《内经》同，盖出假托也。"其二，"难"作"难易"之难解。如杨玄操《黄帝八十一难经注》序曰："名为《八十一难》，以其理趣深远，非卒易了故也。"黎泰辰《虞庶难经注》序亦曰："谓之难者，得非以人之五脏六腑隐于内，为邪所干，不可测知，惟以脉理，究其仿佛耶，若脉有重十二菽者，又有如按车盖而若循鸡羽者，复考内外之证以参校之，不其难乎？"从《难经》的体例和文义分析，则皆为问题答疑，当以前者为是。

二、《难经》的成书与作者

查考《难经》一书，在《史记·扁鹊仓公列传》和《汉书·艺文志》中均无著录。东汉时期的名医张仲景在《伤寒杂病论·

序》中，以及后来的《隋书·经籍志》中，虽然提到了此书，但都没有说明作者和成书时间。因此，历代学者对此书的成书时间和作者，众说纷纭，各持一说，自成一言，而终无定论。

《难经》的作者，在隋以前托名黄帝，成书于上古，多指为黄帝所作，认为是黄帝时代的著作。晋代医学家皇甫谧《帝王世纪》曰：“黄帝命雷公、岐伯，论经脉，旁通问难八十一，为《难经》。”《隋书·经籍志》载：“《黄帝八十一难经》二卷。”唐以后多题为扁鹊（秦越人）撰，成书于战国。首先是由杨玄操倡说于前，他在《黄帝八十一难经注·序》中说：“《黄帝八十一难经》者，斯乃勃海秦越人之所作也。……按黄帝有《内经》二帙，帙各九卷，而其义幽赜，殆难穷览，越人乃采摘英华，抄撮精要，二部经内凡八十一章，勒成卷轴，伸演其首，探微索隐，传示后昆，名为《八十一难》。”王勃复为之详述于后，他说：《黄帝八十一难经》，是医经之秘录也。昔者岐伯以授黄帝，黄帝历九师以授伊尹，伊尹以授汤，汤历六师以授太公，太公授文王，文王历九师以授医和，医和历六师以授秦越人，秦越人始定立章句。”（见《文苑英华·杂序类·黄帝八十一难经序》）。随后，《旧唐书·经籍志》等书也记载有“《黄帝八十一难经》十卷，秦越人撰”云云。自此以后，凡称说《难经》者，无不指秦越人所作。如《新唐书·艺文志》、《崇文总目辑释》、《通志·艺文略》、《郡斋读书后志》、《宋史·艺文志》等均称之。于是，秦越人著《难经》之说，便几乎成为定谳了。

还有成书于西汉说，甄志亚主编的《中国医学史》认为：“从此书的内容来看……其成书年代可以确定在东汉以前，大约编撰于西汉时代。至于作者姓名，有待进一步考证，秦越人之说殆不可信。”成书于东汉说，《四库全书提要》曰：“《难经》八十一篇，汉《艺文志》不载，隋、唐志始载《难经》二卷，秦越人著，吴太医令吕广尝注之，则其文当出三国前。”日本学者丹波元胤在《中国医籍考》中亦云："《八十一难经》，较之于《素问》、《灵枢》，其语气稍弱，似出于东都（东汉定都洛阳）以后之人。而其所记，又有与当时之语相类者，若元气之称，始见于董仲舒《春秋繁露》、扬雄《解嘲》，而至后汉，比此称之；'男生于寅，女生于申'，《说文》包字注、高诱《淮南子》注、《离骚》章句，俱载其说。'木所以沈，金所以浮'，出于《白虎通》。'金生于巳，水生于申'；'泻南方火，补北方水'之类，并是五行纬说家之言。而《素》、《灵》中未有道及者，特见于此经。且此经诊脉之法，分以三部，其事约易明。自张仲景、王叔和辈，执而用之。乃在医家，实为不磨之矜式。然征之《素》、《灵》，业已不同，稽之仓公《诊籍》，复又不合。则想其古法隐奥，以不遽易辨识，故至后汉或罕传其术者。于是时师据《素问》有三部九候之称，仿而演之，以作一家言欤。其决非西京之文者。可以观矣。"李今庸在《读古医书随笔》中也提出："《难经》之书，题为秦越人撰，乃唐、宋人所为，实非战国时代的秦越人所著。"他认为，此书的成书时间不能早于战国后期，甚至不能早于秦汉时代，而应当在后汉时代，确切地说，上限只能在公元79年的后汉章帝建初四年以后，下限很大可能在公元106年即后汉殇帝延平左右。成书于六朝后期说，清代学者姚际恒《古今伪书考》、近代学者廖平《难经释补证》，又都断定《难经》一书为六朝时期人所伪托。姚际恒《伪书考》曰："《伤寒论》序云：'撰用《素问》、《九卷》、《八十一难》。'《八十一难》者，即指《素问》、《九卷》而言也。六朝人又为此，绝可笑。"

从本书内容和有关资料分析，极有可能是战国时人辑录秦越人的佚文而成，马继兴《中医文献学》第二篇中医文献源流论，对此书的相关背景给出了简要的说明。其文曰：《难经》是《黄帝八十一难经》的略称，又名《八十一难》。原书题：'卢国秦越人撰'。秦越人是春秋、战国之际的人，亦称扁鹊，《史记》曾载其传记，但未提到此书。《汉书·艺文志》中所记的《扁鹊内经》九卷、《外经》十二卷可能和本书有一定的传承关系……但现存的《难经》一书中也掺入了秦汉以后的部分文字，例如书中有类似两汉时期流行的五行纬说文字之类。"后汉张仲景在《伤寒论·序》中称："撰用《素问》、《九卷》、《八十一难》"，吴太医令吕广复为之注释，可见其成书于汉朝之前。盖秦汉之前医书多是口传心授，其后又辗转传抄，讹误在所难免，改动亦属必然，特别是经过后世医家的编次，已非原貌。因此可以说《难经》与《内经》一样非出一时一人之手笔。而且在《脉经》、《中藏经》、《千金翼方》、《外台秘要方》等晋唐文献中，其引用或转引的一些自称源于"扁鹊"的内容，多与今本《难经》的内容相吻合或理论相雷同，这就提示我们，即使《难经》不是秦越人本人所撰，很可能是扁鹊学派医家所为，或后汉医家搜集整理扁鹊遗论及其学派学术观点而成，其为古医经毋容置疑。古文献学家黄永年先生尝说："战国的诸子书本不一定是本人所作，多数是治其学者所为。"（《古文献学四讲》）古医籍亦然，《难经》亦然。

三、《难经》的基本内容和学术贡献

《难经》全书共有八十一章，以问答的形式解释疑难，讨论了《黄帝内经》中关于脉法、经络、脏腑、疾病、腧穴、针法等方面的81个带有疑义的问题，其中一至二十二难为脉学，二十三至二十九难为经络，三十至四十七难为脏腑，四十八至六十一难为疾病，六十二至六十八难为腧穴，六十九至八十一难为针法。

本书丰富和发展了中医的相关理论，所述基础理论涉及脉学、经络、藏象、疾病、腧穴、针法六部分，书中内容简要、辨析透彻，尤其对一些中医理论的论述，比《灵枢》、《素问》深刻精

当。对中医学理论体系的形成与发展，产生了深远而重要的影响。

《难经》对中医学的贡献，可以概括以下几个方面：

1. 《难经》在《内经》遍诊法的基础上，明确提出"脉分三部，独取寸口"的较为系统的理论体系。几千年来，竟成为定法，行之有验，沿用至今，在医学领域中实为莫大之贡献。这种切脉分部法与《内经》的三部九候法相比，更为简便易行，从而促进了中医诊断技术的发展。《难经》"独取寸口"以诊脉创新被近人张山雷誉为"后世不祧之祖"。

2. 首创元气（原气）学说用于医理的阐述。《难经》第一次启动了"原气"的医学理论的起点。《三十六难》云："命门者，诸神精之所舍，原气之所系也。"《三十八难》云："腑有六者，谓三焦也，有原气之别焉。"《八难》云："十二经脉者，皆系于生气之原。所谓生气之原者，谓十二经之根本也，谓肾间动气也。"原气即动气，根于肾命，别行于三焦，为生气之原，故名原气。这一原气的提出，为后世言真阴真阳之所据。揭示了它先天本原的内涵。元气是生命的根本，"五脏六腑之本，十二经脉之根"。

3. 首次提出三焦"有名而无形"之论，开启两千年来关于三焦的"形名"学术争鸣之门，全面阐述了三焦的部位、功能和主治腧穴。促进了气化三焦理论的发展。

4. 首次提出"左肾右命门"、"命门为六脏之一"学说，论述了命门的基本功能，为后世命门学说的形成及发展奠定了理论基础。

5. 首次提出奇经八脉的概念，详述了奇经八脉的病候，补充了带脉、阴阳跷脉、阴阳维脉的主病。完善了奇经八脉理论，奠定后世发展之基础。

6. 完善特定穴理论，对五输穴、十二原穴、八会穴、俞募穴等特定穴提出了独到的见解和创建性论述，奠定特定穴理论，拓展特定穴应用，使针灸学基础理论体系更趋完整和系统化，为后世在临床上的广泛应用提供了理论基础。

7. 完善配穴法及刺灸理论，首创泻南补北法，确立补母泻子法，对迎随补泻、营卫补泻、刺井泻荥、四时补泻多有创见，为后世所效法。

8. 提出"伤寒有五"的观点，启后世伤寒、温病学说之肇端。从《难经》开始，将各种外感疾病总称为"伤寒"，不同于《内经》列属在"热病"之下，并明确提出广义伤寒和狭义伤寒之分。《难经》对伤寒的明确分类，促进了后世伤寒学派和温病学派的形成，对外感病的发展有卓越的贡献。

四、《难经》版本源流

《难经》成书既早，年久日深而辗转相传，原书今已不存，原貌今亦不可复睹。《难经》问世后，后汉张仲景撰写《伤寒杂病论》时，曾作为古训参考书，称为"八十一难"。考《伤寒论》的"平脉法"、"伤寒例"等篇所引《难经》文字，与现存通行本《难经》颇有出入。而王叔和《脉经》所录《难经》文字，今本《难经》又无。说明当时《难经》传本已非一种。自问世后，其间脱简、衍文、错讹之处在所难免，又兼文辞古奥，义理深邃，读者探微索隐，自是不无障碍。这就需要进行校勘和注释。历代校勘、注释《难经》者不胜枚举，据不完全统计达数十家之多，殊为可惜的是其中有些注本已经失传。最早注释者为三国·吕广之《黄帝众难经》，唐·杨玄操有《黄帝八十一难经注》。其后，宋有丁德用《难经补注》、虞庶《虞氏注难经》、庞安时《难经解义》、周与权《难经辨正释疑》、王宗正《难经疏义》、高承德《难经疏》、杨康侯《杨注难经》、李子野《黄帝八十一难经纂图句解》，金元有纪天锡《集注难经》、张元素《药注难经》、袁坤厚《难经本旨》、谢缙孙《难经说》、滑伯仁《难经本义》，明有熊宗立《勿听子俗解八十一难经》、张世贤《图注八十一难经》、马莳《难经正义》，清有莫熺《难经直解》、徐大椿《难经经释》、丁锦《（古本）难经阐注》、黄元御《难经悬解》、叶霖《难经正义》、周学海《增辑难经本义》等，日本人如名古屋玄医《难经注疏》、藤万卿《难经古义》、丹波元胤《难经疏证》等。近人有张山雷《难经汇注笺正》、孙鼎宜《难经章句》、吴宝坤《难经集义》、黄竹斋《难经汇通》，蔡陆仙、陈璧琉等也进行过这方面的工作。现代有南京中医学院编《难经校释》，天津中医学院郭霭春主编《难经集解》，上海中医药大学凌耀星主编《难经校注》、《难经语译》等。学习《难经》选择较好的注本非常重要，可谓学者之舟楫。

医经有注，莫早于《难经》。《难经》之注，莫先于吕、杨。远在三国时，吴太医令吕广，便是注《难经》的第一人，也是古典医籍中注疏最早的，所注名曰《黄帝众难经》。《隋书·经籍志》载："《黄帝八十一难》二卷。梁有《黄帝众难经》一卷，吕博望注，亡。"《旧唐书·经籍志》亦载："《黄帝八十一难经》一卷，秦越人撰。"《太平御览》卷724引亡名氏《玉匮针经》序曰："吕博少以医术知名，善诊脉论疾，多所著述。吴·赤乌二年（239），为太医令。撰《玉匮针经》及《注八十一难》，大行于代。"日·丹波元胤《中国医籍考》考证云："按僧幻云《史记·扁仓传》附标曰：'《黄帝八十一难经》，吴太医令吕广注。一本作吕博。按吕氏本名广，隋代避国讳，遂转为博。'先子曰：'吕博望，即吕广也。魏张楫《广雅》，隋·曹宪为之音解，避炀帝讳，更名《博雅》。据此吕名作博者，系于隋人所易。岂甘氏《名医图》，偶不改之乎？盖医经之有注，莫先于此书。'"

但吕氏之注，似非完帙，杨玄操序曰："逮于吴太医令吕广为之注解，亦会合玄宗，足可垂训。而所释未半，余皆见阙。"到了唐代，杨玄操在吕注的基础上广为注释，名曰《集注难经》

五卷。杨玄操，《中国医籍考》言："按杨玄操不详何朝人。考开元中，张守节作《史记正义》，于《仓公传》，采录杨序及说，则知为初唐人。"据其自序题"前歙州歙县尉"，隋开皇九年（589），平陈，始置歙州。大业三年（607），又改歙州为新安郡。至唐武德四年（621），又置歙州，州置歙县。则知其尝任歙州（今安徽歙县）县尉，大约生活于公元7世纪。杨氏所注，保留了吕氏注文，"吕氏未解，今并注释。吕氏注不尽，因亦伸之。并别为音义，以彰厥旨。"对吕氏未解及解释未尽者作了补注。然杨氏所演，又加颠倒，"今辄条贯编次，使类例相从，凡为一十三篇，仍旧八十一首。"则《难经》八十一篇，虽是旧文，而自一以至八十一之次序，乃是杨氏新为编次，非复旧序，遂使《难经》原貌从此尽失。

而宋以前注本，除李子野《难经句解》还完整地保存外，吕广、杨玄操、丁德用、虞庶、杨康侯五家仅存于今本《难经集注》中。虽非原璧，尚得流传，其余的都散佚无存了。吕杨注本，其内容收入现存的《难经集注》之中。丹波氏谓"几乎所谓名亡而实不亡者，亦幸哉。"王氏《集注》本，于杨玄操序后，尚有目录一页，记十三类之次序，各有题目，此即杨氏分类编次之真迹。《难经》内容，后世除丁锦《古本难经阐注》重排外，几乎全在杨氏编次基础上发挥。这些全赖于《难经集注》的保存。所以欲探索《难经》渊源，舍《难经集注》莫适。

今本《难经集注》五卷，本名《王翰林集注黄帝八十一难经》，是辑录三国时吴·太医令吕广、唐·杨玄操、宋·丁德用、宋·虞庶、宋·杨康侯等人有关《难经》的注文汇编而成，它保存了北宋以前的五家注、三家校及一家音释，是现存最早的《难经》刊本，也是保存宋以前旧注的惟一注本。所以，今人研究《难经》离不开《难经集注》。诚如日·丹波元胤《医籍考》云："然吴·吕广以下之说，得藉以传之。要之医经之有注，当以此为最古也。"金山钱熙祚《难经集注·跋》亦说："此一书所集诸家之注，未必尽是，然尚循文释义，不为新奇可喜之谈，由是以讲求蕴奥，俾古人之意，晦而复明，而妄议古人者，亦得以关其口而夺之气，讵不足重也欤？"

《难经集注》原书自明以来即已散佚，流传日本，现存最早的刊本系日本江户时期庆安五年（1652）孟夏武村市兵卫刻本（简称"庆安本"），其后，有日本文化元年（1804）濯缨堂刊本和享和三年（1803）佚存丛书本两个支脉，而影响到中国大陆的主要是佚存丛书本。后者由日人林衡（天瀑）氏依原版用活字排印，收入佚存丛书，但该书书首题"明·王九思、王鼎象、石友谅、王惟一辑"，林天瀑在佚存丛书本《难经集注》跋文中云："《难经集注》五卷，明·王九思等集录吴·吕广、唐·杨玄操、宋·丁德用、虞庶、杨康侯注解者。……盖当时各家别行，至九思等始掇辑，以便观览耳。……九思，弘治进士。"此后清代诸藏书著录如《四部丛刊书录》、《四库未收书书目提要》及近代的一些书目也附和此说。《四库未收书目提要》谓王九思为明鄠县人，这是因为《明史》卷286有王九思传。王九思（1468－1551）明代文学家。字敬夫，号渼陂。汉族，陕西鄠县（今户县）人。明孝宗弘治九年（1496）进士。选为庶吉士，后授检讨。其间，李梦阳、何景明、康海等人陆续来北京，相聚讲论，倡导文必秦汉、诗必盛唐，史称"前七子"。正德四年（1509）调为吏部文选主事，年内由员外郎再升郎中。王九思曾任翰林院检讨、吏部郎中。武宗时宦官刘瑾败，因与刘瑾为陕西同乡，被名列瑾党，降为寿州同知。善歌弹词曲，与康海、何殷明等，号称"四才子"，以诗文名列"前七子"。所著有诗文集《渼陂集》、杂剧《沽酒游春》、《中山狼》（一折），及散曲集《碧山乐府》等。

可见王九思既非医家，亦未校过《难经》。而且《难经集注》

以王九思冠首，王惟一殿后，并均列为明代人，殊不伦类。王惟一为北宋人，不得称"明"。王九思若是明代人，与王惟一前后相差达四百六十余年，亦不得同辑书。三位校者中王九思辑，王鼎象再校正，最后王惟一重校正。以常理揆之，王惟一既是北宋人，则王九思当在王惟一之前，王九思非明代人。

从现有资料分析，《难经集注》的前身是《难经十家补注》，其书早佚，书名首见于日本野间君（成式）、野间仁夫（成已）父子所持无名氏《难经俗解钞》之卷首。查《中国医籍考》云："辛巳仲冬十八日，西城侍医野间君（成式）令嗣仁夫（成已）得皇国亡名氏《难经俗解钞》，持来见示，卷首称《难经》有十家补注。所谓十家，并越人而言之。曰：卢秦越人撰，吴太医令吕广注，济阳丁德用补注，前歙州歙县尉杨玄操演，巨宋陵阳草莱虞庶再演，青神杨康侯续演，琴台王九思校正，通仙王晢象再校正，东京道人石友谅音释，翰林医官朝散大夫殿中省尚药奉御骑都尉赐紫金鱼袋王惟一重校正，建安李元立锓木于家塾。据此诸家校注本固各单行，李氏鸠集其说编十家补注而若署名，似不以朝代为次序。后人以王惟一名在最后，谓系其所集，仍别为一书，题以王翰林集注字，先子所谓其非王氏之旧者，可见也。祭酒林天瀑先生（衡）《佚存丛书》，尝刻是书曰：'明王九思所编'，盖未深加考究也。"南宋·李駉《难经句解·序》中亦言："《八十一难经》乃越人授（长）桑君之秘术，尤非肤浅者所能测其秘。随句笺解，义不容辞。敬以十先生补注为宗祖，言言有训，字字有释。敬以十先生补注为宗主，言言有训，字字有释。"所谓"十先生补注"，当指《难经十家补注》为言。《难经集注》中五家注、三家校、一家音释，合秦越人，正合"十家补注"。故马继兴先生认为《难经集注》每卷卷首的撰人项中所记十家姓名与"十家补注本"全同，当属于同一系统。仅排列次序稍有前后，并删去官衔籍贯。《难经集注》系《难经十家补注》的重刻改订本。（见《经典医籍版本考·难经》）其说有理。

从上可知，首先校《难经》之王九思系琴台人，马继兴先生称："考古方志，知'琴台'（地名）只有山东单县、河南鲁山县、浙江杭县、海盐县、湖北汉阳县等处有，而陕西无之。可证，明代的王九思与宋代的王九思不是一人，而为同姓名者。"此外《难经集注》撰人项中尚有石友谅音释。石氏生平不详，"十家补注"本题作："东京道人石友谅音释"。马继兴氏从其别号"东京道人"分析，认为"音释本应是北宋产物"，"盖东京系指北宋都城汴京（今开封市），南宋以后迁都临安，已无东京之称"了。（见《经典医籍版本考·难经》）据此，则《难经集注》似是北宋以后所集。

其次，无名氏《难经俗解钞》卷首有关于十家补注由"建安李元立锓木于家塾"的记载。据马继兴氏考证很可能是南宋时人，"十家补注本"的成书年代，也应在此时期。盖"南宋时期建安一地私家刻书之风极盛，而其中尤多以'家塾'本见称，如'陈彦甫家塾'、'黄善夫家塾'、'刘元起家塾'、'虞氏家塾'……其中有名'李氏建安书堂'者，似即本自李（元立）氏家塾而更易之名。明代以后在既知版刻中尚未见有用家塾字样者（参见叶德辉《书林清话》、钱基博《版本通义》等书）。"（见《经典医籍版本考·难经》）此说可信。且李駧于南宋咸淳五年（1269）所撰《黄帝八十一难经纂图句解》自序中即已提到"十先生"，马继兴先生认为，"这里所说的'十先生'，即是指当时所见到的'十家补注'本的'十家'"。因此，《难经十家补注》则其成书年代至少在南宋咸淳五年之前，当无疑义。书中已言"琴台王九思校正"，则王九思不可能为明人。

再次是明初吕复已见过《难经集注》，曾云"宋王惟一集五家之说"（戴良《九灵山房集·沧州翁传》）。明·叶盛《菉竹堂书目》"医书"中也记载有《难经集注》。吕复生于14世纪末，

《八十一难经吕杨注》辑校与研究

二

而叶盛系明正统间（1436－1449）进士，时《明史》王九思犹未出生。均在《明史》中的王九思（弘治间进士，约1488－1505）之前就已记载了《难经集注》，这就足以说明参与"校正"《难经集注》的王九思绝非明代人。

因此，丹波元胤认为此说有误，对于文献中未载何时人的王九思、王鼎象和石友谅三人，由于其位置排列在王惟一之前，故应和王惟一同为北宋人，亦应认为是北宋时人。日本丹波元简在《重刊难经集注》的序中认为："王九思、王鼎象、石友谅虽他书无所见，其与惟一同为北宋人无疑焉。"并指出："祭酒林天瀑先生衡《佚存丛书》尝刻是书曰明·王九思所编，盖未深加考究也。"

此外关于《王翰林黄帝八十一难经集注》书名中的"王翰林"究竟是指谁呢？明初吕复曾提出："宋·王惟一集五家之说"（见《九灵山房集·沧州翁传》）。王惟一既是《难经集注》的最后一位"重校正"者，且尝官居翰林医官，则"王翰林"很可能就是王惟一。但史载王惟一在宋仁宗天圣五年（1027）奉敕铸造针灸俞穴铜人。而嘉祐七年（1062）丁德用《补注难经》5卷，治平四年（1067）虞庶《注难经》5卷，元符中（1098－1100）杨康侯《注难经》，卷数不详（见《难经集注》、《医籍考》）。三位注释者年代都在其后。因此丹波元胤《中国医籍考》提出"所谓王翰林者，未详何人。宋仁宗天圣四年，王惟一为翰林医官、朝散大夫、殿中省、尚药奉御骑都尉，奉敕编修《铜人腧穴针灸图经》。王翰林即惟一已。考赵希弁志，丁德用注，成于嘉祐末；虞庶注，黎泰辰治平间为之序。并在天圣之后。由此观之，惟一历仕仁宗、英宗两朝（1023－1067），修《铜人经》之后经数十年而校正是书也。"这是有一定理由的。但即使如此，其重校正的时间至少仍在杨康侯之前。"杨康侯所著《通神论》，元符中，黄鲁直为序，与天圣四年，相距七十余年。王惟一决不得与康侯眉睫相接，则不知何由集入其说也。"故《难经集注》书名虽冠以"王翰林"，而书中的丁、虞、杨三家注文均在王惟一之后数十年之久，足证此书最后集成者并非王惟一，而应是北宋以后人，但绝非明人，成书在北宋至南宋间。

史载北宋初期，宋政府在天圣四年（1026）命集贤校理晁宗愨、王举正等人组织医官校定了三部医书，即《素问》、《难经》和《诸病源候论》，于次年刊行（见《玉海》卷六十三及《诸病源候论》宋·宋绶序）。王惟一及在王惟一之前的王鼎象是否即参加了此次校定《难经》呢？而且王鼎象是否任过翰林医官？这些问题现难以稽考。又据何爱华氏《难经校注考索》考证，有名"王皙象"者，宋真宗天禧年间（1017－1021）累官兵部郎中与集贤校理、太常博士、翰林学士。颇有可能在天圣四年承担《难经》再校正的使命。但王皙象与王鼎象是否同一人？未能考证，姑存此一说。

《难经集注》的撰辑者及最初刊行年代均不详，明代早期吕复、叶盛初所见到的刊本今已不存。《四库书目》亦不著录，可见其书失传已久，现在的传本适经流传至日本而得以保存的。日本最早刊本为日本江户时期庆安五年（1652）武村市兵卫刻本（简称庆安本）。上海图书馆、台北故宫博物院及日本内阁文库均有收藏。此后，日本文化元年（1804）日本濯缨堂重刻本，中国中医科学院、上海中医药大学有收藏。日本享和三年（1803）日本人林衡氏收集中国本土久佚而日本尚存的 17 种古籍（其中包括《难经集注》）编成《佚存丛书》。之后，清·阮元选取《佚存丛书》7 种书籍（其中包括《难经集注》）刻入《宛委别藏》，至此，《难经集注》重新传回中国，在国内流传的有多种影印及排印本。清·咸丰二年（1852）金山（今上海）钱熙祚对《佚存丛书》收录之《难经集注》校勘并作夹注，收入《守山阁丛书》中。1919 年商务印书馆据上海涵芬楼《佚存丛书》本影印为

《四部丛刊》本，1922年中华书局又据《佚存丛书》本排印成《四部备要》本。此后又有上述不同版本的再印，如1955年商务印书馆据《守山阁丛书》排印本。1956年人民卫生出版社据《佚存丛书》加句影印本。1963年人民卫生出版社据1955年商务印书馆《守山阁丛书》排印本。2011年中国医药科技出版社以1956年人民卫生出版社据《佚存丛书》加句影印本为底本的校注本。

五、《〈八十一难经吕杨注〉辑校与研究》的意义

师弟赵怀舟君多年来致力于中医文献工作，素甘淡泊，不鹜名利，虽居闹市，远离尘嚣，心无旁骛，专事著述。此次领衔辑校《〈八十一难经吕杨注〉辑校与研究》，对《难经》早期注本——吴·吕广注本和唐·杨玄操注本的辑复和校注，意在"辨章学术，考镜源流"，探微索隐，穷源究变。使今人重睹《难经》的基本历史风貌，有助于学习研讨和临证指导。此番辑校工作，有如下特点：

选材精当，研精细密。《难经吕杨注》的辑校以《难经集注》最早的刻本庆安本（1652）为底本，以日本医家千田恭在庆安本基础上校订而成的濯缨堂本《难经集注》、保存在日本东洋针灸专门学校和台湾故宫博物院图书馆的两种《王翰林集诸家补注黄帝八十一难经》古抄本为校本，并以现藏于日本国立历史民俗博物馆（千叶县佐仓市），日本室町时代的学问僧月舟寿桂幻云氏（1460－1533）对南化本宋版《史记·扁鹊仓公列传》一书所进行的详密批注中的相关内容进行了旁校。可谓选材精当，研精细密，校勘精审。

详析旧注，明辨疑似。《难经吕杨注》辑校的内容源于《王翰林难经集注》。但《集注》中，杨玄操之外，更有杨康侯注解，注文皆称杨曰，二家相错，殊无分别。《医籍考》言"注中称扬

氏而辩驳丁氏之说者两条，明是康侯说矣。余皆与玄操说混，不可辨也。"虞注有九处提名杨玄操，可确定为杨玄操注文外，余均难辨。因丁、虞注俱在康侯之前。《难经吕杨注》辑校的贡献是在前人的基础上，对总凡 200 余处"杨曰"，根据《脉经》、《太素》、《史记正义》、《弘决外典抄》、《太平圣惠方》、《通真子补注王叔和脉诀》、《补注通真子脉要秘括》、《楞严经熏闻记》、幻云《史记·扁鹊仓公列传》批注、许浚《纂图方论脉诀集成》……等前人文献所引，考证出 160 余条，这在前人的基础上取得了进一步的成绩，而对于暂无定论的约 40 处"杨曰"予以保留，以俟将来。充分体现了怀舟弟实事求是的严谨治学态度。并且对于前人注释的谬误之处，均一一予以订正。如林衡氏佚存丛书本《难经集注跋》落款曰"癸亥花朝天瀑识"。文献学家马继兴先生等人均认为癸亥为日本文久三年（1863），怀舟君根据丹波元简（多纪廉夫）（1755－1810）的生活年代，及林天瀑跋文中曾提到其"因质诸医官多纪廉夫"一语，确证"此癸亥当上推一甲子到 1803 年，当日本享和三年（1803）"。可谓心细如发，独具慧眼。事实上，近人张山雷《难经汇注笺正》中即已指出："其书印行于彼国之享和三年，即中国之嘉庆八年（1803）"。只是一般人均熟视无睹，轻轻滑过。从事古籍的校勘工作，不仅需要有广博的知识、敏锐的洞察力，而且必须有甘于寂寞、吃苦耐劳的精神。郑振铎在《鲁迅先生的辑佚工作》一文尝言："表面上看起来好像是人人能做的死功夫，其实粗心大意的人永远不会做，浅薄而少读书的人永远做不好，其工作的辛苦艰难，实不下创作与翻译。"可谓切中肯綮，发人深思。在今天这个急功近利、浮躁不安的时代，像怀舟君这样甘于"板凳要坐十年冷，文章不写一句空"的治学之人，已寥若晨星，几稀矣。

提供线索，启迪后学。对于《难经》丁、杨二家的辑校考证，日本丹波元坚曾发端其事，《中国医籍考》言："弟坚尝钞出吕杨旧注，更据晋唐以来诸书所引，校订以为一篇，并附考异。"
丹波元坚先审定杨康侯是北宋元符间（1098－1100）人，因此上
溯熙宁（1068－1077）、元丰（1078－1085）之前所出诸书所引
杨氏注，断为杨玄操注文。其序曰："又《集注》每卷，署杨康
侯名。是似玄操之外，更有注解。然注文称杨曰，殊无分别。向
为二家相溷，仍欲证明之，考索有日，尝检黄鲁直（黄庭坚）
《豫章集》，有杨子建《通神论序》，称子建名康侯，审是元符间
人，因知如熙丰以上，《太平圣惠方》、《通真子注脉诀》、《神功
万全方》，并皇国《医心方》、《弘决外典钞》等所引，及丁、虞
所驳，皆非康侯注矣。仍于诸书所引，一一表出，殆似无出康侯
者云。"惜乎丹波氏之作今已荡然无存，怀舟君冀盼天不灭斯文，
有朝一日重现人间。书中特标出此线索，供人寻觅。又考订出清
同治三年（1864）北厓主人元祁氏所抄《黄帝八十一难经》实为
《难经吕杨注》的辑复本，附录于后，以作研讨。同时附载若干
篇对《难经》吕杨注的考订、评析与学术探讨，拟使有关问题更
加清晰，以供后人在此基础上进一步稽考。

　　总之，《八十一难经吕杨注》辑校的出版，是对《难经》早
期风貌的一次全面整理和研究，具有珍贵的文献学价值，这对于
《难经》深入发掘、考辨、评析、研讨，比较分析《难经》与相
关医学古籍之间的联系，剖析研究古人在学术观点上的异同，探
求其学术渊源关系，整理《难经》相关学说对后世的影响及后人
所做的发展，充分展示《难经》理论的学术价值和对临床实践的
指导意义，都有重要的现实意义。

　　予与怀舟学术往来多年，惠我良多，后复拜其父赵尚华教授
门下，两代沾润，恩泽既深。予徒以年齿痴长，僭称为兄，若论
入门学问，其实胜我殊多，足为良师益友。庚午岁端阳前一日，
予尝戏作俚句赠怀舟："平生风义友兼师，神交论道恨见迟。术
绍箕裘能寿世，学承名耆文更奇。外经笺释蒙谬荐，傅山研究获

新知。笔健输君惭学浅，附骥深恐负相期。"以述平生交往仰慕之情。今怀舟君念《难经》之湮晦，溯源吕杨，辑佚校订，将付剞劂，驰书面嘱，问序不佞。予嘉其述古之殷勤，治学之纯粹，不揣学问谫陋，腹笥俭薄，班门弄斧，略疏其源委，不敢言序焉。

2013 年岁末周益新于古都大同

总目录

《八十一难经吕杨注》辑校与研究

五

《八十一难经吕杨注》辑校与研究

七

《八十一难经吕杨注》辑校与研究

八

第一部分 《八十一难经吕杨注》辑校

辑校说明

  此次《难经吕杨注》的辑校使用的主要原始素材是庆安本《难经集注》（刊成于1652年孟夏），同时参考了现藏于日本国立历史民俗博物馆（千叶县佐仓市）、日本室町时代的学问僧月舟寿桂幻云氏（1460－1533）对南化本宋版《史记·扁鹊仓公列传》一书所进行的详密批注中的相关内容。

  其中庆安本《难经集注》系日本茨城大学真柳诚先生提供，月舟寿桂氏的批注详情则见于北里研究所东洋医学综合研究所医史学研究部1996年3月31日发行的《〈扁鹊仓公列传〉幻云注的翻字和研究》一书，参与该书整理与撰写的学者主要有宫川浩也、小曾户洋、真柳诚和小林健二等人。

一、课题来源和经费支持

  《难经吕杨注》的辑复工作得到山西省中医药研究院的资金支持，属于山西省中医药研究院2011年度的院级课题之一，课题编号201103。

二、《难经吕杨注》的背景

  《黄帝八十一难经》（简称《难经》）是中医四大经典之一，人们对此书的研究有相当长的历史，但许多问题仍待解决。马继兴《中医文献学》第二篇中医文献源流论，对此书的相关背景给出了简要的说明。其文曰："《难经》是《黄帝八十一难经》的略称，又名《八十一难》。原书题：'卢国秦越人撰'。秦越人是春秋、战国之际的人，亦称扁鹊，《史记》曾载其传记，但未提到此书。《汉书·艺文志》中所记的《扁鹊内经》九卷、《外经》十二卷可能和本书有一定的传承关系。从本书内容和有关资料分析，估计也是战国时人辑录秦越人的佚文而成，但现存的《难经》一书中也掺入了秦汉以后的部分文字（例如书中有类似两汉时期流行的五行纬说文字之类）。"

高文铸先生则进一步指出："关于《难经》的作者，旧题战国秦越人扁鹊撰。既然《难经》成书在汉代，则秦越人之说可以否定。但有一点值得我们注意，在《脉经》、《中藏经》、《千金翼方》、《外台秘要方》等晋唐文献中，其引用或转引的一些自称源于'扁鹊'的内容，多与今本《难经》的内容相吻合或理论相雷同，这就提示我们，虽然《难经》不是秦越人扁鹊本人所撰，很可能是扁鹊学派医家所为，或后汉医家搜集整理扁鹊遗论及其学派学术观点而成。"（见1996年7月华夏版《医心方（校注研究本）》第732页）

历代以来，为《难经》作注的医家不胜枚举，但最为著名的两家莫过于吕广和杨玄操两家之注了。《隋书·经籍志》始载"《黄帝八十一难》二卷。梁有《黄帝众难经》一卷，吕博望注，亡"。《旧唐书·经籍志》载"《黄帝八十一难经》一卷，秦越人传"。史载"吕博少以医术知名，善诊脉论疾，多所著述。吴·赤乌二年（239年）为太医令。撰《玉匮针经》及《注八十一难》，大行于代"。由此观之，吕广是第一位为《难经》作注的医家。事实上，医经有注始于吕广。而为《难经》第二次作注者是唐初医家杨玄操，杨氏曾任歙州（今安徽歙县）县尉，大约生活于公元7世纪。

十分遗憾的是吕氏（博望）《注众难经》和杨氏（玄操）

《黄帝八十一难经注》皆亡佚不存了。本课题拟在《难经吕杨注》的辑复工作上做一些开创性的工作。

三、辑复原则体例和方法

由于《难经吕杨注》的内容较好地保存在《难经集注》一书之中，所以此次辑复工作主要以《难经集注》为工作底本细致展开。《难经集注》的版本较多，但最早的刻本当属庆安本《难经集注》，该本是此次辑校《难经吕杨注》主要的依据。校释中提到的"原本"一词，若无特别说明，即指庆安本《难经集注》。

稍后的濯缨堂本《难经集注》是由日本医家千田恭在庆安本基础上校订而成的，也做了全面的参考。此外，保存在日本东洋针灸专门学校和台湾故宫博物院图书馆的两种《王翰林集诸家补注黄帝八十一难经》古抄本，也颇有参考价值，在必要时加以引证。

具体问题的处理方式如下：

1. 凡《难经集注》中的《难经》原文均予以保留，成为本书《难经》正文文字的主要来源，一般情况下不再说明其来源，零星由他书辑录的《难经》文字，则出注予以说明。

2. 《难经集注》中包含的"吕曰""杨曰"冠首的注文全部予以保留。并据《隋书·经籍志》"吕博望注"的提示，将其中的"吕曰"改作"吕注曰"；据幻云《史记·扁鹊仓公列传》批注引文"前歙州歙县尉杨玄操演"的提示，对于其中可以证明出自杨玄操之手的"杨曰"一律改作"杨演曰"，并出注提示相关文献证据。

3. 需要特别说明的是，《难经集注》中除保留有本次辑复相关的吴·吕广、唐·杨玄操之注释而外，还有宋·丁德用、虞庶和杨康侯三家注存。原书对于"杨玄操注"和"杨康侯注"均冠之以"杨曰"二字，在形式上并无区分。对此，日本医家多纪元坚曾经指出："殆似无出康侯者云"（《中国医籍考》1956 年人卫版，第66页）。但笔者此番辑校，由于时间紧迫，工作不细，尚不能对总凡200余处"杨曰"一一给出确切的考证性结论，到目前为止仍有约40处暂无定论的"杨曰"予以保留。这些地方有待将来更为深入地解析方能分辨，当然已经有所分辨的地方仍需大家集体讨论，方能取得较为公认和肯定的结论。

4.《难经集注》中的丁德用注、虞庶注不是此次辑复的目的所在，但此二人的注文对于区分杨玄操与杨康侯之注有所帮助，故此必要时加以引用。当然更多的情况是提到却不具体引用，若需核实请与《难经集注》相关条文互参。

5.《难经集注》卷一、卷二、卷三、卷五之后皆有"音释"。耿文广《万卷精华楼藏书记·难经集注五卷》中说："杨注有音释，今每卷末所附者，当是杨音。"本次辑复工作可以明确判断："难，音乃丹反"（《难经》书名之音释）出自杨玄操之笔故增之；"妊，而鸩切"（《十九难》杨曰之音释）出自石友谅之笔故删之，其余卷后"音释"内容予以保留，希望通音达韵之士继续研究。

6. 为全书给出必要的校注文字，以期达到辨章学术、考镜源流的目的。

7.《研究》中收录若干学术意义重大的序跋文章，也包括若干篇课题组成员完成的考证性文章。

8. 辑复过程中使用的主要参考书著附于书后，以提供学者核检。

由于时间仓促，辑复结果中可能还包含有不正确的地方，欢迎广大读者提出宝贵的意见和建议。

山西省中医药研究院

中医基础理论研究所

赵怀舟

《黄帝八十一难经》序[1]

　　《黄帝八十一难经》者，斯乃勃海秦越人之[2]所作也。越人受[3]桑君之秘术，遂洞明医道，至能彻视[4]藏府，刳肠剔心[5]。以其与轩辕时扁鹊相类，乃号之为扁鹊。又家于卢国，因命之曰卢医。世或以卢扁为二人者，斯实谬矣。按黄帝有[6]《内经》二帙，帙各九卷，而其义幽赜，殆难究[7]览。越人乃采摘英华，抄撮精要，二部经内，凡八十一章，勒成卷轴，伸演其首[8]，探微索隐，传示后昆，名为《八十一难》[9]。以其理趣深远，非卒易了故也。既弘畅圣言，故首称"黄帝"，斯乃医经之心髓，救疾之枢机。所谓脱牙角于象犀，收羽毛于翡翠者矣。逮于[10]吴太

----

　　〔1〕《黄帝八十一难经》序：此系乃唐·杨玄操《难经注释·序》（《难经注释》之名见元·滑寿《难经本义·本义引用诸家姓名》），今从庆安本、濯缨堂本《难经集注》中录出其正文。彼二本径冠之以"集注难经序"5字，疑误。今用日本学问僧·月舟寿桂幻云（1460－1533），南化本宋版《史记·扁鹊仓公列传》【一七页】批注中所引之名为名。

　　〔2〕之：濯缨堂本《难经集注》无此字。

　　〔3〕受：幻云《史记·扁鹊仓公列传》【一七页】批注中引作"授"。

　　〔4〕彻视：丹波元胤《难经疏证·黄帝八十一难经解题》作"视彻"。

　　〔5〕刳肠剔心：幻云《史记·扁鹊仓公列传》【一七页】批注中引作"刳腹易心"。

　　〔6〕有：幻云《史记·扁鹊仓公列传》【一七页】批注引文中无此字。

　　〔7〕究：元·滑寿《难经本义·难经汇考》引杨玄操序、幻云《史记·扁鹊仓公列传》【一七页】批注中所引同。濯缨堂本《难经集注》作"穷"。

　　〔8〕首：元·滑寿《难经本义·难经汇考》引杨玄操序作"道"。幻云《史记·扁鹊仓公列传》【一七页】批注中引作"旨"。

　　〔9〕《八十一难》：元·滑寿《难经本义·难经汇考》引杨玄操序、幻云《史记·扁鹊仓公列传》【一七页】批注中所引皆作"八十一难经"。

　　〔10〕于：幻云《史记·扁鹊仓公列传》【一七页】批注中所引作"乎"。

医令吕广为之注解，亦会合玄宗，足可垂训。而所释未半，余皆见阙。余性好医方，问道无倦[1]。斯经章句，特承师授，既而躭研无斁，十载于兹。虽未达其本源，盖亦举其纲目。此教所兴，多历年代，非唯文句舛错，抑亦事绪参差，后人传览，良难领会。今辄条贯编次，使类例相从，凡为一十三篇，仍旧八十一首。吕氏未解，今并注释[2]；吕氏注[3]不尽，因亦伸之，并别为《音义》，以彰厥旨。昔皇甫玄晏惣[4]《三部》为《甲乙》之科，近世华阳陶贞白广《肘后》为《百一》之制，皆所以留情极虑，济育群生者矣。余今所演，盖亦远慕高仁，迩遵盛德，但恨庸识有量，圣旨无涯，绠促汲深，玄致难尽。

　　前歙州歙县尉杨玄操序[5]。

---

〔1〕　倦：濯缨堂本《难经集注》作"斁"。斁：音 yì。厌弃，厌倦。
〔2〕　注释：幻云《史记·扁鹊仓公列传》【一七页】批注中引作"诠释"。
〔3〕　吕氏注：幻云《史记·扁鹊仓公列传》【一七页】批注中引作"吕注"。
〔4〕　惣：《正字通·巳集下·牛部》曰："惣，同'总'。"
〔5〕　序：幻云《史记·扁鹊仓公列传》【一七页】批注中引作"撰"。

《黄帝八十一难经》目录^[1]

〔1〕《黄帝八十一难经》目录：按唐·杨玄操《难经注释·序》中已有"今辄条贯编次……凡为一十三篇，仍旧八十一首"之语，该目具备篇分十三、类例相从的杨本特征。庆安本、濯缨堂本《难经集注》作"集注难经目录"，当系后人所改。

《黄帝八十一难经》卷之一

卢国秦越人　撰

吴太医令吕　广　注

前歙州歙县尉杨玄操　演

○经脉诊候第一 凡二十四首

一难[1]曰：十二经皆有动脉。

吕注曰[2]：是手足经十二脉也。

○杨演曰[3]：凡人两手足，各有三阴脉、三阳脉，合十二经脉。肝脉曰足厥阴，脾脉曰足太阴，肾脉曰足少阴，胆脉曰足少阳，胃脉曰足阳明，膀胱脉曰足太阳，肺脉曰手太阴，心脉曰手少阴（心包络脉曰手心主[4]）。大肠[5]脉曰手阳明，小肠脉曰手太阳，包络脉曰手厥阴，三焦脉曰手少阳。凡脉皆双行，故有六阴六阳也。

○吕注曰：足太阳动委中。足少阳动耳前。

---

〔1〕　一难：一难见引于《脉经》卷一之"辨尺寸阴阳荣卫度数第四"。

〔2〕　吕注曰：本书凡系吕广注文，概用"吕注曰"的标志加以提示。

〔3〕　杨演曰：该条为杨玄操注。郭霭春、郭洪图编《八十一难经集解》指出本条出自"杨玄操曰"。杨玄操《难经注释·序》中说"余今所演，盖亦远慕高仁，迩遵盛德"云云。故本书凡可证明系杨玄操作注者，概用"杨演曰"的标志加以提示。

〔4〕　心包络脉曰手心主：此8字或系衍文，当删。然《通真子脉要秘括·取寸口脉歌》卷四有此8字，无后"包络脉曰手厥阴"7字。

〔5〕　大肠：原误作"太肠"，今正之。

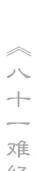

○杨演曰[1]：下关穴也，又动悬钟。

○吕注曰：足阳明动跗上。

○杨演曰：冲阳穴也，在足跗上，故以为名。又动颈人迎。又动大迎。

○吕注曰：手太阳动目外眦。

○杨演曰：瞳子窌穴也。

○吕注曰：手少阳动客主人。

○杨演曰：又动听会。

○吕注曰：手阳明动口边[2]。

○杨演曰：地仓穴也。

○吕注曰：又动阳溪。足厥阴动人迎。

○杨演曰：按人迎乃足阳明脉，非足厥阴也。吕曰[3]"厥阴动人迎"，误矣。人迎通候五藏之气，非独因厥阴而动也。按厥阴脉动于曲骨[4]焉。

○吕注曰：足少阴动内踝下。

○杨演曰：太溪穴也。按此动脉非少阴脉也，斯乃冲脉动耳。冲脉与少阴并行，因谓少阴脉动，其实非也，亦吕氏之谬焉。少阴乃动内踝上五寸间也。经曰：弹之以候死生是也。

○吕注曰：足太阴动髀上。

○杨演曰：箕门穴也。

〔1〕杨演曰：幻云《史记·扁鹊仓公列传》【一五一页】批注引《难经·一难》时在"十二经皆有动脉"句下特别指出"幻谓：吕氏、杨氏注繁多，不能细录"。我们有理由相信与吕注并称的杨注绝非杨康侯注，故自此条以下的10处"杨氏注"皆以"杨演曰"3字冠其首。虞庶注曰："吕、杨二注。惟各取其经脉流行之穴，言其动脉，与本经下文'独取寸口'之义，不相乘也"云云，亦可为证。沈澍农、武丹丹撰著《〈难经〉导读》一书以表格形式指出"杨曰"十二经脉出自杨玄操之笔。

〔2〕手阳明动口边：《太素·诊候之一》卷十四杨上善注引作"动在口边，以为候者候大肠气"。

〔3〕吕曰：庆安本、濯缨堂本《难经集注》此前均有"○"标志，误以其为吕广之注。今依医理，将其归入杨玄操名下。

〔4〕曲骨：庆安本《难经集注》作"回骨"，据濯缨堂本《难经集注》改。

○吕注曰：手少阴动掖下[1]。

○杨演曰：极泉穴也。又动灵道、少海。

○吕注曰：手心主动劳宫。手太阴脉动太渊。

○杨演曰：又动尺泽、侠白、天府也。

独取寸口，以决五藏六府死生吉凶之法[2]，何谓也？

○杨演曰[3]：自"难曰"[4]至此，是越人引经设问。从"然"字以[5]下，是解释[6]其义。余悉如此，例可知也。

然：寸口者，脉之大会。手太阴之脉动[7]也。

吕注曰：太阴者，肺之脉也。肺为诸藏上盖，主通阴阳，故十二经皆会手太阴寸口。所以决吉凶者，十二经有病，皆见寸口。知其何经之动，浮沉滑涩，春秋逆顺，知其死生也。

人一呼，脉行三寸。一吸，脉行三寸。呼吸定息，脉行六寸。

吕注曰：十二经，十五络，二十七气，皆候于寸口。随呼吸上下，呼脉上行三寸，吸脉下行三寸。呼吸定息，脉行六寸，二十七气，皆随上下行。以窹行于身，寐行于藏[8]，昼夜流行，无有休息时。

---

〔1〕 掖下：当作"腋下"。

〔2〕 之法：《脉经》卷一作"之候者"。幻云《史记·扁鹊仓公列传》【一〇七页】批注中引作"之候"。

〔3〕 杨演曰：幻云《史记·扁鹊仓公列传》【一五一页】批注中引作"杨氏曰"，依幻云引文通例可知"杨氏曰"当指杨玄操。

〔4〕 难曰：北厓抄本作"难"。幻云《史记·扁鹊仓公列传》【一三页】【三〇页】批注中作"《难经》杨氏曰：难音乃丹反"。

〔5〕 以：幻云《史记·扁鹊仓公列传》【一五一页】批注中引作"已"。

〔6〕 解释：幻云《史记·扁鹊仓公列传》【一五一页】批注引文中上有"越人"2字。

〔7〕 脉动：《脉经》卷一作"动脉"。

〔8〕 以窹行于身，寐行于藏：幻云《史记·扁鹊仓公列传》【一五二页】批注中引作"经脉窹则行于身，夜则行于藏"。

人〔1〕一日一夜，凡〔2〕一万三千五百息〔3〕。脉行五十度，周于身，漏水下百刻〔4〕。荣卫〔5〕行阳二十五度，行阴亦二十五度，为一周〔6〕也。故五十度，复会于〔7〕手太阴〔8〕。寸口者〔9〕，五藏六府〔10〕之所终始，故法取于寸口也〔11〕。

吕注曰：人一息脉行六寸，十息脉行六尺，百息脉行六丈，千息六十丈，万息六百丈，一万三千五百息合为八百一十丈为一周。阳脉出行二十五度，阴脉入行二十五度，合为五十度。阴阳呼吸，覆溢〔12〕行周，毕度数也。脉行周身毕，即漏水百刻亦毕也，谓一日一夜漏刻尽。天明日出东方，脉还寸口，当复更始也。故曰：寸口者，五藏六府之所终始也。

二难〔13〕曰：脉有尺寸，何谓也？然：尺寸者，脉之大要

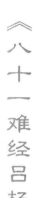

---

〔1〕 人：俄藏敦煌文献 Дх00613 作"平人"。

〔2〕 凡：俄藏敦煌文献 Дх00613 无。

〔3〕 息：俄藏敦煌文献 Дх00613 作"自"。

〔4〕 刻：俄藏敦煌文献 Дх00613 作"克"。

〔5〕 荣卫：俄藏敦煌文献 Дх00613 作"荣卫之气"。本卷卷末"音释"曰："荣卫，上于平反"。

〔6〕 一周：《脉经》卷一下有"晬时也"3字小注。另按，《脉经》"一周"下无"也"字，因此注中"也"字，或许是原本正文误入注中所致。幻云《史记·扁鹊仓公列传》【一〇七页】批注引文中下有"晬时"2字。

〔7〕 复会于：俄藏敦煌文献 Дх00613 作"端会"。

〔8〕 太阴：俄藏敦煌文献 Дх00613 下有"荣名脉中（以下阙文）"等字。

〔9〕 寸口者：俄藏敦煌文献 Дх00613 作"手太阴者，寸口是也。寸口者（以下阙文）"。《脉经》卷一、幻云《史记·扁鹊仓公列传》【一〇七页】批注中引作"太阴者，寸口也"。

〔10〕 五藏六府：幻云《史记·扁鹊仓公列传》【一〇七页】批注引文中上有"即"字。

〔11〕 故法取于寸口也：幻云《史记·扁鹊仓公列传》【一〇七页】批注中引作"故取法于寸口"。俄藏敦煌文献 Дх00613 作"生决于寸口（手太阴法水而行，以水鱼手太阴亦有鱼而象□）"。校者案，括号内文字原件系双行小注。

〔12〕 覆溢：《史记正义》引此文无"溢"字。

〔13〕 二难：二难见引于《脉经》卷一之"辨尺寸阴阳荣卫度数第四"。

会[1]也。

吕注曰：诸十二经脉，三部九候，有病者皆见于尺寸。故言脉之大要会也。

从关至尺是尺内，阴之所治也；从关至鱼际[2]是寸内[3]，阳之所治也。

吕注曰：至尺者，言从尺至关，其脉见一寸。而言尺者，是其根本。寸口长一寸，而脉见九分。阳数奇，阴数隅[4]也。

故分寸为尺，分尺为寸。故阴得尺内一寸，阳得寸内九分。尺寸终始一寸九分，故曰尺寸也。

〇杨演曰[5]：寸关尺三位，诸家所撰，多不能同，故备而论之，以显其正。按皇甫士安《脉诀》，以掌后三指为三部，一指之下为六分，三部凡一寸八分。华佗《脉诀》[6]云：寸尺位各八分，关位三分，合一寸九分。王叔和《脉诀》云：三部之位，辄相去一寸，合为三寸。诸经如此差异，则后之学者，疑惑弥深。然脉法始于黄帝，《难经》起自扁鹊。此之二部俱祖宗，诸

---

〔1〕要会：《脉经》卷一、幻云《史记·扁鹊仓公列传》【一〇七页】批注中引作"会要"。

〔2〕鱼际：本卷卷末"音释"曰："际，音祭，昼也。""昼"字疑误。

〔3〕寸内：《脉经》卷一、《通真子补注脉诀·诊候入式歌》卷一、惟宗时俊《医家千字文注·寸尺尚幽吉凶爰韬》、幻云《史记·扁鹊仓公列传》【一〇七页】批注中引作"寸口内"。

〔4〕隅："隅"系"偶"之讹。

〔5〕杨演曰：该条为杨玄操注。因为丁德用、虞庶注中均有明确称引，而丁书、虞书早于杨康侯，故此条出自杨玄操无疑。《太平圣惠方·辨两手五脏六腑脉所主法》卷一暗引"左手寸口，心与小肠脉之所出……余皆仿此"。《通真子补注脉诀·诊候入式歌》卷一暗引"凡五藏之脉，并为阴脉，阴脉皆沉；六府之脉，并为阳脉，阳脉皆浮。假令左手寸口脉浮者，小肠脉也。沉者，心脉也。余皆仿此"。此外，宋·李骃《黄帝八十一难经纂图句解》引"杨玄操注《难经》曰：'左手寸口者，心与小肠脉之所脉之所出也……'。"出本条。幻云《史记·扁鹊仓公列传》【一〇七页】批注中"杨玄操注云：'皇甫士安《脉诀》，以掌后三指为三部，脉一指之下各得六分，共一寸八分也。华佗《脉法》云：三部脉三寸备三才之义，所论各皆不同，使后学者疑惑是非莫辨。'"虽文字有所不同，实亦出自本条。

〔6〕华佗《脉诀》：《医心方·风病证候第一·录验方》卷三之根批曰："华他《脉诀》云：寸、尺位各八分，关上位三分，合为一寸九分也。"

家诸论盖并枝叶尔，正可务本遗末，不容逐末忘本。今的举指归，用明人要，宜依《黄帝正经》，以掌后三寸为三部，则寸与关尺，各得一寸，备三才之义也。此法永定，不可移改，其王叔和可谓得之矣。凡诊脉者，光明[1]三部九候之本位，五藏六府之所出。然后可以察其善恶，以别浮沉。如其本位尚迷，则病源莫辨，欲其愈疾，亦难矣哉。三部者，寸关尺也。九候者，天地人也。一部之中，则有天地人；三部之中，合为九候。以候五藏之气也。其五藏六府所出者，左手寸口者，心与小肠脉之所出也。关上者，肝与胆脉之所出也。尺中者，肾与膀胱脉之所出也。关前一分者，人迎之位也。关后一分，神门之位也。右手寸口者，肺与大肠脉之所出也。关上者，脾与胃脉之所出也。尺中者，命门三焦脉之所出也。关前一分者，气口之位也。关后一分者，神门之位也。凡五藏之脉并为阴，阴脉皆沉。六府之脉并为阳，阳脉皆浮。假令左手寸口脉浮者，小肠脉也；沉者，心之脉也。余皆仿此，斯乃脉位之纲维，诊候之法式也[2]。

三难[3]曰：脉有太过[4]，有不及。有阴阳相乘，有覆[5]有溢，有关有格，何谓也？然：关之前者，阳之动[6]，脉当见九分而浮。过者法曰太过[7]，减者法曰不及。遂上鱼为溢，为外关内

〔1〕 光明：依上下文意，当作"先明"2字。《医心方·知有子法第二》卷二十四夹注曰："今按，《八十一难》云：以掌后三寸为三部，则寸与关尺各得之一寸。凡诊脉者，先明三部九候。"校者案，今按所引实为《八十一难》的杨玄操注文。
〔2〕 法式也：《纂图方论脉诀集成》卷一下有"可不用心于是乎"7字。
〔3〕 三难：三难见引于《脉经》卷一之"辨尺寸阴阳荣卫度数第四"。
〔4〕 太过：原误作"大过"，今正之。濒缨堂本、佚存本、守山阁本《难经集注》均作"大过"。《脉经》卷一作"太过"，是。
〔5〕 覆：本卷卷末"音释"曰："覆，芳福切，反复也。"
〔6〕 阳之动：《脉经》卷一下有"也"字，是。
〔7〕 太过：濒缨堂本《难经集注》、《脉经》卷一同。佚存本、守山阁本《难经集注》作"大过"。

格。此阴乘[1]之脉也[2]。

吕注曰：过者，谓脉过[3]九分出一寸，名曰太过[4]。减者，脉不及九分至八分、七分、六分也，此为不及之脉也。遂上鱼者，出一寸至鱼际也，一名溢脉，一名外关之脉，一名内格之脉[5]，一名阴乘之脉，一脉有四名也。

关以[6]后者，阴之动也，脉当见一寸而沉。过者法曰太过[7]，减者法曰不及。遂入尺[8]为覆，为内关外格。此阳乘之脉也。

吕注曰：过者，谓脉出过一寸，至一分、二分、三分、四分[9]、五分，此太过之脉也。减者，谓不满一寸，脉见八分、七分、或六分、五分，此为不及之脉[10]。遂入尺以言[11]覆。覆脉者，脉从关至尺泽皆见也。此覆行之脉所以言覆者，脉从关至尺泽[12]，脉见一寸，其[13]余伏行不见也。今从关见至尺泽，故言

〔1〕乘：本卷卷末"音释"曰："乘，食陵切，侵也。"
〔2〕脉也：濯缨堂本《难经集注》下有"《本义》动下有'也'字。小字注。
〔3〕脉过：幻云《史记·扁鹊仓公列传》【六四页】批注引文中下有"也"字，不从。
〔4〕太过：幻云《史记·扁鹊仓公列传》【六四页】批注引文中下有"之脉"2字，是。
〔5〕内格之脉：幻云《史记·扁鹊仓公列传》【六四页】批注引文中下有"也"字。
〔6〕以：濯缨堂本、佚存本、守山阁本《难经集注》同。《脉经》卷一作"之"。
〔7〕太过：《脉经》卷一同。濯缨堂本、佚存本、守山阁本《难经集注》均误作"大过"。
〔8〕遂入尺：幻云《史记·扁鹊仓公列传》【六六页】【七九页】批注中引作"关遂入尺"4字。
〔9〕四分：幻云《史记·扁鹊仓公列传》【六四页】批注引文中上有"或"字。
〔10〕吕注曰……不及之脉：《史记正义·扁鹊仓公列传》引文与此略异，其文曰："吕广云：过九分出一寸名名太过也，不及九分至二分，或四分、五分，此太过。不满一寸，见八分，或五分、六分，此不及。"
〔11〕以言：幻云《史记·扁鹊仓公列传》【六四页】批注中引作"为"字。
〔12〕皆见也……至尺泽：幻云《史记·扁鹊仓公列传》【六四页】批注引文中漏抄此19字。
〔13〕其：幻云《史记·扁鹊仓公列传》【六四页】批注中引作"见"，误。

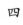

覆行也。一名覆脉，一名内关，一名外格，一名阳乘之脉也。

故曰覆溢，是其真藏之脉，人不病而[1]死也。

吕注曰：脉来见如此者，此[2]皆诸病[3]相乘克之脉，非谓外邪中风伤寒之类。脉已见，人虽未病，病即死，不可治也。

四难[4]曰：脉有阴阳之法，何谓也？然：呼出心与肺，吸入肾与肝。呼吸之间，脾受谷味也，其脉在中。

吕注曰：心肺在膈[5]上，藏中之阳，故呼其[6]气出。肾肝在膈下，藏中之[7]阴，故吸其气入。脾者中州，主养四藏，故曰呼吸以受谷气[8]。

浮者，阳也。

○杨演曰[9]：按之不足，举之有余，故曰浮。

沉者，阴也。

○杨演曰[10]：按之有余，举之不足，故曰沉。

故曰阴阳也。心肺俱浮，何以别之[11]？然：浮而大散者，心也。浮而短涩[12]者，肺也。

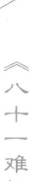

〔1〕 而：佚存本、守山阁本同。《脉经》卷一作"自"。
〔2〕 此：幻云《史记·扁鹊仓公列传》【六四页】批注引文中无此字。
〔3〕 病：幻云《史记·扁鹊仓公列传》【六四页】批注中引作"藏"。
〔4〕 四难：四难见引于《脉经》卷一之"辨脉阴阳大法第九"。
〔5〕 膈：幻云《史记·扁鹊仓公列传》【三三页】批注中引作"鬲"，下同。
〔6〕 其：幻云《史记·扁鹊仓公列传》【三三页】批注引文中无此字。
〔7〕 之：幻云《史记·扁鹊仓公列传》【三三页】批注引文中无此字。
〔8〕 谷气：幻云《史记·扁鹊仓公列传》【三三页】批注引文中下有"也"字。
〔9〕 杨演曰：山田业广《难经辑释备考》视此条为杨玄操注。
〔10〕 杨演曰：山田业广《难经辑释备考》视此条为杨玄操注。
〔11〕 别之：本卷卷末"音释"曰："别之，上彼列反。"
〔12〕 涩：本卷卷末"音释"曰："涩，音色。"

○杨演曰[1]：细而迟，来往[2]难且[3]散，或一止，名曰[4]涩也[5]。

肾肝俱沉，何以别之？ 然[6]：牢而长者，肝也。

○杨演曰[7]：按之但[8]觉坚极，故曰牢。

按之濡[9]，举指来实者，肾也。

○杨演曰[10]：按之不足，举之有余，谓之濡也。大而长微强，按之隐指幅幅然者，谓之实。

脾者中州，故其脉在中。

○杨演曰[11]：脾王于季夏[12]，主养四藏，其脉来大小浮沉。故依四时，王脉俱至四季一[13]十八日，即变宽缓，是脾之王气也。上有心肺，下有肾肝。故曰在中也。

〔1〕 杨演曰：幻云《史记·扁鹊仓公列传》【三三页】【一〇六页】批注中引作"杨氏曰"，依幻云引文通例可知"杨氏曰"当指杨玄操。《通真子脉要秘括·心肺脉歌》卷四引作"杨氏曰：细而迟，往来虽且散，或一上，名曰涩也"。文中"上"是"止"之讹。山田业广《难经辑释备考》视此条为杨玄操注。

〔2〕 来往：幻云《史记·扁鹊仓公列传》【三三页】批注引文同。【一〇六页】批注中引作"往来"。

〔3〕 且：幻云《史记·扁鹊仓公列传》【一〇六页】批注引文中无此字。

〔4〕 曰：幻云《史记·扁鹊仓公列传》【一〇六页】批注引文中无此字。

〔5〕 也：幻云《史记·扁鹊仓公列传》【一〇六页】批注引文中无此字。

〔6〕 然：幻云《史记·扁鹊仓公列传》【三三页】批注引文中无此字。

〔7〕 杨演曰：此注出自杨玄操，《通真子脉要秘括·肝肾脉歌》卷四引作"杨氏曰：按之觉亟坚者曰牢"。山田业广《难经辑释备考》视此条为杨玄操注。

〔8〕 但：《纂图方论脉诀集成》卷三同。濯缨堂本《难经集注》作"俱"，疑误。

〔9〕 濡：佚存本、守山阁本同。本卷卷末"音释"曰："濡，乳兖切，下同"。《脉经》卷一作"輭"。《太平圣惠方·辨阴阳脉法》卷一作"沉软"。

〔10〕 杨演曰：此注出自杨玄操，《通真子脉要秘括·肝肾脉歌》卷四引作"按之不起，举之有余，曰濡。大而长，微强，按之隐指，幅幅然者曰实"。校者案，《脉要秘括》牢实二注合作一条。山田业广《难经辑释备考》视此条之"大而长微强，按之隐指幅幅然者，谓之实"为杨玄操注。

〔11〕 杨演曰：幻云《史记·扁鹊仓公列传》【三三页】批注中引作"杨氏曰"，依幻云引文通例可知"杨氏曰"当指杨玄操。

〔12〕 夏：原作"复"。据濯缨堂本《难经集注》改。

〔13〕 一：幻云《史记·扁鹊仓公列传》【三三页】批注引文中无此字。

是阴阳之法[1]也。脉有一阴一阳[2]、一阴二阳、一阴三阳。有一阳一阴、一阳二阴、一阳三阴。如此之言[3]，寸口有六脉俱动耶？然：此言者[4]，非有六脉俱动也，谓浮沉长短滑涩也。

○杨演曰[5]：过于本位谓之长，不及[6]本位谓之短也[7]。

浮者，阳也。滑者，阳也。长者，阳也。

杨演曰[8]：按之往来流利展转替替然，谓之滑。

沉者，阴也。短者，阴也。涩者，阴也。所谓[9]一阴一阳者，谓脉来沉而滑也。一阴二阳者，谓脉来沉滑而长也[10]。一阴三阳者，谓脉来浮滑而长，时一沉也[11]。所言[12]一阳一阴者，谓脉来浮而涩也。一阳二阴者，谓脉来长而沉涩也。一阳三阴者，谓脉来沉涩而短，时一浮也。各以其经所在，名病逆顺也。

杨演曰[13]：随春夏秋冬，观其六脉之变，则知病之逆顺也。

---

〔1〕 法：佚存本、守山阁本同。《脉经》卷一、《太平圣惠方·辨阴阳脉法》卷一作"脉"。

〔2〕 脉有一阴一阳：佚存本、守山阁本同。《脉经》卷一上有"经言"2字。另按，《脉经》卷一"经言"2字之前是《难经·六难》的内容。

〔3〕 之言：佚存本、守山阁本同。《脉经》卷一作"言之"。

〔4〕 此言者：佚存本、守山阁本同。《脉经》卷一作"经言如此者"。

〔5〕 杨演曰：幻云《史记·扁鹊仓公列传》【三三页】批注中引作"杨氏曰"，依幻云引文通例可知"杨氏曰"当指杨玄操。山田业广《难经辑释备考》视此条为杨玄操注。

〔6〕 不及：幻云《史记·扁鹊仓公列传》【三三页】批注引文中下有"于"字。

〔7〕 也：幻云《史记·扁鹊仓公列传》【三三页】批注引文中无此字。

〔8〕 杨演曰：山田业广《难经辑释备考》视此条为杨玄操注。

〔9〕 所谓：佚存本、守山阁本同。《脉经》卷一作"所以言"。

〔10〕 沉滑而长也：《难经集注》此下有"此贴见于阴部，即是阳下乘于阴也"一注，凡14字，未标明注者。详考《难经集注》"即是"一词不计此处，总凡15见，无一例外皆位于"丁曰"之下，故知此注当出于丁德用氏。

〔11〕 时一沉也：《难经集注》此下有"此者是阳伏于阴也"一注，凡8字，未标明注者。详考《难经集注》"此者是"一词不计此处，总凡12见，无一例外皆位于"丁曰"之下，故知此注当出于丁德用氏。

〔12〕 所言：佚存本、守山阁本同。《脉经》卷一作"所以言"。

〔13〕 杨演曰：幻云《史记·扁鹊仓公列传》【三三页】批注中引作"杨氏曰"，依幻云引文通例可知"杨氏曰"当指杨玄操。

五难[1]曰：脉有轻重，何谓也？然：初持脉如三叔[2]之重，与皮毛相得者，肺部也。如六菽[3]之重，与血脉相得者，心部也。

吕注曰：菽者，豆也。言脉之轻重，如三豆之重，在皮毛之间。皮毛者，肺气所行也，言肺部也[4]。心主血脉，次于肺，如六豆重。

如九菽之重，与肌肉相得者，脾部也。

吕注曰：脾在中央，主肌肉，故次心，如九豆之重也。

如十二菽之重，与筋平者，肝部也。

吕注曰：肝主筋[5]，又在脾下，故次之。

按之至骨，举指来疾者，肾也[6]。

吕注曰：肾主骨，其脉沉至骨，故曰肾也[7]。

故曰轻重也。

----

〔1〕 五难：五难见引于《脉经》卷一之"持脉轻重法第六"。

〔2〕 叔：当作"菽"。

〔3〕 菽：本卷卷末"音释"曰："菽，音叔。"

〔4〕 吕注曰……言肺部也：《脉经》卷一中亦保留相似按语，但无"吕注曰"2字，且行文略异。其文："菽者小豆，言脉轻如三小豆之重，焰甋作。皮毛之间者肺气所行，故言肺部也"。按《脉经》中除"焰甋作"3字难以理解之外，基本与本书吕广注相合。可以初步判断《脉经》中所引用的《难经》古注出于吕广之手。换言之，极有可能王叔和撰集《脉经》时，曾经取用吴太医令吕广的《难经注解》。至于"焰甋作"3字的形成，参考《脉经》其他版本，基本可以判断这是校定者双行小字拼合误刻的结果。正确的解读应当是"吕氏作大豆"5字，其中"作"字本是新增双行小注的第3字，误窜入吕广原注之中。而其余4字，既有拼合，又有误刻，故形成难以解读的"焰甋"2字。《脉经》一书的影宋刻本中出现双行小注中再加一层双行小注的情况并不多见。这说明两个问题：第一，第一层双行小注一定不是宋臣所为（具体到此处，当是王叔和采摘吕广注解之旧）；第二，第二层双行小注极有可能是宋臣所增（这同时说明吕注《难经》在宋朝尚可得见）。宋臣高保衡、孙奇、林亿等人在"校定脉经序"中也说"今则考以《素问》、《九墟》、《灵枢》、《太素》、《难经》、《甲乙》、仲景之书，并《千金方》及《翼》说脉之篇以校之"。

〔5〕 筋：原作"筯"。据濯缨堂本《难经集注》改。

〔6〕 肾也：佚存本、守山阁本《难经集注》同。《脉经》卷一作"肾部也"。濯缨堂本《难经集注》下有"《本义》'肾'下有'部'字。"小字注。

〔7〕 故曰肾也：佚存本、守山阁本《难经集注》同。《脉经》卷一所引的双行小注中无此4字。

六难[1]曰：脉有阴盛阳虚，阳盛阴虚[2]，何谓也？然：浮之损小，沉[3]之实大。故曰阴盛阳虚。沉之损小，浮之实大，故曰阳盛阴虚[4]。是阴阳虚实之意也。

　　吕注曰：阳脉是寸口，本浮而实。今轻手浮而得之，更损减而小，故曰阳虚。重手按之，沉，反更实大，沉者阴，故言阴实也[5]。

　　七难曰：《经》言"少阳之至，乍小乍大，乍短乍长。阳明之至，浮大而短。太阳之至，洪大而长。太阴之至，紧大而长。少阴之至，紧细而微。厥阴之至，沉短而[6]敦[7]。此六者，是平脉邪将病脉邪"。然皆王脉也，其气以何月，各王几日？然：冬至之后得甲子，少阳王；复得甲子，阳明王；复得甲子，太阳王；复得甲子，太阴王；复得甲子，少阴王；复得甲子，厥阴王。王各六十日，六六三百六十日，以成一岁。此三阳三阴之王时日大要也[8]。

　　吕注曰：少阳王正月、二月，其气尚微少[9]，故其脉来进退无常。阳明王三月、四月，其气始萌未盛，故其脉来浮大而短

---

　　〔1〕　六难：六难见引于《脉经》卷一之"辨脉阴阳大法第九"。其位置则嵌于所引《难经》四难"是阴阳之法（脉）也"和"（经言）脉有一阴一阳"之间。
　　〔2〕　阴盛阳虚阳盛阴虚：《太平圣惠方·辨阴阳脉法》卷一作"阳盛阴虚，阴盛阳虚"，问句中表述次序不同。
　　〔3〕　沉：本卷卷末"音释"曰："沉，持林反。"
　　〔4〕　浮之……阳盛阴虚：《太平圣惠方·辨阴阳脉法》卷一作"沉之……曰阴盛阳虚"，答句中表述次序不同。
　　〔5〕　吕注曰……阴实也：《脉经》卷一所引吕注与此行文略异。其文如下："阳脉见寸口，浮而实大。今轻手浮之，更损减而小，故言阳虚。重手按之，反更实大而沉，故言阴实。"《太平圣惠方·辨阴阳脉法》卷一作："阳脉见寸口，浮而实大。今轻手按之更减损小，故言阳虚。重手按之反更实大，故曰阴实也。"
　　〔6〕　而：林亿《素问新校正·平人气象论篇第十八》注文引"《难经》云"作"以"字。
　　〔7〕　敦：本卷卷末"音释"曰："敦，都昆反，厚也。"
　　〔8〕　大要也：濯缨堂本《难经集注》下有"《本义》作'乍大乍小'"小字注。
　　〔9〕　少：林亿《素问新校正·平人气象论篇第十八》注文引"吕广云"无"少"字。

也。太阳王五月、六月，其气太盛，故其脉来洪大而长。太阴王七月、八月，乘夏余阳，阴气未盛，故其脉来紧大而长。少阴王九月、十月，阳气衰而阴气盛，故其脉来紧细而微也。厥阴王十一月、十二月，阴气盛极，故言厥阴，其脉来沉短以敦。敦者，沉重也。《四时经》一阴一阳，八王[1]。此《难经》三阳在前，三阴在后。其王所以不同者，其移各异也。《难经》谓从正月至六月，春夏半岁，浮阳用事，故言三阳王在前。从七月至十二月，秋冬半岁，沉阴用事，故言三阴在后。谓四时阴阳夫妇之王也。

八难[2]曰：寸口脉平而死者，何谓也？然：诸十二经脉者，皆系于生气之原，所谓生气之原者，谓[3]十二经之根本也，谓肾间动气也，此五藏六府之本。十二经脉[4]之根、呼吸之门、三焦之原，一名守邪之神。故气者，人之[5]根本也。根绝则茎[6]叶[7]枯矣，寸口脉平而死者，生气独绝于内也。

---

〔1〕四时经……八王：今本《四时经》虽然首句即"冬至之后得甲子，少阳起于夜半，肝家王"云云（《脉经》卷三"肝胆部第一"第2条），足以与本难相参并悟，但并未见"一阴一阳，八王"之说，详情待考。校者案：《四时经》见森立之《素问考注》附篇"四时经考注"，森氏曰："谨案：王叔和《脉经》卷三·五藏部中引《四时经》凡五条，乃论五藏四时长夏应脉，及疾病虚实，阴阳升降，相生相克，草木昆虫之理，其文简，其意奥，颇仿佛《内经》，则为《汉志》已来所载《四时五藏脉经》之遗无复疑焉。《玉函经·总例》云：'愚医不通十二经脉，不知四时之经。'《千金方》卷一·诊候第四云：'愚医不通三部九候及四时之经。'所云四时之经即谓此书也。如其注文，盖亦古贤所述，恐是出于华、张之辈，决非叔和之所撰也。"

〔2〕八难：八难见引于《脉经》卷四之"辨三部九候脉证第一"。

〔3〕谓：佚存本、守山阁本同。《脉经》卷四作"非谓"，是。

〔4〕脉：佚存本、守山阁本同。《脉经》卷四无。

〔5〕之：佚存本、守山阁本同。《脉经》卷四无。

〔6〕茎：本卷卷末"音释"曰："茎，音衡。"

〔7〕叶：佚存本、守山阁本同。《脉经》卷四无。

吕注曰[1]：寸口脉平而死者，非应四时脉，其脉状若平和也。又曰：十二经皆系于生气之原。所谓生气之原者，为十二经本原也。夫气冲之脉者，起于两肾之间，主气，故言肾间动气。挟任脉上至喉咽，通喘息，故云呼吸之门，上系手三阴三阳为支，下系足三阴三阳为根。故圣人引树以设喻也。其三气[2]之原者，是三焦之府，宣行荣卫，邪不妄入，故曰守邪之神也。人以尺脉为根本，寸脉为茎叶。寸脉虽平，尺脉绝于生气，故《本经》云[3]"上部有脉，下部无脉者，死也。"

〇杨曰：寸口脉平者，应四时也。所云死者，尺中无脉也。尺脉者，人之根本。根本既绝，则茎叶枯焉。然则以尺脉为根本，寸脉为茎叶，故引树以为譬也。

九难[4]**曰：何以别知**[5]**藏府之病耶？然：数**[6]**者，府也。迟者，藏也。**

杨演曰[7]：去来急促，一息过五至，名数也。呼吸三至，去来极迟，故曰迟也。

---

〔1〕吕注曰：宋臣在《脉经》卷四此处给出69字之注，其文曰："肾间动气谓左为肾，右为命门。命门者，精神之所舍，原气之所系也。一名守邪之神，以命门之神固守，邪气不得妄入，入即死矣。此肾气先绝于内，其人便死，其脉不复，反得动病也。"此注与本书吕广注大相径庭，而与本书所示丁德用注略相雷同。据考丁德用之《难经补注》，仁宗嘉祐（1056－1063）末年已成，而《脉经》神宗熙宁元年（1068）方始校讫进呈。换言之，宋臣校订《脉经》时可以得见丁德用之《难经补注》是肯定的，但是不作任何说明直接引用丁氏解释医理之注编入《脉经》校订本中，或有未妥。

〔2〕三气：佚存本、《纂图方论脉诀集成》卷二同。守山阁本作"三焦"，义长。

〔3〕于生气故《本经》云：以上七字原本脱，据《纂图方论脉诀集成》卷二补。

〔4〕九难：九难见引于《脉经》卷一之"辨藏腑病脉阴阳大法第八"。

〔5〕何以别知：佚存本、守山阁本同。《脉经》卷一作"脉何以知"。

〔6〕数：本卷卷末"音释"曰："数，色角切。"

〔7〕杨演曰：山田业广《难经辑释备考》视此条为杨玄操注。

数则为热，迟则为寒[1]。诸阳为热，诸阴为寒。故以[2]别知藏府之病也。

吕注曰：府者阳，故其脉数。藏者阴，故其脉来[3]迟[4]。

〇杨演曰[5]：阳脉行疾，故病乃数。阴脉行迟，故病乃迟。此直云病在藏府，不显其名，则病莫知准的。若数而弦者，病在胆。迟而弦者，病在肝。余藏府悉依本状，而迟数皆倣此也。

十难曰：一脉为十变者，何谓也？然：五邪刚柔相逢之意也。假令心脉急甚者，肝邪干心也。

吕注曰：夏心主，脉见浮大而散，今反弦。弦者，肝脉来干心也。

〇杨演曰[6]：干，犹乘也。

心脉微急者，胆邪干小肠也。

吕注曰：小肠，心之府。脉当浮大而洪，长而微弦者，胆脉也。

心脉大甚者，心邪自干心也。

吕注曰：心脉虽洪大，当以胃气为本。今无胃气，故其脉大甚也。此为心自病。故言自干心也。

心脉微大者，小肠邪自干小肠也。

吕注曰：小肠，心之府。微大者，其脉小，为小肠自病，故言自干也。

---

〔1〕 数则为热迟则为寒：佚存本、守山阁本同。《脉经》卷一作"数即有热，迟即生寒"。

〔2〕 以：佚存本、守山阁本同。《脉经》卷一无。

〔3〕 来：佚存本、守山阁本同。《脉经》卷一无。

〔4〕 迟：《脉经》卷一此下有"阳行迟病则数，阴行疾病则迟"12字，以上12字语意难明，或是吕氏注佚文。

〔5〕 杨演曰：山田业广《难经辑释备考》视此条为杨玄操注。

〔6〕 杨演曰：该条为杨玄操注。郭霭春、郭洪图编《八十一难经集解》指出本条出自"杨玄操曰"。

心脉缓^[1]甚者，脾邪干心也。

吕注曰：缓者，脾脉乘心，故令心脉缓也。

心脉微缓者，胃邪干小肠也。

吕注曰：胃脉小缓见于心部。小肠，心府。故言干之。

心脉涩甚者，肺邪干心也。

吕注曰：涩，肺脉。故言干心也。

心脉微涩者，大肠邪干小肠也。

吕注曰：微涩，大肠脉。小肠，心府。故曰干也。

心脉沉甚者，肾邪干心也。

吕注曰：沉者，肾脉。故言干也。

心脉微沉者，膀胱邪干小肠也。

吕注曰：微沉者，膀胱脉也。小肠，心府。故言干也。

五藏各有刚柔邪，故令一脉辄变为十也。

吕注曰：此皆夏王之时，心脉见如此者，为失时脉。

○杨演曰^[2]：刚柔，阴阳也。邪者，不正之名。非有身王气，而水来干身为病者，通为之邪也。

十一难曰：《经》言"脉不满五十动而一止^[3]"。

吕注曰：《经》言"一脏五十动，五藏二百五十动，谓之平脉^[4]"。不满五十动者，无有五十动也，是以^[5]一脏无气也。

一脏无气者，何藏也？然人吸者随阴入，呼者因阳出。今吸

───────

〔1〕 缓：本卷卷末"音释"曰："缓，音换。"

〔2〕 杨演：该条为杨玄操注。郭霭春、郭洪图编《八十一难经集解》指出本条出自"杨玄操曰"。

〔3〕 止：杨玄操注曰："《难经》言止，《本经》言代"指此。《通真子补注脉诀·左手寸口心部脉歌》卷三注文中引有"据《经》云：四十一动一止，四岁死；三十动一止，三岁死；二十动一止，二岁死；十动一止，一岁死；不满十动一止者，七日死"可参。

〔4〕 脉：幻云《史记·扁鹊仓公列传》【六六页】批注中引作"经"，属下读。

〔5〕 是以：幻云《史记·扁鹊仓公列传》【六六页】批注引文中下有"知"字。

不能至肾至肝而还。故知一藏无气者，肾气先尽也。

　　杨演曰[1]：按《经》言[2]：持其脉口，数其至也[3]。五十动而不一[4]代者，五藏皆受气，是为平和无病之人矣[5]。四十动而一代者，一藏无气，四岁死。三十动而一代者，二藏无气，三岁死。二十动而一代者，三藏无气，二岁死。十动而一代者，四藏无气，一岁死[6]。不满十动而一代者，五藏无气也[7]，七日死。《难经》言止。《本经》言代[8]。按止者，按之觉于指下[9]而中止，名止[10]。代者，还尺中停久方来，名曰代也[11]。止、代[12]虽两经不同，据其脉状，亦不殊别，故两存[13]之。

---

　　〔1〕　杨演曰：幻云《史记·扁鹊仓公列传》【六六页】批注中引作"杨氏曰"，依幻云引文通例可知"杨氏曰"当指杨玄操，同书【六五页】批注中引作"王氏曰"，宫川浩也认为此处的"王氏曰"指王宗正。另宋·刘元宾《通真子补注脉诀·诊杂病生死候歌》卷二、《通真子脉要秘括·代脉歌》卷四亦曾完整引用此条，其中《通真子脉要秘括·代脉歌》卷四引作"王氏曰"。朝鲜·许浚《纂图方论脉诀集成》卷三引作"王氏曰"。山田业广《难经辑释备考》视此条为杨玄操注。

　　〔2〕　《经》言：按此处之"经"及下文之"本经"，皆指《灵枢经·根结第五（法音）》之文。

　　〔3〕　持其脉口数其至也：幻云《史记·扁鹊仓公列传》【六五页】批注中引作"诊其寸口数至"。

　　〔4〕　一：幻云《史记·扁鹊仓公列传》【六五页】批注引文中无此字。

　　〔5〕　矣：幻云《史记·扁鹊仓公列传》【六五页】批注引文中无此字。

　　〔6〕　一岁死：幻云《史记·扁鹊仓公列传》【六五页】批注中引作"一岁而死"。

　　〔7〕　也：幻云《史记·扁鹊仓公列传》【六五页】批注引文中无此字。

　　〔8〕　《难经》言止《本经》言代：《通真子补注脉诀·诊杂病生死候歌》卷二、幻云《史记·扁鹊仓公列传》【六五页】批注中引文同。【六六页】批注中引作"《难经》云止，《本经》曰代"。《通真子脉要秘括·代脉歌》卷四作"《经》言止，《素问》言代。"

　　〔9〕　指下：幻云《史记·扁鹊仓公列传》【六五页】批注中引文同。【六六页】批注中引作"指中"。

　　〔10〕　中止名止：幻云《史记·扁鹊仓公列传》【六六页】批注引文中下有"也"字。【六五页】批注中引作"中止者名代"，误。

　　〔11〕　名曰代也：幻云《史记·扁鹊仓公列传》【六五页】批注中引作"者名代"。

　　〔12〕　止代：幻云《史记·扁鹊仓公列传》【六六页】批注中引作"止与代"。

　　〔13〕　两存：《通真子补注脉诀·诊杂病生死候歌》卷二作"备论"。

十二难曰[1]：《经》言"五藏脉已绝于内，用针者反实其外。五藏脉已绝于外，用针者反实其内"。内外之绝，何以别之？然：五藏脉已绝于内者，肾肝气已绝于内也，而医反补其心肺；五藏脉已绝于外者，其心肺脉已绝于外也，而医反补其肾肝。阳绝补阴，阴绝补阳，是谓实实虚虚。损不足，益有余。如此死者，医杀之耳。

○吕注曰：心肺所以在外者，其藏在膈上。上气外为荣卫，浮行皮肤血脉之中，故言绝于外也。肾肝所以在内者，其藏在膈下。下气内养筋骨，故言绝于内也。

音释[2]

难经

难音乃丹反[3]。

一难

荣卫上于平反。

二难

际音祭，昼[4]也。

三难

覆芳福切，反复也。

---

〔1〕 十二难曰：本难《太素·九针之一·九针要解》卷二十一杨上善注引作"五藏气已绝于内者，谓肾肝之气为阴在内也，而医之用针反实心肺，心肺为阳也，阴气虚绝，阳气盛实，是为实实虚虚，故死。心肺为外，心肺之气已绝，用针者实于肾肝，亦为实实虚虚，所以致死之也"。

〔2〕 音释：原误作"释音"，今正之。本书各卷卷前有"附音释"的标志，本书卷二、卷三、卷五之卷末皆作"音释"。本书卷四原无"音释"之设。

〔3〕《难经》难音乃丹反：据幻云《史记·扁鹊仓公列传》【一三页】【三〇页】批注"难经。杨氏曰：难音乃丹反"补辑于此。丹波元胤《难经疏证·黄帝八十一难经解题》曰："僧幻云《史记》附标载杨玄操《音义》曰：难音乃丹切。"

〔4〕 昼："昼"字疑误。

乘食陵切，侵也。

四难

别之上彼列反。

涩音色。

濡乳兖切，下同[1]。

五难

菽音叔。

六难

沉持林反。

七难

敦都昆反，厚也。

八难

茎音衡。

九难

数色角切。

十难

缓音换。

《黄帝八十一难经》卷之一终

---

〔1〕 濡……下同：此条原在"三难"之末，今据本书正文情况移至"四难"之末。

《黄帝八十一难经》卷之二

卢国秦越人　撰

吴太医令吕　广　注

前歙州歙县尉杨玄操　演

十三难曰：《经》言"见其色而不得其脉，反得相胜之脉者，即死。得相生之脉者，病即自已"。色之与脉，当参相应，为之奈何？然：五藏有五色，皆见于面。亦当与寸口尺内相应。假令色青，其脉当弦而急。

吕注曰：色青，肝也[1]。弦急者肝脉，是谓[2]相应也。

色赤，其脉浮大而散。

吕注曰：色赤，心也[3]。浮大而散[4]心脉也[5]，是谓相应[6]。

色黄，其脉中缓而大。

吕注曰：色黄者，脾也[7]。中缓而大[8]脾脉也。

色白，其脉浮涩而短。

---

〔1〕　色青肝也：幻云《史记·扁鹊仓公列传》【三五页】批注中引作"青者肝色也"。

〔2〕　谓：幻云《史记·扁鹊仓公列传》【三五页】批注中引作"为"。下同。

〔3〕　色赤心也：幻云《史记·扁鹊仓公列传》【三五页】批注中引作"色赤者心色也"。

〔4〕　散：幻云《史记·扁鹊仓公列传》【三五页】批注引文中下有"者"字。

〔5〕　也：幻云《史记·扁鹊仓公列传》【三五页】批注引文中无此字。

〔6〕　相应：幻云《史记·扁鹊仓公列传》【三五页】批注引文中下有"也"字。

〔7〕　脾也：幻云《史记·扁鹊仓公列传》【三五页】批注中引作"脾色也"。

〔8〕　中缓而大：幻云《史记·扁鹊仓公列传》【三五页】批注中引作"中而缓大者"。

吕注曰：白者，肺也〔1〕。浮涩而短〔2〕肺脉也。

色黑，其脉沉濡而滑。

吕注曰：色黑者，肾色也。肾主水，水性沉〔3〕。肾亦〔4〕在五藏之下，故其脉沉濡而〔5〕滑。

此所谓五色之与脉，当参相应也。

吕注曰：此正经自病不中他邪故也。

脉数，尺之皮肤亦数。脉急，尺之皮肤亦急。脉缓，尺之皮肤亦缓。脉涩，尺之皮肤亦涩。脉滑，尺之皮肤亦滑。

〇吕注曰：此谓阴阳藏府，浮沉滑涩相应也。

五藏各有声色臭〔6〕味，当与寸口尺内相应。其不相应者病也。假令色青，其脉浮涩而短，若大而缓为相胜；浮大而散，若小而滑为相生也。

吕注曰：色青者肝也。浮涩而短者肺也。肺胜肝为贼邪。若大而缓为脾脉也。肝胜脾，故言相胜也。浮大而散心脉也，心为肝之子。若小而滑肾脉也，肾为肝之母，肝为肾之子。子母相生，故为相生也。

《经》言"知一为下工，知二为中工，知三为上工。上工者十全九，中工者十全八，下工者十全六"。此之谓也。

吕注曰：五藏一病辄有五。今《经》载肝家一藏为例耳〔7〕。

---

〔1〕 肺也：幻云《史记·扁鹊仓公列传》【三五页】批注中引作"肺色也"。

〔2〕 短：幻云《史记·扁鹊仓公列传》【三五页】批注引文中下有"色者是"3字。

〔3〕 水性沉：幻云《史记·扁鹊仓公列传》【三五页】批注中引作"水之性沉"。

〔4〕 亦：幻云《史记·扁鹊仓公列传》【三五页】批注中引作"又"。

〔5〕 而：幻云《史记·扁鹊仓公列传》【三五页】批注引文中无此字。

〔6〕 臭：本卷卷末"音释"曰："臭，尺救切。"

〔7〕 今《经》载……为例耳：以上10字，《史记正义·扁鹊仓公列传》未引。幻云《史记·扁鹊仓公列传》【四三页】批注中指出"吕广注'辄有五'之下有'今《经》所载肝家一藏耳'八字"。

解一藏为下工，解二藏为中工〔1〕，解五藏为上工。

十四难〔2〕曰：脉有损至，何谓也？然：至之脉，一呼再至曰平。

吕注曰：平者，谓平调之脉也。

三至曰离经。

吕注曰：《经》言"再至曰平，三至曰离经"，不知〔3〕《经》言也，其人必病。

四至曰夺〔4〕精。

吕注曰：其人病困夺精者，鼻目唇口精候夺色诊见也。

五至曰死。

吕注曰：其人病证候已见，脉复加一至，定当死也。

六至曰命绝，此死之脉〔5〕。

吕注曰：不出日死。

何谓损？一呼一至曰离经。二呼一至曰夺精〔6〕。三呼一至曰死。四呼一至曰命绝。此谓〔7〕损之脉也〔8〕。至脉从下上，损脉从上下也。

吕注曰：至脉从下上者，谓脉动稍增上至六，至多而呼

《八十一难经吕杨注》辑校与研究

二九

---

〔1〕 解二藏为中工：佚存本、守山阁本同。《史记正义·扁鹊仓公列传》引作"解三藏为中工"，是。守山阁本此下有夹注曰："○按，《史记正义》引此文'二'作'三'。"幻云《史记·扁鹊仓公列传》【四三页】批注中指出"'解三藏'吕注作'解二藏'"。

〔2〕 十四难：十四难的前半部分，从"脉有损至"至"名曰行尸"见引于《脉经》卷四之"诊损至脉第五"。十四难的后半部分，从"上部有脉"至"故知不死"见引于《脉经》卷四之"辨三部九候脉证第一"。

〔3〕 知：佚存本同。守山阁本作"如"，是。

〔4〕 夺：本卷卷末"音释"曰："夺，徒活切。"

〔5〕 此死之脉：佚存本、守山阁本同。《脉经》卷四作"此至之脉也"，是。

〔6〕 夺精：濯缨堂本《难经集注》下有"'二'《本义》作'再'"。小字注。

〔7〕 谓：佚存本、守山阁本同。《脉经》卷四无。

〔8〕 脉也：濯缨堂本《难经集注》下有"《本义》无'谓'字"。小字注。

少[1]。损脉从上下者，谓脉动稍减至一，呼多而至少也。

损脉之为病奈何？然：一损损于皮毛，皮聚而毛落。二损损于血脉，血脉虚少，不能荣于五藏六府也。三损损于肌肉，肌肉消[2]瘦，饮食[3]不为肌肤[4]。四损损于筋，筋缓不能自收持。五损损于骨，骨痿不能起于床。反此者至收病也。

〇吕注曰：收者，取也。《经》但载损家病，不载至家病。至家者，诸阳六府病。六府病，苦头痛身热，忽特不利，与损家病异。今反载损家病证，故损脉于此受病，非是至家病也。

从上下者，骨痿不能起于床者死。

吕注曰：从肺损至骨，五藏俱尽，故死。肺在上也。

从下上者，皮聚而毛落者死。

吕注曰：从肾损之肺，亦复五藏俱尽，故死也。此是损家然[5]病证，非至家病证。肾在下故也。

治损之法奈何？然：损其肺者，益其气。

吕注曰：肺主气。今损故当以针药益其气也。

损其心者，调其荣卫。

吕注曰：心者，荣卫之本。今损当以针药调之。

损其脾者，调其饮食，适其[6]寒温。

吕注曰：脾主饮食。今其气衰损，谷不消化。故当调适寒温也。

损其肝者，缓其中。

吕注曰：肝主怒，其气急。故以针药以缓其中。

---

〔1〕 少：原误作“七”，据濯缨堂本改。
〔2〕 消：佚存本、守山阁本同。《脉经》卷四作“痟”。
〔3〕 饮食：佚存本、守山阁本同。《脉经》卷四作“食饮”。
〔4〕 肌肤：濯缨堂本《难经集注》下有“《本义》‘不’字下有‘能’字”。小字注。
〔5〕 然：佚存本同。守山阁本无“然”字。据上下文意“然”字当在“此”字前。
〔6〕 其：《脉经》卷四同。佚存本、守山阁本无。

损其肾者，益其精[1]。此治损之法也。

吕注曰：肾主精。今损故以针药补益其精气。

脉有一呼再至，一吸再至；有一呼三至，一吸三至；有一呼四至，一吸四至；有一呼五至，一吸五至；有一呼六至，一吸六至。有一呼一至，一吸一至；有再呼一至，再吸一至；有呼吸再至[2]。脉来如此，何以别知其病？然：脉来一呼再至，一吸再至，不大不小曰平。一呼三至，一吸三至，为适得病。前大后小，即头痛目眩。前小后大，即胸满短气。一呼四至，一吸四至。病[3]欲甚。脉洪大者，苦烦满。沉细者，腹中痛。滑者伤热。涩者中雾[4]露。一呼五至，一吸五至。其人当困。沉细夜加，浮大昼加。不大不小，虽困可治。其有大小者，为难治。一呼六至，一吸六至。为死[5]脉也。沉细夜死，浮大昼死。一呼一至，一吸一至，名曰损。人虽能行，犹当[6]著床。所以然者，血气皆不足故也。再呼一至，呼吸再至[7]，名曰无魂。无魂者，当死也。人虽能行，名曰行尸[8]。上部有脉，下部无脉。其人当吐，不吐者死。上部无脉，下部有脉。虽困无能为害也[9]。所以然者，譬如[10]人之有尺，树之有根，枝叶虽枯槁[11]，根本将自

---

〔1〕益其精：佚存本、守山阁本同。《脉经》卷四作"益其精气"。

〔2〕有呼吸再至：守山阁本夹注曰："○按，此五字疑衍。"

〔3〕病：佚存本、守山阁本同。《脉经》卷四"病"下有"适"字。

〔4〕中雾：本卷卷末"音释"曰："中雾，上音衷。"

〔5〕死：佚存本、守山阁本同。《脉经》卷四"死"上有"十"字。

〔6〕犹当：《脉经》卷四此下有"一作'独末'"4字小注。

〔7〕呼吸再至：佚存本、守山阁本同。《脉经》卷四作"再吸一至"，是。又，守山阁本夹注曰："○按，此句当云'再吸一至'。"

〔8〕行尸：濯缨堂本《难经集注》下有"《本义》'呼'字上有'再吸一至'四字"。小字注。

〔9〕无能为害也：佚存本、守山阁本同。《脉经》卷四作"无所苦"。

〔10〕譬如：滑寿《难经本义》云："'譬如'2字，当在'人之有尺'下。"

〔11〕槁：本卷卷末"音释"曰："槀，苦老切。""槀"同"槁"。

生。脉有根本，人有元气[1]，故知不死。

○杨演曰[2]：上部寸口，下部尺中也。

十五难曰：《经》言"春脉弦，夏脉钩，秋脉毛，冬脉石，是王脉耶"，将病脉也？然：弦钩毛石者，四时之脉也。春脉弦者，肝[3]东方木也。万物始生，未有枝叶，故其脉之来，濡弱而长，故曰弦。

吕注曰：春，万物始生，未有枝叶，形状正直如弦，故脉法之也。

夏脉钩者，心[4]南方火也。万物之所盛[5]，垂枝布叶，皆下曲如钩。故其脉之来疾去迟，故曰钩[6]。

吕注曰：心脉法火，曲如钩。又阳盛，其脉来疾。阴虚，脉去迟也。脉从下上至寸口疾，还尺中迟，寸口滑不泄，故令[7]其脉环曲如钩。

秋脉毛者，肺[8]西方金也。万物之所终，草木华叶，皆秋而落，其枝独在，若毫毛也。故其脉之来，轻虚以浮，故曰毛。

吕注曰：肺浮在上，其气主皮毛。故令[9]其脉浮如毛也。

---

〔1〕脉有根本人有元气：佚存本、守山阁本同。《脉经》卷四作"木有根本即自有气"。

〔2〕杨演曰：该条为杨玄操注。郭霭春、郭洪图编《八十一难经集解》指出本条出自"杨玄操曰"。山田业广《难经辑释备考》视此条为杨玄操注。

〔3〕肝：林亿《素问新校正·玉机真藏论篇第十九》注文引"越人云"无此字。

〔4〕心：林亿《素问新校正·玉机真藏论篇第十九》注文引"越人云"无此字。

〔5〕盛：幻云《史记·扁鹊仓公列传》【三四页】批注中引作"茂"。

〔6〕故曰钩：濯缨堂本《难经集注》下有"《本义》'盛'字作'茂'字"。小字注。需要说明的是，上述小字注释濯缨堂本原误置于上条之末了，今据实际情况指明其当处位置。

〔7〕令：原本及佚存本皆误作"今"，据守山阁本改。

〔8〕肺：林亿《素问新校正·玉机真藏论篇第十九》注文引"越人云"无此字。

〔9〕令：原本及佚存本皆误作"今"，据守山阁本改。

冬脉石者，肾[1]北方水也。万物之所藏也，盛[2]冬之时，水凝如石。故其脉之来，沉濡而滑，故[3]曰石。

吕注曰：肾脉法水。水凝如石，又伏行温于骨髓，故其脉实牢如石也。

此四时之脉也，如有变奈何？然：春脉弦，反者为病。何谓反？然：其气来[4]实强，是谓太过，病在外。

吕注曰：实强者，阳气盛也。少阳当微弱，今更实强，谓太过。阳主[5]表，故令[6]其病在外也。

气来虚微，是谓不及，病在内。

吕注曰：厥阴之气养于筋，其脉弦。今更虚微，故曰不及。阴处中，故令[7]其病在内。

气来厌厌[8]聂聂[9]，如循榆叶，曰平。

吕注曰：春少阴、厥阴俱合王。其脉之来，如春风吹榆叶，濡弱而调，故曰平脉也。

益实而滑，如循长竿，曰病。

吕注曰：此谓弦多胃气少也。

急而劲益强，如新张弓弦，曰死。

吕注曰：此谓但弦，无胃气也。

春脉微弦曰平，弦多胃气少曰病，但弦无胃气曰死，春以胃气为本。

---

〔1〕 肾：林亿《素问新校正·玉机真藏论篇第十九》注文引"越人云"无此字。

〔2〕 盛：幻云《史记·扁鹊仓公列传》【三四页】批注中引作"极"。

〔3〕 故：幻云《史记·扁鹊仓公列传》【三四页】批注引文中无此字。

〔4〕 来：幻云《史记·扁鹊仓公列传》【三四页】批注中引作"夹"，误。

〔5〕 主：林亿《素问新校正·玉机真藏论篇第十九》注文引"吕广云"作"处"字。是。

〔6〕 令：原本及佚存本皆误作"今"，据守山阁本改。

〔7〕 令：原本及佚存本皆误作"今"，据守山阁本改。

〔8〕 厌：本卷卷末"音释"曰："厌，益涉切。"

〔9〕 聂：本卷卷末"音释"曰："聂，之涉切。"

吕注曰：胃主水谷，故人禀胃气。

夏脉钩，反者为病。何谓反？然：其气来实强，是谓太过[1]**，病在外。**

吕注曰：实强者，太阳受气盛也。太阳者，浮散。今反实强，故曰太过也。

气来虚微，是谓不及，病在内。

吕注曰：手少阴主血脉，其气尚平实。今反见虚微，故曰不及也。

其脉来，累累如环，如循琅玕，曰平。

吕注曰[2]：心满实。累累如人指循琅玕者，是金银镮钏之物劲也。此皆实之类也，故云平。

来而益数，如鸡举足者，曰病。

吕注曰：心脉但当浮散，不当数也。鸡举足者，谕[3]其数也。

前曲后居，如操[4]**带钩，曰死。**

吕注曰：后居谓之后直，如人革带之钩，前曲后直也。是谓但钩无胃气。

夏脉微钩曰平，钩多胃气少曰病，但钩无胃气曰死，夏以胃气为本。

吕注曰：胃者，中州。主养于四藏也。

秋脉微毛，反者为病。何谓反？然：气来实强，是谓太过，病在外[5]**。**

---

〔1〕 太过：原误作"大过"，今正之。

〔2〕 吕注曰：《医心方·治恶核肿方第九》卷十六眉批处引"《八十难经》吕氏注曰：累累如人指著环云云"，有可能是对本条吕氏注的转引。

〔3〕 谕：佚存本同。守山阁本作"喻"。

〔4〕 操：本卷卷末"音释"曰："操，节刀切。"

〔5〕 病在外：灌缨堂本《难经集注》下有"《本义》无'微'字，'然'下有'其'字"。小字注。

吕注曰：肺脉者当微毛，今更实强，故曰病在外。

气来虚微，是谓不及，病在内。

吕注曰：肺脉轻，虚浮如毛。今按之益虚微，是无胃气，故病在内。

其脉来，蔼蔼[1]如车盖，按之益大，曰平。

吕注曰：车盖，乃小车之盖。轻浮，蔼蔼然也。按之益大，有胃气。故曰平也。

不上不下，如循鸡羽，曰病。

吕注曰：如循鸡羽者，是其气虚微，胃气少，故曰病。

按之消索，如风吹毛，曰死[2]。

吕注曰：此无胃气。

秋脉微毛为平，毛多胃气少曰病，但毛无胃气曰死，秋以胃气为本。

吕注曰：四藏皆须禀胃气也。

冬脉石，反者为病，何谓反？然：其气来实强，是谓太过，病在外。

吕注曰：冬脉当沉濡。今反实强，故曰太过。太过者，阳脉病，故言病在外也。

气来虚微，是谓不及，病在内。

吕注曰：冬脉沉濡，今反虚微，故言不及。不及者，阴病在内也。

脉[3]来上大下兑[4]，濡滑如雀之喙[5]，曰平。

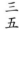

---

〔1〕蔼：本卷卷末"音释"曰："蔼，于盖切。"

〔2〕曰死：濯缨堂本《难经集注》下有"《本义》作'萧索'"。小字注。

〔3〕脉：林亿《素问新校正·平人气象论篇第十八》注文引"越人云"作"其"字。

〔4〕兑：本卷卷末"音释"曰："兑，音锐，尖也。"

〔5〕喙：原本误作"啄"，今正之。下同。本卷卷末"音释"曰："喙，许秽切。"

吕注曰：上大者，足太阳。下兑者，足少阴。阴阳得所，为胃气强，故谓之平。雀喙，谓[1]本大末[2]兑也。

啄啄[3]**连属，其中微曲，曰病。**

吕注曰：啄啄者，不息，故谓之连属。其中微曲，是脾来乘肾，脉缓而曲，故病。

来如解[4]**索，去如弹石，曰死。**

吕注曰：解索谓虚缦无根本也。来迟去疾，故曰弹石也。

冬脉微石曰平，石多胃气少曰病，但石无胃气曰死，冬以胃气为本。胃者，水谷之海也。主禀四时，故皆以胃气为本。是谓四时之变病，死生之要会也[5]**。**

脾者，中州也。其平和不可得见，衰乃见耳。来如雀之啄，如水之下漏，是脾之衰见也。

吕注曰：脾寄王四季，故不言王，言平和。脉不见，其衰病见耳。其脉见如屋之漏，如雀之啄，如水之下漏，皆肾来乘脾，故使衰病。肝乘脾则死，肾不胜脾，故但病也。

十六难曰：脉有三部九候。

吕注曰：三部者，寸关尺也。九候者，上部三候，中部三候，下部三候，三三如九也。

有阴阳。

吕注曰：寸口者，阳脉见九分而浮。尺部者，阴脉见一寸而沉。

有轻重。

〔1〕谓：林亿《素问新校正·平人气象论篇第十八》注文引"吕广云"作"者"字。

〔2〕末：原本及佚存本皆误作"未"，据守山阁本改。

〔3〕啄：本卷卷末"音释"曰："啄，呼角切。""呼"字误，或疑是"竹"字之讹。

〔4〕解：本卷卷末"音释"曰："解，胡介切。"

〔5〕要会也：濯缨堂本《难经集注》下有"《本义》无'故'字"。小字注。

吕注曰：肺如三菽[1]之重，是谓轻。肾脉按之至骨，如十五菽之重，是谓重也。

有六十首[2]。

吕注曰：首，头首也。盖三部从头者，脉辄有六十首。

一脉变为四时。

吕注曰：是手太阴之动，以决四时逆顺吉凶之法也。

离圣久远，各自是其法，何以别[3]之？

吕注曰：言三部是一法，九候是一法，阴阳是一法，轻重是一法，六十首是一法。言法象无多，难可分别，故言之此难也。

然：是其病有内外证。

吕注曰：法象无多，或变为四时，难可分别。故以中外别其病，以名之难也。

其病为之奈何？然：假令得肝脉。其外证善洁，面青善怒[4]。其内证齐左有动气，按之牢若痛。其病四肢满闭。癃溲[5]便难转筋，有是者肝也，无是者非也[6]。

○吕注曰：外证者，府之候。胆者清净之府，故面青善洁。若衣被饮食不洁者，其人便欲怒。胆色青，故面青怒[7]也。其内

---

〔1〕 菽：本书及佚存本误作"叔"。据濯缨堂本改。

〔2〕 六十首：此语难解，旧注不一。沈澍农、武丹丹撰著《〈难经〉导读》指出："本条'六十'当是'平'之讹……；'首'，疑为'有'之讹，与下句连读（古人手写'有'撇画上端往往加一短横，讹成两点）。故此句应为'有平，有一脉变为四时'。正与八难所言之'寸口脉平'相应。（另外，'六十'还可能是'大小'二字的形误。只是《难经》并未专题论及脉的大小问题）"云云，可资参考。

〔3〕 别：本卷卷末"音释"曰："别，波列切。"

〔4〕 面青善怒：濯缨堂本《难经集注》下有"足少阳胆者，府也。故有病则见于外也。又胆为清净之府，故善洁也。主于外，见面青也。又胆为中正之官，主决断，故善其怒也"48字注文，未标明作者，笔者疑其为丁德用之注。北厓主人定此条为吕氏注。

〔5〕 溲：本卷卷末"音释"曰："溲，所鸠切。"

〔6〕 无是者非也：濯缨堂本《难经集注》下有"'癃'《本义》作'淋'"。小字注。

〔7〕 怒：守山阁本夹注曰："按，此怒字疑衍。"

证者，肝之证。肝者，东方为青龙，在左方。故肝之证在齐左。

假令得心脉，其外证面赤、口干、喜笑。其内证，齐上有动气，按之牢若痛。其病烦心，心痛，掌中热而哯[1]。有是者，心也。无是者，非也[2]。

○吕注曰：外证者，小肠手太阳脉为热，故令口干。阳主躁，故喜笑也。其内证者心，心在前为朱雀，故证在齐上也。

假令得脾脉，其外证面黄善噫[3]、善思、善味。其内证，当齐有动气，按之牢若痛。其病腹胀满，食不消，体重节痛，怠堕嗜卧，四肢不收。有是者，脾也。无是者，非也。

○吕注曰：外证，足阳明胃脉之证。胃气实，谷气消，即多所思，欲饮食。胃气虚，食不消，气力虚羸，其人感思虑。内证者，脾也。脾在中央，故证当齐。齐者，又阴阳之中，故其脉在脾也。

假令得肺脉，其外证面白善嚏[4]，悲愁不乐[5]，欲哭。其内证，齐右有动气，按之牢若痛。其病喘咳[6]，洒淅[7]寒热。有是者，肺也，无是者，非也。

○吕注曰：外证者，大肠脉也。乃手阳明之脉。为肺之府，气通于鼻，故善嚏。肺主秋，秋，愁也。故其病悲哭。内证者，肺之证。肺主皮毛，有寒则洒淅[8]咳嚏。肺在西方，为白虎，主右方，故证在齐右。

假令得肾脉，其外证面黑，喜恐欠。其内证，齐下有动气，按之牢若痛。其病逆气，少腹急痛，泄如下重，足胫[9]寒而逆。

---

[1] 哯：本卷卷末"音释"曰："哯，之月切。"
[2] 无是者非也：濯缨堂本《难经集注》下有"《本义》无'其'字"。小字注。
[3] 噫：本卷卷末"音释"曰："噫，乌介切。"
[4] 嚏：本卷卷末"音释"曰："嚏，丁计切。"
[5] 乐：本卷卷末"音释"曰："乐，音乐。"
[6] 喘咳：佚存本同。守山阁本作"喘嗽"。
[7] 淅：本卷卷末"音释"曰："淅，音息。"
[8] 淅：原本及佚存本皆误作"浙"，据守山阁本改。
[9] 胫：本卷卷末"音释"曰："胫，形定切。"

有是者，肾也。无是者，非也。

〇吕注曰：外证，足太阳膀胱脉也。其人善欠者，其人善恶寒。若胫寒，身体洒洒而寒，故其[1]善欠。肾与手少阳，俱主候心，故善恐。其内证者，肾王于冬，主北方玄武，故证在齐下。

十七难[2]曰：《经》言"病或有死，或有不治自愈，或连年月不已"。其死生存亡，可切脉而知之耶？然：可尽[3]知也。诊病[4]若闭目不欲见人者，脉当得肝脉强急[5]而长。

〇杨演曰[6]：强急犹弦急。

而反得肺脉浮短而涩者，死也。

〇杨演曰[7]：肝为木，肺为金。肝病得肺脉，真鬼来克。金胜木，故必死也。

病若开目而渴，心下牢者，脉当得紧实而数。反得沉濡[8]而微者，死也[9]。

〇杨曰：心病得肾脉。水胜火，故死也。按之短实而数，有似切绳，谓之紧也。按之短小不动摇，若有若无，轻手乃得，重手不得，谓之微也。

病若吐血，复鼽[10]衄[11]血[12]者，脉当沉细而反浮大而牢

---

〔1〕 其：守山阁本夹注曰："按，此'其'字疑衍。"
〔2〕 十七难：十七难见引于《脉经》卷五之"扁鹊诊诸反逆死脉要诀第五"。
〔3〕 尽：佚存本、守山阁本同。《脉经》卷五作"具"。
〔4〕 诊病：佚存本、守山阁本同。《脉经》卷五作"设病者"。
〔5〕 强急：佚存本、守山阁本同。《脉经》卷五作"弦急"。
〔6〕 杨演曰：山田业广《难经辑释备考》视此条为杨玄操注。
〔7〕 杨演曰：此注疑出杨玄操。《通真子脉要秘括·肝脏色脉歌》卷四暗引"肝为木，肺为金，肝病得肺脉，五行为金克木，故曰死"。
〔8〕 濡：佚存本、守山阁本同。《脉经》卷五作"滑"。《难经本义》卷上"濡"作"涩"。
〔9〕 死也：濯缨堂本《难经集注》下有"《本义》'濡'作'涩'"。小字注。
〔10〕鼽：本卷卷末"音释"曰："鼽，音求，鼻寒而清涕出也。"
〔11〕衄：本卷卷末"音释"曰："衄，女六切，鼻中出血也。"
〔12〕血：佚存本、守山阁本同。《脉经》卷五无。

者，死也[1]。病若谵[2]言妄语，身当有热，脉当洪大，而手足厥逆[3]，脉沉细而微者，死也[4]。

○杨曰：按之迟但小谓之细。

病若大腹而泄[5]者，脉当微细而涩，反紧大而滑者，死也。

○杨曰：凡此五者，病脉相反，故为必死。《经》云："五逆者死"，此之谓也。

十八难曰：脉有三部，部有四经。手有太阴、阳明，足有太阳、少阴，为上下部，何谓也？然：手太阴、阳明金也，足少阴、太阳水也。金生水，水流下行而不能上，故在下部也。

○杨演曰[6]：手太阴，肺脉也。肺为诸藏上盖，其治在右方，故在右手上部也。手阳明大肠脉，是肺之府，故随肺居上部焉。足少阴肾脉，肾为水，肺之子。水流趣于肾，又最居于下，故为左手下部也。足太阳膀胱，为肾之府，故随肾居下部焉。《经》言脉有三部，部有四经者，谓惣[7]两手而言之也。两手各有三部，部各有二经，两手上部合四也。中下二部，亦复如此。三四十二，则十二经也。肺金居上而下生肾水，故肺肾在左右手上下部也。

足厥阴、少阳木也，生手太阳、少阴火。火炎上行而不能

---

〔1〕死也：《通真子脉要秘括·肺脏色脉歌》卷四下有"然浮大者，心脉也。心属火，肺属金，金火相克，故曰死"20字，以上文字的行文语气颇类杨玄操注文，然尚缺乏进一步的证据加以确认。今本《难经集注·十七难》丁德用注中有类似表述，不除外丁德用上述表述移用自早期的《难经吕杨注》本。诚如此，则可体会今本《难经集注》对于各家注文的雷同之处是有过一定程度的精简删削处理的，绝非简单地一一照录。

〔2〕谵：本卷卷末"音释"曰："谵，之阎切，多语也。"

〔3〕厥逆：佚存本、守山阁本同。《脉经》卷五作"四逆"。

〔4〕死也：濯缨堂本《难经集注》下有"《本义》'而'下有'反'字"。小字注。

〔5〕泄：本卷卷末"音释"曰："泄，音泄。"

〔6〕杨演曰：山田业广《难经辑释备考》视此条为杨玄操注。

〔7〕惣：《正字通·巳集下·牛部》曰："惣，同'总'。"

下，故为上部。

　　○杨演曰[1]：足厥阴肝脉也，肝治在左方，故为左手之下部。足少阳胆者，为肝之府，故随肝居下部也。手太阳小肠脉，为心之府，故随心居上部焉。

　　手心主、少阳火，生足太阴、阳明土。土主中宫，故在中部也[2]。

　　○杨演曰[3]：手心主心包络脉也，手少阳三焦脉也，故合为左手中部。足太阴脾脉也，足阳明胃脉也，故合为右手中部，此经作如此分别。若依《脉经》配二部[4]，又与此不同也。

　　此皆五行子母更相生养者也。脉有三部九候，各何所主之？然：三部者，寸关尺也。九候者，浮中沉也[5]。

　　○杨演曰[6]：寸口，阳也。关，中部也。尺中，阴也。此三部各有浮中沉三候，三三九候也，故曰九[7]。浮为阳，沉为阴，中者胃气也。

　　上部法天，主胸以上至头之有疾也。

------

　　〔1〕杨演曰：山田业广《难经辑释备考》视此条为杨玄操注。
　　〔2〕中部也：濯缨堂本《难经集注》下有《本义》'少'下有'阴'字。小字注。
　　〔3〕杨演曰：该条为杨玄操注。唐·张守节《史记正义·扁鹊仓公列传》引"杨玄操云：'手心主胞络也。'"一语可证。此外，《难经集注》中虞庶已承其文有所驳辨，虽未明确称引，但所谓"手心主少阳在左手中部"的观点属于杨氏不言而喻；另，丁德用注中对此也有明确称引，而丁书、虞书早于杨康侯，故此条出自杨玄操无疑。幻云《史记·扁鹊仓公列传》【七五页】批注引文中有"杨氏曰：若依《脉经》配三部，又与此不同也"系节引此注。幻云【七六页】批注则完整引用此注。依幻云引文通例可知"杨氏曰"当指杨玄操。山田业广《难经辑释备考》视此条为杨玄操注。
　　〔4〕二部：幻云《史记·扁鹊仓公列传》【七五页】【七六页】批注中引作"三部"。山田业广《难经辑释备考》卷上亦引作"三部"。
　　〔5〕浮中沉也：濯缨堂本《难经集注》下有《本义》无'所'字。小字注。
　　〔6〕杨演曰：该条为杨玄操注。郭霭春、郭洪图编《八十一难经集解》指出本条出自"杨玄操曰"。《通真子补注脉诀·诊候入式歌》卷一、《通真子脉要秘括·三部九候歌》卷四亦引此文。山田业广《难经辑释备考》视此条为杨玄操注。
　　〔7〕三三九候也故曰九：《通真子补注脉诀·诊候入式歌》卷一、《通真子脉要秘括·三部九候歌》卷四作"三三如九，故曰九候"。

○杨演曰[1]：所谓自膈以上为上焦也。

中部法人，主膈以[2]下至齐之上[3]有疾也。

○杨演曰[4]：所谓自膈以下为中焦也。

下部法地，主齐以下至足之有疾也。

○杨演曰[5]：所谓自齐以下至足为下焦也。

审而刺之者也。

○杨演曰[6]：用针者，必当审详三部九候，病之所在。然后各依其源而刺之也。

人病有沉滞久积聚，可切脉而知之耶。然：诊在右胁[7]有积气，得肺脉结。脉结甚则积甚，结微则气微。

○杨曰：往来缓而时一止复来，谓之结也。脉结甚者，是诊脉之状也。结甚者此结训积。犹言"脉结甚则积甚，脉结[8]微则积微"，其言积隐也。

诊不得肺脉，而右胁有积气者何也？然：肺脉虽不见，右手脉当沉伏。

○杨曰：诊虽不得肺脉浮短而涩，但右[9]手脉当沉伏。即右胁有积气矣。肺治在右也，极重指著骨乃得。故谓伏脉也。

---

　　〔1〕杨演曰：幻云《史记·扁鹊仓公列传》【七六页】批注中引作"杨氏曰"，依幻云引文通例可知"杨氏曰"当指杨玄操。

　　〔2〕以：幻云《史记·扁鹊仓公列传》【七六页】批注引文中无此字。

　　〔3〕上：原本脱，据《医心方》卷一背记、幻云《史记·扁鹊仓公列传》【七六页】批注中所引补。

　　〔4〕杨演曰：幻云《史记·扁鹊仓公列传》【七六页】批注中引作"杨氏曰"，依幻云引文通例可知"杨氏曰"当指杨玄操。唐·张守节《史记正义·扁鹊仓公列传》引"杨玄操云：'自脐已上至带鬲为中焦也'"。与此表述不同。

　　〔5〕杨演曰：幻云《史记·扁鹊仓公列传》【七六页】批注中引作"杨氏曰"，依幻云引文通例可知"杨氏曰"当指杨玄操。

　　〔6〕杨演曰：纪天锡《难经注》曰："杨玄操、高承德以刺解针"，故知此注当出杨玄操。

　　〔7〕胁：本卷卷末"音释"曰："胁，虚业切，胸胁也。"

　　〔8〕结：佚存本、守山阁本皆误作"积"。

　　〔9〕右：原本及佚存本皆误作"左"，据守山阁本改。佚存本人卫勘误表亦改"左"为"右"。

其外癙[1]疾，同法耶，将异也？然：结者，脉来去时一止无常数，名曰结也。伏者，脉行筋下也。浮者，脉在肉上行也。左右表里法皆如此。假令脉结伏者，内无积聚。脉浮结者，外无癙疾。有积聚脉不结伏，有癙疾脉不浮结，为脉不应病，病不应脉，是为死病也。

○杨曰：脉与病不相应为逆者，难治。故曰是死病也。

十九难曰：《经》言"脉有逆顺，男女有常而反"者。何谓也？然：男子生于寅，寅为木阳也；女子生于申，申为金阴也。

杨演曰[2]：元气起于子，人之所生也。男从子左行三十之巳[3]，女从子右行二十，俱至于[4]巳，为夫妇怀妊[5]也。古者男子[6]三十，女年二十，然后行嫁娶，法于此也。十月而生，男从巳至寅左行[7]为十月，故男行年[8]起于丙寅；女从巳右行至申为十月，故女行年起于壬申，所以[9]"男子生于寅，女子生于申"。

---

〔1〕 癙：本卷卷末"音释"曰："癙，音故，久病也。"

〔2〕 杨演曰：该条为杨玄操注。宋·刘元宾《通真子补注脉诀·诊候入式歌》卷一已有引用。此外，《难经集注》虞庶注中亦有明确称引，而虞书早于杨康侯，故此条出自杨玄操无疑。山田业广《难经辑释备考》视此条为杨玄操注。

〔3〕 之巳：守山阁本夹注曰："○按，此二字疑衍。"案，钱熙祚此按甚是。下文既有"俱至于巳"，则此处不当重言"之巳"2字。宋·陈自明《妇人良方大全·胎教门·凝形殊禀章第六》卷十引《十九难》"杨氏注云"中无此2字。《通真子补注脉诀·诊候入式歌》卷一引"杨氏曰"无此2字。

〔4〕 于：《通真子补注脉诀·诊候入式歌》卷一引作"亥"，可参。

〔5〕 妊：《难经集注》本卷卷末"音释"曰："姙，而鸩切。"因其字出现在杨玄操注文中，故此推测彼处音释属于"东京道人石友谅音释"，不属于本书辑复范畴。

〔6〕 子：《通真子补注脉诀·诊候入式歌》卷一引作"年"。

〔7〕 至寅左行：《通真子补注脉诀·诊候入式歌》卷一同。据上下文义当是"左行至寅"，方与下文"（女）行年至申"相应。宋·陈自明《妇人良方大全·胎教门·凝形殊禀章第六》卷十引十九难"杨氏注云"作"左行至寅"。

〔8〕 行年：流年。旧时星命家所谓某人当年所行的运，亦称"小运"。推行年法曰："甲子旬生人，男一岁起丙寅，女一岁起壬申，十岁到亥，男顺女逆。"

〔9〕 所以：《通真子补注脉诀·诊候入式歌》卷一引作"故云"。

故男脉在关上，女脉在关下。是以男子尺脉恒[1]弱，女子尺脉恒盛。是其常也。

○杨演曰[2]：男子阳气盛，故尺脉弱。女子阴气盛，故尺脉强。此是其常性。

反者，男得女脉，女得男脉也。其为病何如？然：男得女脉为不足，病在内。左得之病则在左，右得之病则在右，随脉言之也。女得男脉为太过，病在四肢。左得之病则在左，右得之病则在右，随脉言之。此之谓也[3]。

○杨演曰[4]：男得女脉为阴气盛，阴主内，故病在内。女得男脉为阳气盛，主四肢，故病在四肢[5]也。

音释

十三难

臭尺救切。

十四难

夺徒活切。

中雺上音衰。

槀苦老切。

十五难

---

〔1〕 恒：《通真子补注脉诀·诊候入式歌》卷一引作"常"。本卷卷末"音释"曰："恒，音常。久也。"

〔2〕 杨演曰：山田业广《难经辑释备考》视此条为杨玄操注。校者案，原书中"杨曰"2字《纂图方论脉诀集成》卷一作"又曰"，该"又曰"位于前"丁德用注曰"下。另，丁德用注下的"又曰"与"杨曰"重合并非绝无仅有。《难经集注·六十六难》"膀胱之原，出于京骨"，下即保留有"丁杨曰：在足外侧大骨下，赤白肉际"的特别格式，这种情形促人深思。

〔3〕 此之谓也：濯缨堂本《难经集注》下有"《本义》无'则'字"。小字注。

〔4〕 杨演曰：此注出于杨玄操之笔，《纂图方论脉诀集成》卷一曾明确称引。山田业广《难经辑释备考》视此条为杨玄操注。

〔5〕 四肢：《纂图方论脉诀集成》卷一作"外"。

厌益涉切。

聶之涉切。

操七刀切。

藹于盖切。

兑音锐，尖也。

喙许秽切。

啄呼[1]角切。

解胡介切。

十六难

别波列切。

溲所鸠切。

哕之月切。

噫乌介切。

嚏丁计切。

乐音乐。

淅音息。

胫形定切。

十七难

鼽音求，鼻塞而清涕出也。

衄女六切，鼻中出血也。

谵之关切，多语也。

洩音泄。

十八难

胁虚业切，胸胁也。

痼音故，久病也。

---

〔1〕 呼："呼"字误，或疑是"竹"字之讹。

十九难[1]

　恒音常，久也。

《黄帝八十一难经》卷之二终

---

〔1〕十九难：此下《难经集注》原有"姅，而鸪切"五字。因其"音释"本字属杨玄操注文，推测该"音释"出自石友谅之笔，而非出自杨玄操之笔，故删而不存。

《黄帝八十一难经》卷之三

卢国秦越人　撰

吴太医令吕　广　注

前歙州歙县尉杨玄操　演

二十难[1]曰：《经》言"脉有伏匿"，伏匿于何藏而言伏匿耶？然：谓阴阳更相乘、更相伏也，脉居阴部而[2]反阳脉见者[3]，为阳乘阴也。

〇杨演曰[4]：谓尺中浮滑而长。

脉虽时沉涩而短，此谓[5]阳中伏阴也。脉居阳部而反[6]阴脉见者[7]，为阴乘阳也。

〇杨演曰[8]：尺中已浮滑而长，又时时沉涩而短，故曰[9]阳中伏阴[10]。寸口关中沉短而涩也。

脉虽时浮滑而长，此谓阴中伏阳也[11]。

---

〔1〕二十难：二十难见引于《脉经》卷一之"从横逆顺伏匿脉第十一"。

〔2〕而：幻云《史记·扁鹊仓公列传》【三六页】批注引文中无此字。

〔3〕而反阳脉见者：佚存本、守山阁本同。《脉经》卷一作"反见阳脉者"。

〔4〕杨演曰：幻云《史记·扁鹊仓公列传》【三六页】批注中引作"杨氏曰"，依幻云引文通例可知"杨氏曰"当指杨玄操。

〔5〕谓：幻云《史记·扁鹊仓公列传》【三六页】批注引文中无此字。

〔6〕反：幻云《史记·扁鹊仓公列传》【三六页】批注引文中无此字。

〔7〕而反阴脉见者：佚存本、守山阁本同。《脉经》卷一作"反见阴脉者"。

〔8〕杨演曰：幻云《史记·扁鹊仓公列传》【三六页】批注中引作"杨氏曰"，依幻云引文通例可知"杨氏曰"当指杨玄操。另，幻云引文中该条注释原作二条，分别位于正文"阳中伏阴也"和"阴乘阳也"之下，于理更顺。

〔9〕曰：幻云《史记·扁鹊仓公列传》【三六页】批注中引作"云"。

〔10〕伏阴：幻云《史记·扁鹊仓公列传》【三六页】批注引文中下有"也"字。

〔11〕也：幻云《史记·扁鹊仓公列传》【三六页】批注引文中无此字。

○杨演曰[1]：寸关已沉短而涩，涩而[2]时时浮滑而长，故曰[3]阴中[4]伏阳也。

重阳者狂，重阴者癫[5]。脱阳者见鬼，脱阴者目盲[6]。

○杨演曰[7]：重阳[8]者，阳气并于上也。谓关以前既浮滑而长，兼实强，复喘数，是谓重阳也。重阴者，谓尺中既沉短而涩，而又盛实，是谓重阴。脱阳者，无阳气也，谓关以前细微[9]甚也，故目中妄见而睹鬼物焉。脱阴者，谓尺中微细甚也。阴者，精气也。精气脱故盲。盲脱之言失也，谓亡失阴阳之气也。

二十一难曰：《经》言"人形病脉不病曰生，脉病形不病曰死"，何谓也？然：人形病脉不病，非有不病者也，谓息数不应脉数也，此大法。

吕注曰[10]：形病者，谓五藏损，形体羸瘦。气微，脉反迟，与息[11]不相应。其脉不相应，为形病也。脉病者，谓数诸至[12]

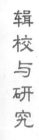

———————————

〔1〕杨演曰：幻云《史记·扁鹊仓公列传》【三六页】批注中引作"杨氏曰"，依幻云引文通例可知"杨氏曰"当指杨玄操。校者案，以上两条杨玄操注文《通真子补注脉诀·论七表脉》卷二暗引作"注谓尺脉已浮滑而长，又时时沉涩而短，故云阳中伏阴也；注谓寸关已沉短而涩，又时时浮滑而长，故云阳中伏阳出。然：浮脉属阳，关部、寸部、尺部，阴也，此正阳乘阴也，余诸部准此"。

〔2〕涩而：幻云《史记·扁鹊仓公列传》【三六页】批注中引作"而又"。

〔3〕曰：幻云《史记·扁鹊仓公列传》【三六页】批注中引作"云"。

〔4〕阴中：幻云《史记·扁鹊仓公列传》【三六页】批注引文中下有"之"字。

〔5〕癫：本卷卷末"音释"曰："癫，都田反。"

〔6〕盲：本卷卷末"音释"曰："盲，乎光反。"

〔7〕杨演曰：此注出自杨玄操，《通真子补注脉诀·心脏歌二》卷一曾有引用。

〔8〕重阳：原误作"重阴"，据《通真子补注脉诀·心脏歌二》卷一改。

〔9〕细微：《通真子补注脉诀·心脏歌二》卷一引作"微细"。

〔10〕吕注曰：《通真子补注脉诀·形脉相反歌》卷二谓"吕氏"。《通真子脉要秘括·形脉不相应歌其二》卷四误作"杨氏"。

〔11〕息：《通真子脉要秘括·形脉不相应歌其二》卷四同。《通真子补注脉诀·形脉相反歌》卷二作"息数"。

〔12〕诸至：《通真子补注脉诀·形脉相反歌》卷二引文下有"之"字。《通真子脉要秘括·形脉不相应歌其二》卷四引作"至诸"。

脉已病，人[1]虽未头痛寒热，方病不久病，病则死。

《经》言"形脉与病相反者死"，奈何？然：病若头痛目痛，脉反短濇者死[2]。

二十二难曰：《经》言"脉有是动，有所生病"，一脉辄变为二病者何也？然：《经》言"是动者，气也。所生病者，血也[3]"。邪在气，气为是动。邪在血，血为所生病[4]。气主呴[5]之，血主濡之。气留而不行者，为气先病也。血壅而不濡者，为血后病也。故先为是动，后所生病也[6]。

〇杨演曰[7]：《经》言"手太阴之脉，起于中焦，下络大肠，还循胃口，上膈属肺。从肺系横出腋下，下[8]循臑内，行少阴、心主之前，下肘臂内[9]上骨下廉，入寸口，上循鱼际[10]，出大指之端；其支者，从腕后直出次指内廉，出其端。是动则病

---

〔1〕 人：《通真子补注脉诀·形脉相反歌》卷二、《通真子脉要秘括·形脉不相应歌其二》卷四引作"其人"。

〔2〕 《经》言形脉……者死：本条《难经集注》原书所无，据《脉经·扁鹊诊诸反逆死脉要诀第五》卷五补。郭霭春先生早已指出："(此)二十五字，似为本篇佚文，然其文次已不可考矣。"从问难然应的行文格式及讨论内容的相关程度上考察，郭氏判断无误，故将上述 25 字辑复于此。《脉经》卷五此下尚有 5 条形脉与病相反的举例之文，如"病若腹痛，脉反浮大而长者死"云云，可资参考。

〔3〕 血也：濯缨堂本《难经集注》下有"《本义》无'辄'字。"小字注。

〔4〕 血为所生病：《太素·经脉之一·经脉连环》卷八杨上善注文引作"为所生也"。

〔5〕 呴：本卷卷末"音释"曰："呴，香句反。"

〔6〕 后所生病也：濯缨堂本《难经集注》下有"《本义》无'病'字"。小字注。

〔7〕 杨演曰：此条疑为杨玄操注。《难经集注》诸家注中"阳为卫，阴为荣"之说虽首见"吕曰"(《二十九难》)，然《七十难》中重复此语之"杨曰"可被证明系出杨玄操之笔，故推测申演其理之"气为阳，阳为卫；血为阴，阴为荣"注亦出杨玄操之笔。《通真子补注脉诀·诊候入式歌》卷一暗引"凡人所以得全其性命，气与血也。气为阳，阳为卫。血为阴，阴为荣。二气常流，所以无病也"。郭世余《中国针灸史》视此条为杨玄操注。

〔8〕 下：原本缺，据《灵枢·经脉第十》补。

〔9〕 下肘臂内：《灵枢·经脉第十》作"下肘中，循臂内"。

〔10〕 上循鱼际：《灵枢·经脉第十》作"上鱼，循鱼际"。

肺胀满，膨膨而喘咳，故缺盆中痛，甚则交两手而瞀，是为臂厥。是主肺所生病者，咳，上气喘渴，心烦[1]，胸满，臑臂内前廉痛厥，掌中热"。气盛有余，则肩背痛也，汗出中风，小便数而欠。气虚则肩背痛、寒，少气不足以息，溺色变。略举此一经为例，余经皆可知也。凡人所以得主命[2]者，气与血也。气为阳，阳为卫。血为阴，阴为荣。二气常流，所以无病也。邪中于阳，阳为气，故气先病。阳气在外故也。若在阳不治，则入于阴中，阴为血，故为血后病。血在内故也。气实则热，气虚则寒。血实则为寒，血虚则为热。阴阳之道理其然也。凡一藏之病，有虚有实，有寒有热，有内有外，皆须知藏府之所在，识经络之流行，随其本原以求其疾，则病形可辨，而针药无失矣。如其不委斯道，则虽命药投针，病难愈也。故黄帝曰："夫十二经脉者，所以调虚实，处百病，决生死，不可不通哉"[3]，此之谓也。

二十三难曰：手足三阴三阳脉之度数，可晓以不？然：手三阳之脉，从手至头长五尺，五六合三丈。

杨演曰[4]：一手有三阳，两手合为六阳，故曰[5]"五六合[6]三丈"也。

手三阴之脉，从手至胸中，长三尺五寸。三六一丈八尺，五六三尺。合二丈一尺。

---

〔1〕心烦：《灵枢·经脉第十》作"烦心"。

〔2〕得主命：濯缨堂本作"得生命"。日本东洋针灸专门学校抄本、台湾故宫博物院图书馆抄本作"得全主命"。

〔3〕夫十二……不通哉：此语见《灵枢·经脉第十》，词句先后略有调整。

〔4〕杨演曰：该条为杨玄操注。唐·张守节《史记正义·扁鹊仓公列传》曾录之，故知之。山田业广《难经辑释备考》视此条为杨玄操注。

〔5〕曰：幻云《史记·扁鹊仓公列传》【一四〇页】批注中引作"云"。

〔6〕合：幻云《史记·扁鹊仓公列传》【一四〇页】批注引文中无此字。

杨演曰[1]：两手各有三阴，合为六阴。故曰"三六一丈八尺"[2]。

足三阳之脉，从足至头。长八尺。六八四丈八尺。

杨演曰[3]：两足各有三阳，故曰"六八四丈八尺"也。按此脉度数，七尺五寸[4]，中人之形。而云[5]长八尺，理则难[6]解。然足之六阳，从[7]足指而向上行，由其纡曲，故曰[8]八尺也。

足三阴之脉，从足至胸。长六尺五寸。六六三丈六尺，五六三尺，合三丈九尺。

杨演曰[9]：两足各有六阴[10]，故曰六六三丈六尺也。按足太阴、少阴，皆至舌下。足厥阴至于顶上。今言至胸中者，盖据其相接之次也。

人两足蹻[11]脉，从足至目，长七尺五寸。二七一丈四尺，二五一尺，合一丈五尺。

---

〔1〕杨演曰：该条为杨玄操注。唐·张守节《史记正义·扁鹊仓公列传》曾录之，故知之。山田业广《难经辑释备考》视此条为杨玄操注。

〔2〕杨演曰……一丈八尺：此处计算未完，疑有脱文。

〔3〕杨演曰：该条为杨玄操注。唐·张守节《史记正义·扁鹊仓公列传》曾录之，故知之。郭世余《中国针灸史》视此条为杨玄操注。山田业广《难经辑释备考》视此条为杨玄操注。

〔4〕七尺五寸：幻云《史记·扁鹊仓公列传》【一四三页】批注引文中上有"是"字。

〔5〕云：幻云《史记·扁鹊仓公列传》【一四三页】批注中引作"脉云"。

〔6〕难：幻云《史记·扁鹊仓公列传》【一四三页】批注中引作"塞"。

〔7〕从：幻云《史记·扁鹊仓公列传》【一四三页】批注中引作"皆从"。

〔8〕曰：幻云《史记·扁鹊仓公列传》【一四三页】批注中引作"云"。

〔9〕杨演曰：该条为杨玄操注。唐·张守节《史记正义·扁鹊仓公列传》曾录之，故知之。郭世余《中国针灸史》视此条为杨玄操注。山田业广《难经辑释备考》视此条为杨玄操注。

〔10〕六阴：山田业广《难经辑释备考》卷下作"三阴"，并有小注曰："○旧作'六阴'，今改。茝庭先生云：《史记正义》引，脱'六'字，元板《史记》，本朝前人之手标补'三'字。"

〔11〕蹻：本卷卷末"音释"曰："蹻，讫约反。"

杨演曰[1]：人长七尺五寸，而蹻脉从踝至目，不得有七尺五寸也。今《经》言七尺五寸者，是脚脉上于头而行焉。言至目者，举其纲维也[2]。

督脉、任脉，各长四尺五寸。二四八尺，二五一尺，合九尺。凡脉长一十六丈二尺，此所谓十二经脉长短之数也。

〇杨演曰[3]：督脉起于脊膂，上于头，下于面，至口齿缝。计则[4]不止长四尺五寸。今言四尺五寸者，当取于上极于风府而言之也。手足合[5]十二脉，为二十四脉。并督任两蹻又四部，合为二十八脉，以应二十八宿。凡长一十六丈二尺。荣卫行周此数，则为一度也。故曰[6]长短之数也。

经脉十二，络脉十五，何始何穷也？然：经脉者，行血气，通阴阳，以荣于身者也。其始从中焦注手太阴、阳明，阳明注足阳明、太阴，太阴注手少阴、太阳，太阳注足太阳、少阴，少阴注手心主少阳，少阳注足少阳、厥阴，厥阴复还注手太阴。别络十五，皆因其原。如环无端，转相溉灌，朝于寸口人迎，以处百病而决死生也。

〇杨曰：行手太阴[7]讫，即注手阳明。行手阳明讫，即注足阳明。输转而行，余皆仿此也。

---

〔1〕 杨演曰：幻云《史记·扁鹊仓公列传》【一四三页】批注中引作"杨氏曰"，依幻云引文通例可知"杨氏曰"当指杨玄操。郭世余《中国针灸史》视此条为杨玄操注。

〔2〕 也：幻云《史记·扁鹊仓公列传》【一四三页】批注中引作"者也"。

〔3〕 杨演曰：该条为杨玄操注。唐·张守节《史记正义·扁鹊仓公列传》曾录之，故知之。此外，虞注中也有明确称引，而虞书早于杨康侯，故此条出自杨玄操无疑。山田业广《难经辑释备考》视此条为杨玄操注。

〔4〕 则：仿存本同。守山阁本作"此"。幻云《史记·扁鹊仓公列传》【一四三页】批注中引作"此则"。

〔5〕 合：守山阁本夹注曰："〇按，原本各误合，依《史记正义》改"。

〔6〕 曰：幻云《史记·扁鹊仓公列传》【一四四页】批注中引作"云"。

〔7〕 太阴：原误作"太阳"，今正之。

〇杨演曰[1]：经脉十二，络脉十五，凡二十七气，以法三九之数。天有九星，地有九州，人有九窍是也。其经络流行，皆朝会于寸口人迎。所以诊寸口人迎，则知其经络之病，死生之候矣。

《经》曰："明知终始，阴阳定矣"，何谓也？然：终始者，脉之纪也。寸口、人迎阴阳之气通于朝使，如环无端，故曰始也。

杨曰：经脉流行，应于天之度数。周而复始，故曰如环无端也。

终者，三阴三阳之脉绝。绝则死，死各有形。故曰终也。

杨曰：阴阳气绝，其候亦见于寸口、人迎，见则死矣。其死各有形诊，故曰终也。

二十四难曰：手足三阴三阳气已绝。何以为候，可知其吉凶不？然：足少阴气绝即骨枯。少阴者，冬脉也。伏行而温于骨髓，故骨髓不温，即肉不著骨，骨肉不相亲，即肉濡而却。肉濡而却，故齿长而枯，发无润泽者，骨先死。戊日笃，己日死[2]。

〇杨演曰[3]：足少阴，肾脉也。肾主冬，故云冬脉也。肾主内荣骨髓，故云伏行而温于骨髓也。肾气既绝，则不能荣骨髓，故肉濡而却。却，结缩也，谓齿龈之肉结缩。而故齿渐长而枯燥也，谓齿干燥色不泽也。肾为津液之主。今无津液，故使发不润

〔1〕 杨演曰：幻云《史记·扁鹊仓公列传》【四〇页】批注中引作"杨氏曰"，依幻云引文通例可知"杨氏曰"当指杨玄操。山田业广《难经辑释备考》视此条为杨玄操注。

〔2〕 己日死：濯缨堂本《难经集注》下有"《本义》'泽'下有'无润泽'三字。小字注。

〔3〕 杨演曰：此注疑出杨玄操。《通真子补注脉诀·肾脏歌》卷四暗引作"此谓足少阴肾脉也。肾主冬、营骨髓，故云伏行而温于骨髓也。肾气则不能营于骨髓，故肉濡而却。谓齿痛，故令肉枯而，齿渐长而枯燥也。肾为津液之主，今无津液，故发不润。戊日笃，巳日死者，土克水也"。凡79字。校者案，此下足太阴、足厥阴、手太阴、手少阴诸杨注体例格式与本条雷同，故可推知皆为杨玄操注，皆以"杨演曰"3字标志之。山田业广《难经辑释备考》视此条为杨玄操注。

焉。戊己，土也。肾，水也。土能克水，故云"戊日笃，己日死"也。

足太阴气绝，则脉不荣其口唇。口唇者，肌肉之本也。脉不荣，则肌肉不滑泽。肌肉不滑泽，则肉满。肉满则唇反，唇反则肉先死。甲日笃，乙日死。

○杨演曰：足太阴，脾脉也。脾主肌肉。其气既绝，故肌肉粗涩而唇反。甲乙，木也。脾，土也。木能克土，故云"甲日笃，乙日死"也。

足厥阴气绝，即筋缩引卵与舌卷。厥阴者，肝脉也。肝者，筋之合也。筋者，聚于阴器，而络于舌本，故脉不荣，则筋缩急，筋缩急[1]，即引卵与舌，故舌卷卵缩。此筋先死，庚日笃，辛日死[2]。

○杨演曰[3]：足厥阴，肝脉也。肝主筋，其气既绝，故筋缩急而舌卷卵缩。庚辛，金也。肝，木也。金能克木，故云"庚日笃而辛日死"也。

手太阴气绝，即皮毛焦。太阴者，肺也。行气温于皮毛者也。气弗荣，则皮毛焦。皮毛焦，则津液去。津液去，即皮节伤。皮节伤，则皮枯毛折。毛折者，则毛先死。丙日笃，丁日死。

○杨演曰：手太阴，肺脉也。肺主行气，故曰"温皮毛"。丙丁，火也。肺，金也。火能克金，故云"丙日笃，丁日死"也。

手少阴气绝，则脉不通。脉不通，则血不流。血不流，则色泽去。故面黑如梨。此血先死，壬日笃，癸日死[4]。

---

〔1〕筋缩急：本书及佚存本此3字前空一格，置于条文之末。据濯缨堂本改。
〔2〕辛日死：濯缨堂本《难经集注》下有"恭按：'卷'字恐衍"。小字注。
〔3〕杨演曰：此注疑出杨玄操。《通真子补注脉诀·肝脏歌》卷三暗引作"言庚辛金也，肝木也，金克木故也"。其中"本"是"木"之讹。
〔4〕癸日死：濯缨堂本《难经集注》下有"《本义》'面'下有'色'字"。小字注。

〇杨演曰[1]：《经》云"手三阴"，今此推释[2]太阴、少阴，而心主一经不言之何也？然：心主者，心包络之脉也。少阴者，心脉也。二经同候于心，故言少阴绝则心主亦绝，其诊既同，故不别解也。《本经》云"面黑如漆柴"[3]，此云如梨。漆柴者，恒山苗也。其草色黄黑，无润泽，故以为喻。梨者，即人之所食之果也，亦取其黄黑焉。言人即无血，则色黄黑。似此二物无光华也。壬癸，水也。心，火也。水克火。故云"壬日笃，癸日死"也。

三阴气俱绝者，则目眩[4]转目瞑[5]。目瞑者为失志[6]，失志者则志先死，死即目瞑也[7]。

〇杨演曰[8]：三阴者，是手、足三阴脉也。此五藏之脉也。五藏者，人之根本也。故三阴俱绝，则目瞑。瞑，闭也。言根绝于内，而华诸于外。目者，人之光华也。眩，乱也，言目乱不识人也。肾藏精与志，精气已竭，故曰失志也。三阴绝，皆止得一

〔1〕杨演曰：该条为杨玄操注。因为丁德用注中已有所驳辨称引，而丁书早于杨康侯，故此条出自杨玄操无疑。山田业广《难经辑释备考》视此条为杨玄操注。烟建华《难经讲义》以此条出自杨玄操。沈澍农、武丹丹撰著《〈难经〉导读》以此条出自杨玄操。

〔2〕推释：语意不甚明确，疑"推"系"惟"之讹。校者案，在《难经集注》一书中"推"字除作针法讲而外，一般而言其他作类推、推寻、推测、推究等意讲的"推"字，仅出现在虞庶的注文中。

〔3〕面黑如漆柴：此语见《灵枢·经脉第十》。

〔4〕眩：本卷卷末"音释"曰："眩，荣绢切。"

〔5〕瞑：山田业广《难经辑释备考》卷下引茝庭先生云："考杨雄《方言》云，凡饮药傅药而毒，东齐海岱之间谓之瞑，或谓之眩。注，瞑眩今通语耳。是知瞑、眩古通用，则瞑字不必改。"

〔6〕目瞑者为失志：周与权《八十一难经辨正条例》小岛尚质校录丹波元简抄本曰："《注义》'目眩为失志'，今从之。《补注》作（案：'作'字据《难经抄》引补）'目瞑'（案：《集注》本作'瞑'。刘茝庭《新校吕杨注》本改原文作'眩'，云：'按注文及周氏引《注义》、道藏本据改'）。"校者案，丹波元坚《新校吕杨注》今已不传，通过小岛尚质的这则校记可以略窥其一斑。

〔7〕死即目瞑也：山田业广《难经辑释备考》卷下引茝庭先生云："'死即目瞑也'五字，据《灵枢》文疑讹。"

〔8〕杨演曰：该条为杨玄操注。因为虞庶注中已有明确称引，而虞书早于杨康侯，故此条出自杨玄操无疑。

日半死也。

六阳气俱绝者，则阴与阳相离。阴阳相离，则腠理泄，绝汗乃出，大如贯珠，转出不流，即气先死。旦占夕死，夕占旦死。

○杨演曰[1]：此六阳气绝，不出日死。六阳气绝之状，今略条之。《经》云：太阳脉绝者，其绝也：戴眼反折，瘛疭，其色白，绝汗乃出，出则终矣。少阳脉绝者，其绝也：耳聋，百节尽纵，目环绝系，绝系一日半死，其色青者乃死。阳明脉绝者，其绝也：口耳张，善惊，妄言，色黄，其上下经盛而不仁则终矣。此是三阳绝之状也。前云"六阳"，今《经》曰"三阳绝"状者，手足诸阳脉绝，其绝状并同，所以不别出。阴与阳相离者，阴阳隔绝，不相朝使也。腠理泄者，阳气已下[2]，毛孔皆开，所以然也。绝汗，乃汗出如珠。言身体汗出著肉，如缀珠而不流散，故曰贯珠也。旦占夕死，夕占旦死者，正得半日也，惟少阳绝得一日半矣。

○经络大数第二凡二首

二十五难曰：有十二经，五藏六府，十一耳。其一经者，何等经也？然：一经者，手少阴与心主别脉也。心主与三焦为表里，俱有名而无形，故言经有十二也。

○杨演曰[3]：手少阴，真心脉也。手心主，心包络脉也。二

---

〔1〕 杨演曰：该条可能为杨玄操注。本书《六十难》中有"今云旦发夕死，夕发旦死，是正得半日而死也"一语，有学者指为杨玄操语。与本条"旦占夕死，夕占旦死者，正得半日也"思路正同，故推测此条亦出自杨玄操之手。山田业广《难经辑释备考》视此条为杨玄操注。

〔2〕 下：山田业广《难经辑释备考》卷下引茝庭先生云："'下'，当作'亡'。"

〔3〕 杨演曰：幻云《史记·扁鹊仓公列传》【七六页】批注中引作"杨氏曰"，依幻云引文通例可知"杨氏曰"当指杨玄操。山田业广《难经辑释备考》视此条为杨玄操注。

脉俱是心脉，而少阴与小肠[1]合。心主与三焦脉合，三焦有位而无形，心主有名而无藏，故二经为表里也。五藏六府各一脉为十一脉，心有两脉，合成十二经焉。据此而言，六府亦止五府耳。

二十六难曰：经有十二，络有十五。余三络者，是何等络也？然：有阳络，有阴络，有脾之大络。阳络者，阳跷之络也。阴络者，阴跷之络也。故络有十五焉[2]。

○杨演曰[3]：十二经各有一络，为十二络耳。今云十五络者，有阴阳之二络，脾之大络，合为十五络也。人有阴阳两跷，在两足内外[4]。男子[5]以足外者为经，足内者为络。女子以[6]足内者为经，足外者为络。故有阴阳跷二络也。《经》云："男子数其阳，女子数其阴，当数者为经，不当数者为络"[7]，此之谓也。脾之大络，名曰大包，此则脾有二络也。凡经脉为表[8]里，支而横者为络，络之别者为孙也。

---

〔1〕 小肠：原作"少阳"，幻云《史记·扁鹊仓公列传》【七六页】批注中引作"少肠"，皆误。据医理改。

〔2〕 十五焉：幻云《史记·扁鹊仓公列传》【四〇页】批注引文中下有"跷，音脚。又去遥反"的小字注音。上述小字注音，引自明·熊宗立《勿听子俗解八十一难经》。

〔3〕 杨演曰：幻云《史记·扁鹊仓公列传》【五九页】批注中引作"杨氏云"，依幻云引文通例可知"杨氏云"当指杨玄操。另，幻云同页批注（附标）中又引纪天锡驳辨杨玄操之论正同此注，故知此条出自杨玄操无疑。山田业广《难经辑释备考》视此条为杨玄操注。

〔4〕 人有阴阳……内外：幻云《史记·扁鹊仓公列传》【五九页】批注中引作"人两足跷脉"。

〔5〕 子：幻云《史记·扁鹊仓公列传》【五九页】批注引文中无此字。

〔6〕 以：幻云《史记·扁鹊仓公列传》【五九页】批注引文中无此字。

〔7〕 男子……不当数者为络：此语见《灵枢·脉度第十七》。

〔8〕 表：《灵枢·脉度》无。

○奇经八脉第三 凡三首

二十七难[1]曰：脉有奇经八脉者，不拘于十二经[2]，何谓也？然：有阳维，有阴维，有阳跷，有阴跷，有冲，有督，有任，有带之脉。凡此八脉者，皆不拘于经，故曰奇经八脉也。经有十二，络有十五，凡二十七气，相随上下，何独不拘于经也？然：圣人图设沟渠，通利水道，以备不然[3]。天雨降下，沟渠溢满，当此之时，霶霈妄行，圣人不能复图也。此络脉满溢[4]，诸经不能复拘也[5]。

○杨演曰[6]：奇，异也[7]。此之八脉，与十二经不相拘制，别道而行，与正经有异，故曰奇经也。其数有八，故曰八脉也[8]。

二十八难[9]曰：其奇经八脉者，既不拘于十二经，皆何起何继[10]也？然：督脉者，起于下极之俞，并于脊里，上至风府，入

---

〔1〕 二十七难：二十七难见引于《脉经》卷二之"平奇经八脉病第四"。

〔2〕 不拘于十二经：佚存本、守山阁本同。《脉经》卷二、《太平圣惠方·辨奇经八脉法》卷一无。校者案，"拘"原误作"拘"，据濯缨堂本改。

〔3〕 不然：《脉经》卷二作"不虞"，语义明晰。

〔4〕 满溢：佚存本、守山阁本同。《脉经》卷二作"流溢"。

〔5〕 不能复拘也：濯缨堂本《难经集注》下有"《本义》无'何谓'之'谓'字"。小字注。

〔6〕 杨演曰：该条为杨玄操注。《太平圣惠方·辨奇经八脉法》卷一、《通真子脉要秘括·奇经八脉歌》卷五早有称引。虞庶注中亦有明确称引，虞书早于杨康侯。此外，幻云《史记·扁鹊仓公列传》【五九页】【一三〇页】批注中引作"杨氏曰"，依幻云引文通例可知"杨氏曰"当指杨玄操。故此条出自杨玄操无疑。郭世余《中国针灸史》视此条为杨玄操注。

〔7〕 奇异也：《太平圣惠方·辨奇经八脉法》卷一作"奇经者，奇由（犹）异也"。

〔8〕 其数有八故曰八脉也：幻云《史记·扁鹊仓公列传》【五九页】【一三〇】批注中未引此9字。

〔9〕 二十八难：二十八难见引于《脉经》卷二之"平奇经八脉病第四"。

〔10〕 继：佚存本、守山阁本同。《脉经》卷二、《太平圣惠方·辨奇经八脉法》卷一作"系"。

属于脑[1]。

吕注曰：督脉者，阳脉之海也。

○杨演曰[2]：督之为言都也。是人阳脉之都纲，人脉比于水。故吕氏曰阳脉之海。此为奇经之一脉也。下极者，长强也。

任脉者，起于中极之下，以上毛际，循腹里，上关元，至喉咽[3]。

吕注曰[4]：一云任脉起于胞门、子户，侠齐上行至胸中。

○杨演曰[5]：任者，妊也。此是人之生养之本，故曰位[6]中极之下，长强之上。此奇经之二脉也。

冲脉者，起于气冲，并足阳明之经，侠齐上行，至胸中而散也[7]。

---

〔1〕 并于脊里，上至风府，入属于脑：《太素·经脉之三·督脉》卷十杨上善注文引作"并脊上行，至于风府，为阳脉之海"。

〔2〕 杨演曰：该条为杨玄操注。《太平圣惠方·辨奇经八脉法》卷一早有称引。虞庶注中亦有明确称引，而虞书早于杨康侯，故此条出自杨玄操无疑。丹波元简《素问识·骨空论篇第六十·督脉者起于少腹》卷七引之。郭世余《中国针灸史》视此条为杨玄操注。

〔3〕 任脉者……至喉咽：《脉经》卷二作"任脉者起于胞门、子户，夹脐上行至胸中（一云任脉者，起于中极之下，以上毛际，循腹里，上关元，至喉咽）"。

〔4〕 吕注曰：校者案，此注据《太素·经脉之三·任脉》卷十杨上善注文所补，与二十九难"吕曰：任脉起于胞门、子户"合。杨上善注首先肯定吕广所注《八十一难》本有"任脉者，起于中极之下，以上毛际，循腹里，上关元，至咽喉"之说。继而指出："又吕广所注《八十一难》本：云任脉起于胞门子户，侠齐上行至胸中。"并重复强调："《八十一难》一至胸中，一至咽喉。……又《八十一难》侠齐上行。"云云。故知"侠齐上行至胸中"一语，必定出现于其所见之吕广注本中。因为隋唐之际的学者杨上善可以见到的《难经》注本中仅有吕广一人之注，故可推知其中的一云别说，当系吕广注中所提供的信息。《太素》杨上善注文"云"上盖脱一"一"字。今本《难经集注》删此一说。

〔5〕 杨演曰：该条为杨玄操注。《太平圣惠方·辨奇经八脉法》卷一早有称引。虞庶注中亦有明确称引，而虞书早于杨康侯，故此条出自杨玄操无疑。丹波元简《素问识·骨空论篇第六十·任脉者起于中极》卷七引之。郭世余《中国针灸史》视此条为杨玄操注。

〔6〕 位：《太平圣惠方·辨奇经八脉法》卷一作"任脉"，是。

〔7〕 冲脉者……而散也：《脉经》卷二作"冲脉者起于关元，循腹里直上，至咽喉中"。

吕注曰：冲脉者，阴脉之海也[1]。一云[2]冲脉起于关元，随腹里直上，至咽喉中。

○杨演曰[3]：《经》云"冲脉者，十二经之海也"。如此则不独为[4]阴脉之海。恐吕氏误焉。冲者，通也。言此脉下至于足，上至于[5]头，通受十二经之气血[6]，故曰冲焉。此奇经之三脉也。

带脉者，起于季胁[7]，回身一周。

○杨演曰[8]：带之为言束也。言总束诸脉，使得调柔。季胁在肋下，下接于髋[9]骨之间是也。回，绕也。绕身一周，犹如束带[10]焉。此奇经之四脉也。

阳跷脉者，起于跟[11]中，循外踝[12]上行，入风池。

○杨演曰[13]：跷，捷疾也。言此脉是人行走之机要，动足之

---

〔1〕 也：此字从幻云《史记·扁鹊仓公列传》【六○页】批注引文中补。

〔2〕 一云：校者案，"一云"云云，据《太素·经脉之三·冲脉》卷十杨上善注文所补。杨上善指出所谓"冲脉起于气街，并阳明之经，侠齐上行，至胸中而散"此是《八十一难》说。并且指出："吕广注《八十一难》本：云冲脉起于关元，随腹里直上，至咽喉中。"《太素》杨上善注文"云"上盖脱一"一"字。今本《难经集注》删此一说。

〔3〕 杨演曰：《太平圣惠方·辨奇经八脉法》卷一早有称引。幻云《史记·扁鹊仓公列传》【六○页】批注中引作"杨氏曰"，依幻云引文通例可知"杨氏曰"当指杨玄操。丹波元简《素问识·骨空论篇第六十·冲脉者起于气街》卷七引之。山田业广《难经辑释备考》视此条为杨玄操注。郭霭春、郭洪图编《八十一难经集解》亦指出本条出自"杨玄操曰"。郭世余《中国针灸史》视此条为杨玄操注。魏稼《各家针灸学说》视此条为杨玄操注。

〔4〕 为：幻云《史记·扁鹊仓公列传》【六○页】批注引文中脱此字。

〔5〕 于：幻云《史记·扁鹊仓公列传》【六○页】批注引文中脱此字。

〔6〕 气血：幻云《史记·扁鹊仓公列传》【六○页】批注中引作"血气"。

〔7〕 季胁：佚存本、守山阁本同。《脉经》卷二、《太素·经脉之三·带脉》卷十杨上善注文作"季肋"。

〔8〕 杨演曰：《太平圣惠方·辨奇经八脉法》卷一早有称引，故此条出自杨玄操无疑。山田业广《难经辑释备考》视此条为杨玄操注。

〔9〕 髋：原作"骹"，据瞿缨堂本改。

〔10〕 束带：《太平圣惠方·辨奇经八脉法》卷一作"腰带"。

〔11〕 跟：本卷卷末"音释"曰："跟，古痕切。"

〔12〕 踝：本卷卷末"音释"曰："踝，户瓦切。"

〔13〕 杨演曰：《太平圣惠方·辨奇经八脉法》卷一早有称引，故此条出自杨玄操无疑。魏稼《各家针灸学说》视此条为杨玄操注。

所由。故曰跷脉焉。此奇经之五脉也。

　　阴跷脉者，亦起于跟中，循内踝，上行至咽喉，交贯冲脉。

　　〇杨演曰[1]：其义与阳跷同也。此奇经之六脉也。

　　阳维阴维者[2]，维络于身，溢畜不能环流，灌溉[3]诸经者
也[4]。故阳维起于诸阳会也，阴维起于诸阴交也。

　　〇杨演曰[5]：维者，维持之义也。此脉为诸脉之纲维，故曰
维脉也。此有阴阳二脉，为奇经八脉也。

　　比于圣人，图设沟渠，沟渠满溢，流于深湖，故圣人不能拘
通也。而人脉隆盛，入于八脉，而不环周，故十二经亦不能拘
之。其受邪气，畜则肿热，砭[6]射之也。

　　〇杨演曰[7]：九州之内，有十二经水，以流泄地气。人有十
二经脉以应之。亦所以流灌身形之血气，以奉生身，故比之于沟
渠也。

　　二十九难[8]曰：奇经之为病何如？然：阳维维于阳，阴维维

　　〔1〕 杨演曰：《太平圣惠方·辨奇经八脉法》卷一早有称引，故此条出自杨玄
操无疑。

　　〔2〕 阳维阴维者：《太素·经脉之三·阴阳维脉》卷十杨上善注文引作"《八十
一难》云：阳维起于诸阳之会，则诸阳脉合也；阴维起于诸阴之交，则三阴交也。阳
维维于阳，纲维诸阳之脉也；阴维维于阴，纲维诸阴之脉也。阴阳不能相维，则怅然
失志，不能自持，阳不维于阳，阴不维于阴也。阳维阴维绮络于身，溢畜不能还流溉
灌，诸经血脉隆盛，溢入八脉而不还也"。《太素》所引《难经》阴阳维脉之文，实
则揉合今本二十八、二十九两难相关内容，并有所增润而成。

　　〔3〕 灌溉：佚存本、守山阁本同。《脉经》卷二作"溉灌"。

　　〔4〕 溢畜不能……诸经者也：山田业广《难经辑释备考》卷下引莅庭先生云：
"十二字当下文'入于八脉'之下，'而不环周'四字衍，则文意全矣。"

　　〔5〕 杨曰：《太平圣惠方·辨奇经八脉法》卷一早有称引，故此条出自杨玄
操无疑。山田业广《难经辑释备考》视此条为杨玄操注。

　　〔6〕 砭：本卷卷末"音释"曰："砭，陂验切。"

　　〔7〕 杨演曰：《太平圣惠方·辨奇经八脉法》卷一早有称引。幻云《史记·扁
鹊仓公列传》【三九页】批注中引作"杨氏曰"，依幻云引文通例可知"杨氏曰"当
指杨玄操。

　　〔8〕 二十九难：二十九难见引于《脉经》卷二之"平奇经八脉病第四"。

于阴。阴阳不能自相维，则怅然失志，溶溶[1]不能自收持[2]。

吕注曰：怅然者，其人惊。惊即维脉缓，故令人身不能收持。惊则失志，善忘恍惚也[3]。

阴跷为病[4]，阳缓而阴急。阳跷为病，阴缓而阳急。

吕注曰：阴跷在内踝上，病则其脉从内踝以上急，外踝以上缓也。阳跷在外踝上，病则其脉从外踝以上急，内踝以上缓也[5]。

冲之为病，逆气而里急。

〇吕注曰：冲脉从关元，上至咽喉，故其脉为病，逆气而里急[6]。

督之为病，脊强而厥。

吕注曰：督脉在脊，病则其脉急，故令其脊强也[7]。

任之为病，其内苦结。男子为七疝[8]，女子为瘕[9]聚。

---

〔1〕溶溶：《脉经》卷二作"容容"。

〔2〕不能自收持：濯缨堂本《难经集注》下有"《本义》'持'字下有'阳维为病苦寒热，阴维为病苦心痛'十四字"小字注。

〔3〕吕注曰……恍惚也：《脉经》卷二所引之注与此雷同，可证类似注文多为吕注。其文如下："怅然者其人惊，即维脉缓，缓即令身不能自收持，即失志、善忘、恍惚也。"

〔4〕阴跷为病：《太平圣惠方·辨奇经八脉法》卷一先"阳跷为病"句后"阴跷为病"句，且分列吕氏阴阳二跷之注于两句下。此或系《难经吕杨注》的早期模样。

〔5〕吕注曰……上缓也：《脉经》卷二所引吕注与此行文略异。其文如下："阴跷在内踝，病即其脉急，当从内踝以上急，外踝以上缓；阳跷在外踝，病即其脉急，其人当从外踝以上急，内踝以上缓。"

〔6〕吕注曰……而里急：《脉经》卷二所引吕注与此行文略异。其文如下："冲脉从元至喉咽，故其为病，逆气而里急。"

〔7〕吕注曰……脊强也：《脉经》卷二所引吕注与此行文略异。其文如下："督脉在背，病即其脉急，故令脊强也。"

〔8〕疝：本卷卷末"音释"曰："疝，所晏反。"《医心方卷十·治诸疝方第二》中引"《八十一难》云：五藏谓之疝，六府谓之瘕。又曰：男病谓之疝，女病谓之瘕。"

〔9〕瘕：本卷卷末"音释"曰："瘕，古讶切。"

吕注曰：任脉起于胞门、子户，故其脉结，为七疝、瘕聚之病[1]。

带之为病，腹满[2]，腰溶溶[3]若坐水中[4]。

吕注曰：带脉者，回带人之身体。病则其腹[5]缓，故令腰溶溶也[6]。

阳维为病，苦寒热。阴维为病，苦心痛[7]。

吕注曰：阳为卫，卫为气，气主肺[8]，故寒热。阴为荣，荣为血，血者[9]心，故心痛也[10]。

此奇经八脉之为病也。

杨演曰[11]：一本云冲脉者，起于关元，循腹里，直上于咽喉中。任脉者，起于胞门、子户，侠齐上行，至胸中。二本虽不

---

〔1〕吕注曰……瘕聚之病：《脉经》卷二所引吕注与此行文略异。其文如下："任脉起于胞门、子户，故其病结为七疝、瘕聚。"

〔2〕腹满：佚存本、守山阁本同。《脉经》卷二上有"苦"字。

〔3〕溶溶：佚存本、守山阁本同。《脉经》卷二作"容容"。

〔4〕水中：佚存本、守山阁本同。《脉经》卷二下有"状"字。

〔5〕腹：《通真子脉要秘括·冲督任带脉主病歌》引作"脉"，是。

〔6〕吕注曰……腰溶溶也：《脉经》卷二所引吕注与此行文略异。其文如下："带脉者，回带人之身体。病即其脉缓，故令腰容容也。"

〔7〕阳维为病苦寒热，阴维为病苦心痛：以上14字《脉经》卷二在"容容不能自收持"之下。元·滑寿《脉经本义·阙误总类》曰："二十九难，阳维为病苦寒热，阴维为病苦心痛，诸本皆在腰溶溶若坐水中下，谢氏移置溶溶不能自收持下，文理顺从，必有所考而然，今从之。"元·统间医家谢缙孙氏《难经说》所据亦当为《脉经》一书。元明间医家吕复曾言："近人谢坚白以其所藏《脉经》旧本，刻于豫章。"（《中国医籍考》）

〔8〕卫为气气主肺：此6字原本脱失，据《太平圣惠方·辨奇经八脉法》卷一补。校者案，《通真子脉要秘括·阴阳维主病歌》卷五引文中亦无此6字。

〔9〕者：《太平圣惠方·辨奇经八脉法》卷一作"主"。

〔10〕吕注曰……心痛也：《脉经》卷二所引吕注与此行文略异。其文如下："阳维为卫，卫为寒热，阴维为荣，荣为血，血者主心，故恶心痛也。"

〔11〕杨演曰：该条为杨玄操注。《太平圣惠方·辨奇经八脉法》卷一早有称引。虞庶注中亦有明确称引，而虞书早于杨康侯，故此条出自杨玄操无疑。可以指出的是注中"依用"一词，又见于《四十九难》杨玄操注中，或系其习惯用语。

同，亦俱有所据。并可依用，故并载之〔1〕。吕氏注与经不同者，由此故也。

○荣卫三焦第四凡二首

三十难曰：荣气之行，常与卫气相随不？然：《经》言："人受气于谷，谷入于胃，乃传与五藏六府〔2〕，五藏六府皆受于气。其清者为荣，浊者为卫，荣行脉中，卫行脉外，荣周不息。五十而复大会，阴阳相贯，如环之无端。"〔3〕故知荣卫相随也。

〔1〕杨演曰……并载之：杨玄操指出的《难经》冲任二脉存有异文，由来已久。今本《太素》卷十"冲脉"、"任脉"下杨上善注可资参考，节略录之如下，以备察考。冲脉条，杨上善注曰："夫冲脉亦起于胞中，上行循咽而络唇口，□经曰：任脉、冲脉，皆起于胞中，上络唇口。是为冲脉上行与任脉同。《素问》冲脉起于关元，随腹直上。吕广注《八十一难》本云：冲脉起于关元，随腹里直上，至咽喉中。皇甫谧录《素问》云：冲脉起于气街，并阳明之经，侠齐上行，至胸中而散。此是《八十一难》说，检《素问》无文，或出于别本。"任脉条，杨上善注曰："此经任脉起于胞中，纪络于唇口。皇甫谧录《素问经》任脉起于中极之下，以上毛际，循腹里，上关元，至咽喉。吕广所注《八十一难》本，言任脉与皇甫谧所录同文。检《素问》无此文，唯《八十一难》有前所说。又吕广所注《八十一难》本云：任脉起于胞门子户，侠齐上行至胸中。《九卷》又云：会厌之脉，上终任脉。但中极之下，即是胞中，亦是胞门子户，是则任脉起处同也。《八十一难》一至胸中，一至咽喉。此经所言，别络唇口。又云：会厌之脉，上经任脉。是经胸至咽，言其行处，未为终处，至咽络唇口，满四尺五寸，方为极也。又《八十一难》侠齐上行。"需要指出的是，杨玄操仅仅承认冲任二脉循行起止的别本异文与其正文"俱有所据，并可依用"，而杨上善则明确指出，上述一云之文本即出自"吕广所注《八十一难》"。上述现象提示，杨玄操看到的吕广注本《八十一难经》与杨上善所见者并不完全一致。杨玄操《黄帝八十一难序》中提及"吴太医令吕广为之注解……而所释未半，余皆见阙"，故知杨玄操所见的吕广注本乃一残阙之本。

〔2〕五藏六府：《灵枢·营卫生会第十八》作"肺"。

〔3〕人受气于谷……环之无端：此语见《灵枢·营卫生会第十八》。

○杨演曰[1]：营亦[2]作荣。荣者，荣华之义也。言人百骸九窍所以得荣华者，由此血气也。营者，经营也。言十二经脉常行不已，经纪人身，所以得长生也。二义皆通焉。卫者，护也。此是人之慓悍之气，行于经脉之外，昼行于身，夜行于藏。卫护人身，故曰卫气。凡人阴阳二气，皆会于头手足，流转无穷，故曰如环之无端也。心荣血，肺卫气。血流据气，气动依血，相凭而行，故知荣卫相随也。

三十一难曰：三焦者，何禀何生？何始何终？其治常在何许，可晓以不？然：三焦者，水谷之道路，气之所终始也。

杨演曰[3]：焦，元也。天有三元之气，所以生成万物。人法天地，所以亦有三元之气，以养人[4]身形。三焦皆有其位，而无正藏也。

上焦者，在心下下膈[5]，在胃上口，主内而不出。其治在膻[6]中玉堂下一寸六分，直两乳间陷者是。

---

〔1〕 杨演曰：此注出自杨玄操。《通真子补注脉诀·诊妇人有妊歌》卷三有"心荣血，肺卫气。血流据气，气动依血，相凭而行也"句，盖化裁杨玄操注中精练之语为己所用也。日本永仁元年（1293）惟宗时俊《医家千字文注·阳营阴卫右强左聪》注引本条，亦称作"杨玄操曰"。山田业广《难经辑释备考》视此条为杨玄操注。

〔2〕 亦：原误作"行"，据惟宗时俊《医家千字文注·阳营阴卫右强左聪》注引"杨玄操曰"改。

〔3〕 杨演曰：幻云《史记·扁鹊仓公列传》【四一页】批注中引作"杨氏曰"，依幻云引文通例可知"杨氏曰"当指杨玄操。宋·吴兴沙门仁岳述《楞严经熏闻记》卷一，引此条亦曰"杨玄操云：膲元也"云云。《通真子补注脉诀·诊候入式歌》卷一引此条，误冠以"经曰"2字（当改作"杨氏曰"）。丹波元简《素问识·生气通天论篇第三·其气三》卷一引此条。烟建华《难经讲义》以此条出自杨玄操。

〔4〕 人：《通真子补注脉诀·诊候入式歌》卷一、幻云《史记·扁鹊仓公列传》【四一页】批注引文中无此字。

〔5〕 膈：幻云《史记·扁鹊仓公列传》【四一页】批注中引作"鬲"。下同。

〔6〕 膻：本卷卷末"音释"曰："膻，徒亶切。"

杨演曰[1]：自膈以[2]上，名曰上焦。主出阳气，温于皮肤分肉之间。若雾露之溉焉，胃上口穴在鸠尾下二寸五分也。

中焦者，在胃中脘[3]，不上不下。主腐熟水谷，其治在[4]齐傍。

杨演曰[5]：自齐以上，名曰中焦。变化水谷之味，生[6]血以荣[7]五藏六府，及于身体。中脘穴在鸠尾下四寸也。

下焦者[8]，当膀胱上口[9]，主分别清浊，主出而不内以传导也。其治在齐下一寸。

杨演曰[10]：自齐以下，名曰下焦。齐下一寸，阴交穴也。主通利溲便以时下而传[11]。故曰"出而不内"也。

---

〔1〕 杨演曰：幻云《史记·扁鹊仓公列传》【四一页】批注中引作"杨氏曰"，依幻云引文通例可知"杨氏曰"当指杨玄操注。山田业广《难经辑释备考》视此条为杨玄操注。校者案：惟宗时俊《医家千字文注·焦源溉雾病源本风》注引"《存真图》曰：'《扁鹊》云：焦，原也。为水谷之道路，气之所终始也。上焦主出阳气，温于皮肤分肉之间，若雾露之溉焉。'"。这则史料似乎提示，《存真图》中所谓的《扁鹊》云云系揉合了《难经》正文并杨玄操注文为一体的文本。换言之，《存真图》时代人们已将杨玄操次的《难经吕杨注》视为扁鹊（秦越人）著作的标准文本，甚至连同其中的注文视为一体了。

〔2〕 以：幻云《史记·扁鹊仓公列传》【四一页】批注中引作"已"。下同。

〔3〕 脘：本卷卷末"音释"曰："脘，古卵切。"

〔4〕 在：庆安本、佚存本、宛委别藏本《难经集注》作"有"，据濯缨堂本改。

〔5〕 杨演曰：该条为杨玄操注。唐·张守节《史记正义·扁鹊仓公列传》引"杨玄操云：'自脐已上，至带鬲为中焦也。'"一语可证。幻云《史记·扁鹊仓公列传》【四一页】批注中引作"杨氏曰"，依幻云引文通例可知"杨氏曰"当指杨玄操。山田业广《难经辑释备考》视此条为杨玄操注。

〔6〕 生：幻云《史记·扁鹊仓公列传》【四一页】批注中引作"出"，误。

〔7〕 荣：庆安本、佚存本、宛委别藏本《难经集注》同。濯缨堂本作"营"。

〔8〕 下焦者：幻云《史记·扁鹊仓公列传》【四一页】批注引文中下有"在齐下"3字。

〔9〕 口：幻云《史记·扁鹊仓公列传》【四一页】批注中引作"古"误。

〔10〕 杨演曰：幻云《史记·扁鹊仓公列传》【四一页】批注中引作"杨氏曰"，依幻云引文通例可知"杨氏曰"当指杨玄操。山田业广《难经辑释备考》视此条为杨玄操注。

〔11〕 以时下而传：幻云《史记·扁鹊仓公列传》【四一页】批注中引作"以时传下"。

故名曰三焦，其府在气街。一本曰冲[1]。

○杨演曰[2]：气街者，气之道路也。三焦既是行气之主，故云[3]府在气街。街，衢也。衢者，四达之道焉。"一本曰冲"[4]此非扁鹊之语，盖吕氏再[5]录之言[6]。别本有此言[7]，于义不可用也。

○藏府配像第五凡六首

三十二难[8]曰：五藏俱等，而心肺独在膈上者何也？然：心者血，肺者气。血为荣，气为卫，相随上下，谓之荣卫。通行经络，营[9]周于外。故令心肺在膈上也。

---

〔1〕一本曰冲：濯缨堂本《难经集注》下有"四字《本义》细书，'曰'作'作'字。小字注。幻云《史记·扁鹊仓公列传》【四一页】批注中引作"一本云气冲"。

〔2〕杨演曰：该条为杨玄操注。宋·张君房《云笈七笺·诸家气法》卷五十六引用此语。幻云《史记·扁鹊仓公列传》【四一页】批注中作"杨氏曰"。山田业广《难经辑释备考》视此条为杨玄操注。郭霭春、郭洪图编《八十一难经集解》亦指出本条出自"杨玄操曰"。

〔3〕云：幻云《史记·扁鹊仓公列传》【四一页】批注中作"六"，误。

〔4〕一本曰冲：幻云《史记·扁鹊仓公列传》【四一页】批注中引作"一本云冲者"。

〔5〕再：幻云《史记·扁鹊仓公列传》【四一页】批注中作"所"。

〔6〕言：幻云《史记·扁鹊仓公列传》【四一页】批注中作"以"。

〔7〕此言：幻云《史记·扁鹊仓公列传》【四一页】批注引文中下有"所以录之"4字。

〔8〕三十二难：隋·萧吉《五行大义》一书曾引用该条，见其书卷三"第十四论杂配就此分为六段"之"第四论藏府"。其文曰："《八十一问》云：五藏俱等，心肺独在膈上何？对曰：心主气，肺主血。血行脉中，气行脉外。相随上下，故曰荣卫，故令心肺在膈上也。"（《五行大义》用日本明治书院平成十年［1998］中村璋八、古藤友子整理本，此文见其书上册295－296页。）日·具平亲王（964－1009）《弘决外典抄》卷四"心"下曾引此条，其文曰："《八十一难》云：心者血，肺者气。血为营，气为卫，相随上下，谓之营卫。通行经洛，营周于外，故令心肺在膈上也。案，心在肺下。"校者案：《弘决外典抄》文末"案心在肺下"5字可能是杨玄操注的佚文。因为此书同卷"脾"下类似注文说明了注者，其文曰："杨玄璪云：脾在胃下，脾音卑也。"句中"璪"当是"操"之讹。

〔9〕营：下之杨注引作"荣"。

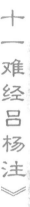

〇杨曰：自齐以上通为阳，自齐以下通为阴。故《经》曰："腰以上为天，腰以下为地"[1]，天阳地阴，即其义也。今心肺既居膈上而行荣卫，故云"荣周于外"。

三十三难曰：肝青象木，肺白象金。肝得水而沉，木得水而浮。肺得水而浮，金得水而沉。其意何也？然：肝者，非为纯木也。乙，角也。庚之柔。大言阴与阳，小言夫与妇。释其微阳而吸其微阴之气。其意乐金，又行阴道多。故令肝得水而沉也。

〇杨演曰[2]：四方皆一阴一阳。东方甲乙木。甲为阳，乙为阴，余皆如此。又甲为木，乙为草，丙为火，丁为灰，戊为土，己为粪，庚为金，辛为石，壬为水，癸为池。又乙带金气，丁带水气，己带木气，辛带火气，癸带土气。此皆五行王相配偶，故言肝者，非为纯木也。阴阳交错故也。木生于亥而王于卯，故云行阴道多。东方甲乙木，畏西方庚辛金，故释其妹乙，嫁庚为妇，故曰庚之柔，柔阴也。乙带金气以归，故令肝得水而沉也。

肺者，非为纯金也。辛，商也。丙之柔。大言阴与阳，小言夫与妇。释其微阴，婚而就火。其意乐火，又行阳道多，故令肺得水而浮也。

〇杨演曰[3]：金生于巳，王于酉，故云行阳道多。西方庚辛金，畏南方丙丁火，故释其妹辛，嫁丙为妇，故曰丙之柔。辛带火气以归，故令肺得水而浮也。

肺熟而复沉，肝熟而复浮者何也？故知辛当归庚，乙当归甲也。

〇杨演曰[4]：肝生沉而熟浮，肺生浮而熟沉。此是死则归本

〔1〕 腰以……下为地：此语见《灵枢·阳阳系日月第四十一》。
〔2〕 杨演曰：山田业广《难经辑释备考》视此条为杨玄操注。
〔3〕 杨演曰：山田业广《难经辑释备考》视此条为杨玄操注。
〔4〕 杨演曰：山田业广《难经辑释备考》视此条为杨玄操注。

之义。熟喻死矣。如人夫妇有死亡者，未有子息，各归其本。极阴变阳，寒盛生热，壅久成通，聚而必散，故其然也。义之反覆，故浮沉改变也。

　　三十四难曰：五藏各有声色臭味，可晓知以不？然：《十变》言肝色青[1]，其臭臊[2]，其味酸，其声呼，其液泣；心色赤，其臭焦，其味苦，其声言，其液汗；脾色黄，其臭香，其味甘，其声歌，其液涎；肺色白，其臭腥，其味辛，其声哭，其液涕；肾色黑，其臭腐，其味咸，其声呻，其液唾。是五藏声色臭味也。

　　○杨演曰[3]：五藏相通各有五，五五合为二十五，以相生养也。

　　五藏有七神[4]，各何所藏耶？然：藏者，人之神气所舍藏也。故肝藏魂，肺藏魄，心藏神，脾藏意与智，肾藏精与志也。

　　○杨演曰[5]：肝、心、肺各一神，脾、肾各二神。五藏合有七神。

　　三十五难曰：五藏各有所，府皆相近，而心、肺独去大肠、

---

〔1〕　肝色青：濯缨堂本《难经集注》下有“《本义》‘味’下有‘皆’字”。小字注。

〔2〕　臊：本卷卷末“音释”曰：“臊，苏曹切。”

〔3〕　杨演曰：幻云《史记·扁鹊仓公列传》【三四页】批注中指出“幻案《难经·三十四难》论五藏声、色、臭、味与《素问》同。杨氏注不细释。”云云。考今本《难经集注》本条标明“杨曰”者仅两条，内容亦宏观笼统而未细释，故推测此二条注文皆出自杨玄操之笔。

〔4〕　五藏有七神：《太素·补写·虚实补写》卷二十四杨上善注文曰：“《八十一难》精亦名神，故有七神”可资参考。丹波元简《素问记闻·宣明五气篇》曰：“【五藏所藏】此节与《灵枢·九针论》、《本神篇》同，但彼则：肾藏精与志，与《难》同。”可合考。

〔5〕　杨演曰：参见上条“杨演曰”注。山田业广《难经辑释备考》视此条为杨玄操注。

小肠远者，何谓也？《经》言："心荣肺卫，通行阳气，故居有[1]上。大肠、小肠传阴气而下，故居在下"。所以相去而远也。又诸府者，皆阳也，清净之处。今大肠、小肠、胃与膀胱，皆受不净，其意何也？然：诸府者，谓是非也。

〇杨演曰[2]：谓是非者，言诸府各别其所传化。此为是也。小肠为府，此为非也。何为如此？然：小肠者，虽配心为表，其治则别，其气则通。其气虽通，其所主又异。所以虽曰心病，而无心别位，故曰非也。

《经》言"小肠者，受盛之府也。大肠者，传泻行道之府也。胆者，清净之府也。胃者，水谷之府也。膀胱者，津液之府也"。

杨曰：此各有所传[3]也。

一府犹无两名，故知非也。小肠者，心之府。大肠者，肺之府。胃者，脾之府。胆者，肝之府。膀胱者，肾之府。

杨曰：此是小肠与心通气也。余并同矣。

小肠谓赤肠，大肠谓白肠，胆者谓青肠，胃者谓黄肠，膀胱者谓黑肠。下焦所治也。

〇杨演曰[4]：肠者，取其积贮熟治之义也，故以名之。然六府五藏之正色也。

---

〔1〕有：当作"在"。

〔2〕杨演曰：此注疑出杨玄操。《通真子补注脉诀·诊候入式歌》卷一暗引作"然小肠虽配心为表，其治则别，其气则通。其气虽通，其所主又异。虽曰心病，而无心别位。故《经》曰诸府者，谓是非也。盖言此。"需要指出的是，《难经》诸注家刻意模仿《难经》笔体以设问自答方式成文者似不鲜见，但刻意用何、然二字以相呼应者，似乎仅于杨玄操注文中两见之。除本条外，《二十四难》"手少阴气绝"句杨注中亦见之。

〔3〕所传：庆安本、濯缨堂本、佚存本、宛委别藏本、日本东洋针灸专门学校抄本《难经集注》作"此传"，台湾故宫博物院图书馆抄本《难经集注》作"此像"，均欠通顺。据上下文意改。

〔4〕杨演曰：山田业广《难经辑释备考》视此条为杨玄操注。

三十六难[1]曰：藏各有一耳，肾独有两者何也？然：肾两者，非皆肾也。其左者为肾，右者为命门。命门者，诸神精之所舍，原气之所系也。故男子以藏精，女子以系胞。故知肾有一也[2]。

　　○杨演曰[3]：肾虽有两而一非肾，故《脉经》曰："左手尺中为肾脉，右手尺中为神门脉"，此其义也。肾者，人生之根本。神门者，元气之宗始。故云"精神[4]之所舍也"，神门亦命门也。

　　三十七难曰：五藏之气，于何发起，通于何许。可晓以不？然：五藏者，当上关于九窍也[5]。故肺气通于鼻，鼻和则知香臭矣。肝气通于目，目和则知白黑矣。脾气通于口，口和则知谷味矣。心气通于舌，舌和则知五味矣。肾气通于耳，耳和则知五音矣[6]。

　　杨演曰[7]：七窍者，五藏之门户。藏气平调，则门户和利矣。

───────────────

　　[1] 三十六难：隋·萧吉《五行大义》一书曾引用该条，见其书卷三"第十四论杂配就此分为六段"之"第四论配藏府"。其文引："《八十一问》云：藏各有一，肾独两者何也？左者肾，右者命门。命门者，精神之所会也。"（《五行大义》用日本明治书院平成十【1998】年中村璋八、古藤友子整理本，此文见其书上册315页。）

　　[2] 肾有一也：濯缨堂本《难经集注》下有"《本义》无上'故'字。"小字注。

　　[3] 杨演曰：此注出于杨玄操。日·具平亲王（964－1009）《弘决外典抄》卷三"主司人命"下曾节引此条作"杨玄操云：肾者人生之根本，元气之宗始也"可证。

　　[4] 精神：《难经·三十九难》同，本条正文作"神精"。

　　[5] 当上关于九窍也：周与权《八十一难经辨正条例》小岛尚质校录丹波元简抄本曰："《三十七难》：《补注》、《注义》并作'当上关于九窍'。耳、目、口、鼻阳窍惟（案：'惟'字据《难经抄》引补）七，并前后二阴方成九窍，当字之误。今辨正曰：'上下关于九窍'（案：此说非是。刘茝庭《新校》作'七窍也'，云：原作'九窍也'，今按注文及《灵枢》改）。"校者案，丹波元坚《新校吕杨注》今已不传，通过小岛尚质的这则校记可以略窥其一斑。

　　[6] 知五音矣：濯缨堂本《难经集注》下有"'白黑'《本义》作'黑白'"。小字注。

　　[7] 杨演曰：幻云《史记·扁鹊仓公列传》【一五二页】批注中引作"杨氏曰"，依幻云引文通例可知"杨氏曰"当指杨玄操。山田业广《难经辑释备考》视此条为杨玄操注。

五藏不和，则九窍不通。

杨演曰[1]：五藏失和于内，九窍壅塞于外也。今上有七窍而云九者，二窍幽隐，所以不言。肾气上通于耳，下通于二阴。故云九窍也。

六腑不和，则留结为痈。

○杨演曰[2]：六府，阳气也。阳气不和，则结痈肿之属，故云为痈也。邪乘气来，先游于府也。

邪在六府，则阳脉不和。阳脉不和，则气留之。气留之，则阳脉盛矣。邪在五藏，则阴脉不和。阴脉不和，则血留之。血留之，则阴脉盛矣。阴气太盛，则阳气不得相营也，故曰格。阳气太盛，则阴气不得相营也，故曰关。阴阳俱盛，不得相营也，故曰关格。关格者，不得尽其命而死矣。

○杨演曰[3]：人之所有者，气与血也。气为阳，血为阴。阴阳俱盛，或俱虚，或更盛，或更虚，皆为病也。

《经》言"气独行于五藏，不营于六府"者何也？然：气之所行也，如水之流不得息也，故阴脉营于五藏，阳脉营于六府，如环之无端，莫知其纪，终而复始，其不覆溢。人气内温于藏府，外濡于腠理[4]。

○杨曰：覆溢者，谓上鱼入尺也。若不如此，当行不止，故云终而复始焉。

---

〔1〕 杨演曰：幻云《史记·扁鹊仓公列传》【一五二页】批注中引作"杨氏曰"，依幻云引文通例可知"杨氏曰"当指杨玄操。山田业广《难经辑释备考》视此条为杨玄操注。

〔2〕 杨演曰：幻云《史记·扁鹊仓公列传》【一四七页】批注中引作"杨氏曰"，依幻云引文通例可知"杨氏曰"当指杨玄操。山田业广《难经辑释备考》视此条为杨玄操注。

〔3〕 杨演曰：此注疑出杨玄操。本书《二十二难》杨玄操注曰："凡人所以得生命者，气与血也。气为阳，阳为卫。血为阴，阴为荣。二气常流，所以无病也。"与此条有病无病语义相反，气阳血阴医理相同。

〔4〕 外濡于腠理：濯缨堂本《难经集注》下有"《本义》'然'下有'夫'字"。小字注。

○藏府度数第六_{凡十首}

三十八难曰：藏唯有五，府独有六者何也？然：所以府有六者，谓三焦也。有原气之别焉，主持诸气有名而无形，其经属手少阳，此外府也。故言府有六焉。

○杨曰：三焦无内府，惟有经脉名手少阳，故曰外府也。

三十九难曰：《经》言"府有五，藏有六"者何也？然：六府者，正有五府也。然五藏亦有六藏[1]者，谓肾有两藏也。其左为肾，右为命门。命门者，谓精神之所舍也。男子以藏精，女子以系胞。其气与肾通，故言藏有六也。府有五者何也？然：五藏各一府，三焦亦是一府。然不属于五藏，故言府有五焉。

○杨曰：五藏六府，皆互有五六之数，或俱五，或俱六，或一五，或一六，并应天地之数也。若以正藏府言之，则藏府俱有五也。藏五以应地之五岳，府五以应天之五星。若以俱六言之，则藏六以应六律，府六以应乾数。若以藏五府六言之，则藏五[2]以应五行，府六以法六气。若以府五藏六言之，则藏六以法六阴，府五以法五常。所以藏府俱五者，手心主非藏，三焦非府也。藏府俱六者，合手心主及三焦也，其余例可知也。

音释

二十难

癫都田反。

盲乎光反。

---

〔1〕藏：此字系衍文。当据《太素·输穴·本输》卷十一杨上善注文所引删。

〔2〕五：原本及佚存本误排作"六"。据濯缨堂本改。

二十二难

　　呴香句反。

二十三难

　　跻讫约反。

二十四难

　　眩荣绢切。

二十八难

　　跟古痕切。

　　踝户瓦切。

　　砭陂验切。

二十九难

　　疝所晏反。

　　瘕古讶切。

三十一难

　　膻徒亶切。

　　脘古卵切。

三十四难

　　臊苏曹切。

　　　　　　　　　　《黄帝八十一难经》卷之三终

《黄帝八十一难经》卷之四

卢国秦越人　撰
吴太医令吕　广注
前歙州歙县尉杨玄操　演

四十难曰：《经》言"肝主色，心主臭，脾主味，肺主声，肾主液。鼻者，肺之候，而反知香臭。耳者，肾之候，而反闻声"。其意何也？然：肺者，西方金也。金生于巳。巳者，南方火也。火者心，心主臭，故令鼻知香臭。肾者，北方水也。水生于申。申者，西方金。金者肺，肺主声，故令耳闻声。

杨演曰[1]：五行有相因成事，有当体成事者。至如肺、肾二藏，相因成也。其余三藏，自成之也。

四十一难曰：肝独有两叶。以何应也？然：肝者，东方木也。木者，春也。万物始生，其尚幼小，意无所亲。去太阴尚近，离太阳不远，犹有两心。故有两叶，亦应木叶也。

杨演曰[2]：肝者，据大叶言之，则是两叶也。若据小叶言之，则多叶矣。解在后章。

四十二难曰：人肠胃长短，受水谷多少，各几何？然：胃大一尺五寸，径五寸，长二尺六寸，横屈受水谷三斗五升，其中常留谷二斗，水一斗五升。

---

〔1〕 杨演曰：山田业广《难经辑释备考》视此条为杨玄操注。
〔2〕 杨演曰：山田业广《难经辑释备考》视此条为杨玄操注。

杨演曰[1]：凡人食入于口而聚于胃。故经云："胃者，水谷之海"，胃中谷熟，则传入[2]小肠[3]也。

小肠大二寸半，径八分分之少半，长三丈二尺。受谷二斗四升，水六升三合，合之太半。

杨演曰[4]：小肠受胃之谷，而传入于大肠，分谷三分有二为太半，有一为少半。

回肠大四寸，径一寸半，长二丈一尺。受谷一斗，水七升半。

杨演曰[5]：回肠者，大肠也。受小肠之谷，而传入于广肠焉。

广肠大八寸，径二寸半，长二尺八寸。受谷九升，三合八分合之一。

杨演曰[6]：广肠者，脽肠也，一名肛门。受大肠之谷而传出[7]。

---

〔1〕 杨演曰：该条为杨玄操注。唐·张守节《史记正义·扁鹊仓公列传》曾录之，故知之。月舟寿桂《史记·扁鹊仓公列传》【一三四页】批注中说："幻考之《正义》所谓'胃大一尺五寸'以下《难经·四十二难》本文也，注即杨玄操也。"幻云《史记·扁鹊仓公列传》【一三七页】批注中引作"杨氏曰"，依幻云引文通例可知"杨氏曰"当指杨玄操。山田业广《难经辑释备考》视此条为杨玄操注。

〔2〕 传入：幻云《史记·扁鹊仓公列传》【一三七页】批注引文中下有"于"字。

〔3〕 小肠：原误作"少肠"，今正之。

〔4〕 杨演曰：该条为杨玄操注。唐·张守节《史记正义·扁鹊仓公列传》曾录之，故知之。山田业广《难经辑释备考》视此条为杨玄操注。

〔5〕 杨演曰：幻云《史记·扁鹊仓公列传》【一三七页】批注中引作"杨氏曰"，依幻云引文通例可知"杨氏曰"当指杨玄操。山田业广《难经辑释备考》视此条为杨玄操注。

〔6〕 杨演曰：幻云《史记·扁鹊仓公列传》【一三七页】批注中引作"杨氏曰"，依幻云引文通例可知"杨氏曰"当指杨玄操。校者案，日·具平亲王《弘决外典抄》卷四"屎"下引本难杨注曰"杨玄操云：胃中谷熟则传入于小肠，小肠受之传入于大肠，大肠受之于广肠，广肠受大肠之谷而传出（胃属土，故其利色黄）"。其中"胃属土，故其利色黄" 8字，当移自杨玄操57难之注，虽属借用病理之"利"解释生理之"传"，但医理尚通。山田业广《难经辑释备考》视此条为杨玄操注。

〔7〕 受大肠之谷而传出：日·具平亲王《弘决外典抄》卷四"屎"下引本难杨注曰"杨玄操云：胃中谷熟则传入于小肠，小肠受之传入于大肠，大肠受之于广肠，广肠受大肠之谷而传出（胃属土，故其利色黄）"。

故肠胃凡长五丈八尺四寸，合受水谷八斗七升六合八分合之一。此肠胃长短受水谷之数也。

杨演曰[1]：据《甲乙经[2]》言：肠胃凡长六丈四寸四分，所以与此不同者。《甲乙经》从口至腘肠而数之，故长。此经从胃至肠而数之，故短。亦所以互相发明，非有谬也。

肝重四斤四两，左三叶，右四叶，凡七叶[3]。主藏魂。

○杨演曰[4]：肝者，干也，于五行为木，故其于[5]体状有枝干也。肝神七人。老子曰：名明堂宫，兰台府。从官[6]三千六百人。又云：肝神，六童子，三女人[7]。又肝神名盖蓝。

心重十二两，中有七孔三毛，盛精汁三合，主藏神。

杨演曰[8]：心，谶也[9]。言[10]所以[11]识谶微，无物不贯[12]也。又云：心，任也。言能任物也。其神九人，太尉公名绛

---

〔1〕 杨演曰：该条为杨玄操注。唐·张守节《史记正义·扁鹊仓公列传》曾录之，故知之。幻云《史记·扁鹊仓公列传》【一三七页】批注中引作"杨氏曰"，依幻云引文通例可知"杨氏曰"当指杨玄操。

〔2〕 甲乙经：以下所引数据出自《黄帝三部针灸甲乙经·卷之二·骨度肠度肠胃所受第七》。杨玄操在序中已提及"昔皇甫玄晏总《三部》为《甲乙》之科"，即指此书。

〔3〕 凡七叶：濯缨堂本《难经集注》下有"《本义》'四斤'作'二斤'"。小字注。

〔4〕 杨演曰：该条为杨玄操注。唐·张守节《史记正义·扁鹊仓公列传》曾录之，故知之。

〔5〕 于：《纂图方论脉诀集成》卷二无此字，是。

〔6〕 从官：原作"从宫"，据濯缨堂本改。下同。

〔7〕 三女人：幻云《史记·扁鹊仓公列传》【一三八页】批注中引作"三女子"。

〔8〕 杨演曰：该条为杨玄操注。唐·张守节《史记正义·扁鹊仓公列传》曾录之，故知之。《通真子补注脉诀·心脏歌一》卷一亦引之。

〔9〕 心谶也：按《正字通·酉集上·言部》"谶，俗谶字"。同书："谶，初觐切，参去声。……《释名》：谶，纤也，义纤微也。"守山阁本作"心纤也"。○按，原本'纤'误'谶'，依《史记正义》引此文改。下同。"实不必改也。《通真子补注脉诀·心脏歌一》卷一作"心，纤也。"可为参考。

〔10〕 言：《通真子补注脉诀·心脏歌一》卷一引作"盖"。

〔11〕 以：佚存本同。守山阁本删之，并有夹注曰："○按，原本'所'下衍'以'字，依《史记正义》引此文删。"

〔12〕 贯：《通真子补注脉诀·心脏歌一》卷一引作"包"。

宫大始，南极老人，元先之身。其从官三千六百人。又曰：心为帝王，身之主也，心神又名响响。

脾重二斤三两，扁广三寸，长五寸。有散膏半斤。主裹血，温五藏。主藏意。

杨演曰[1]：脾，俾[2]也。在胃之下。俾助胃气，主化水谷也。其神五人，玄光玉女子母，其从官三千六百人。其脾神又名俾俾。

肺重三斤三两，六叶两耳，凡八叶。主藏魄。

杨演曰[3]：肺，勃也。言其气勃郁也。其神八人，大和君，名曰玉堂宫、尚书府。其从官三千六百人。又云：肺神十四，童子七，女子七[4]。肺神又名鸣鸠[5]。

肾有两枚，重一斤一两[6]，主藏志。

杨演曰[7]：肾，引也。肾属水，主引水气灌注诸脉也。其神六人，司徒、司宫、司命、司隶、校尉、廷尉卿。肾神又名儞儞[8]。

胆在肝之短叶间，重三两三铢，盛精汁三合。

杨演曰[9]：胆，敢也。言其人有胆气果敢也，其神五人，太一道君，居紫房宫中。其从官三千六百人。胆神又名灌灌。

---

〔1〕 杨演曰：该条为杨玄操注。唐·张守节《史记正义·扁鹊仓公列传》曾录之，故知之。《通真子补注脉诀·脾脏歌一》卷一亦曾暗引之。

〔2〕 俾：幻云《史记·扁鹊仓公列传》【一三八页】批注中引作"神"。下同。

〔3〕 杨演曰：该条为杨玄操注。唐·张守节《史记正义·扁鹊仓公列传》曾录之，故知之。

〔4〕 七：原书脱，据《史记正义》卷一百五补。

〔5〕 鸣鸠：幻云《史记·扁鹊仓公列传》【一三八页】批注中引作"鸿鸿"。

〔6〕 一斤一两：纪天锡《难经注》作"一斤二两"。幻云《史记·扁鹊仓公列传》【一四五页】曰："幻谓杨玄操、张素元、熊宗立注《难经》皆作'一斤一两'，纪氏注作'一斤二两'，'二'字恐刀笔讹乎？"

〔7〕 杨演曰：该条为杨玄操注。唐·张守节《史记正义·扁鹊仓公列传》曾录之，故知之。

〔8〕 儞儞：幻云《史记·扁鹊仓公列传》【一三八页】批注中引作"瀰瀰"。

〔9〕 杨演曰：该条为杨玄操注。唐·张守节《史记正义·扁鹊仓公列传》曾录之，故知之。

胃重二斤二两，纡曲屈伸，长二尺六寸，大一尺五寸，径五寸，盛谷二斗，水一斗五升[1]。

杨演曰[2]：胃，围也。言围受食物也，其神十二人[3]。五元之气，谏议大夫。其胃神名且且[4]。

小肠重二斤十四两，长三丈二尺，广二寸半，径八分分之少半。左回叠积十六曲。盛谷二斗四升，水六升三合合之太半。

杨演曰[5]：肠，畅也。言通畅胃气，去滓秽也。其神二人，元梁使者。小肠神又名洁洁[6]。

大肠重二斤十二两，长二丈一尺，广四寸，径一寸。当齐右回十六曲。盛谷一斗，水七升半[7]。

杨演曰[8]：大肠，即回肠也，以其回曲[9]，因以名之。其神二人，元梁使者。其神名涸涸[10]。

膀胱重九两二铢，纵广九寸，盛溺九升九合。

杨演曰[11]：膀，横也。胱，广也。言其体短而横广。又名

---

〔1〕一斗五升：濯缨堂本《难经集注》下有"'二两'《本义》作'一两'"。小字注。

〔2〕杨演曰：该条为杨玄操注。唐·张守节《史记正义·扁鹊仓公列传》曾录之，故知之。惟宗时俊《医家千字文注·胃大围纳肠长绕传》注引"《难经》杨玄操曰：胃者围也，围受食物也"。

〔3〕十二人：幻云《史记·扁鹊仓公列传》【一三九页】批注中说"杨氏曰……'十二人'之'二'作'三'"。

〔4〕且且：幻云《史记·扁鹊仓公列传》【一三九页】批注中引作"旦旦"。

〔5〕杨演曰：该条为杨玄操注。唐·张守节《史记正义·扁鹊仓公列传》曾录之，故知之。

〔6〕洁洁：幻云《史记·扁鹊仓公列传》【一三九页】批注中引作"絜絜"。

〔7〕水七升半：濯缨堂本《难经集注》下有"'齐'《本义》作'脐'"。小字注。

〔8〕杨演曰：该条为杨玄操注。唐·张守节《史记正义·扁鹊仓公列传》曾录之，故知之。

〔9〕曲：幻云《史记·扁鹊仓公列传》【一三九页】批注中引作"屈"。

〔10〕涸涸：幻云《史记·扁鹊仓公列传》【一三九页】批注中引作"洞洞"。

〔11〕杨演曰：该条为杨玄操注。唐·张守节《史记正义·扁鹊仓公列传》曾录之，故知之。惟宗时俊《医家千字文注·膀胱横广津液敛圆》注引"《八十一难经》杨玄操曰：膀横也，胱广也。言其体短而横广。"

胞。胞，鞄[1]也。鞄，虚空也，以需[2]承水液焉。今人多以两胁下及小腹两边为膀胱，深为谬也。

口广二寸半，唇至齿长九分，齿以后至会厌，深三寸半，大容五合，舌重十两，长七寸，广二寸半。

杨演曰[3]：舌者，泄[4]也，言可舒泄于言语也。

咽门重十两，广二寸半，至胃长一尺六寸[5]。

杨演曰[6]：咽，嚥也，言可以嚥物也。又谓之嗌，言气之流通厄要之处也。咽为胃之系也。故《经》曰[7]："咽主地气"。胃为土，故云主地气也[8]。

喉咙重十二两，广二寸，长一尺二寸，九节。

杨演曰[9]：喉咙，空虚也。言其中空虚，可以通气息焉，即肺之系也，呼吸之道路。故《经》云[10]："喉主天气。"肺应天，故云"主天气"也。喉咙与咽并行，其实两[11]异，而人多惑[12]

---

〔1〕鞄：幻云《史记·扁鹊仓公列传》【一三九页】批注中引作"鞄"。下同。

〔2〕需：幻云《史记·扁鹊仓公列传》【一三九页】批注中引作"虚"。

〔3〕杨演曰：该条为杨玄操注。唐·张守节《史记正义·扁鹊仓公列传》曾录之，故知之。

〔4〕泄：《纂图方论脉诀集成》卷二、《黄帝八十一难经纂图句解》卷五作"光"。

〔5〕一尺六寸：濯缨堂本《难经集注》下有"'十两'《本义》作'十二两'"。小字注。

〔6〕杨演曰：该条为杨玄操注。唐·张守节《史记正义·扁鹊仓公列传》曾录之，故知之。山田业广《难经辑释备考》视此条为杨玄操注。

〔7〕《经》曰：出自《黄帝内经素问·太阴阳明论篇第二十九》。

〔8〕也：幻云《史记·扁鹊仓公列传》【一四〇页】批注引文中无此字。

〔9〕杨演曰：该条为杨玄操注。唐·张守节《史记正义·扁鹊仓公列传》曾录之，故知之。山田业广《难经辑释备考》视此条为杨玄操注。

〔10〕《经》云：幻云《史记·扁鹊仓公列传》【一四〇页】批注中引作"经曰"。本条经云出自《黄帝内经素问·太阴阳明论篇第二十九》。

〔11〕两：原本及濯缨堂本、佚存本皆误作"无"，据《史记正义·扁鹊仓公列传》及守山阁本、佚存本人卫勘误表改。

〔12〕惑：原本及佚存本皆误作"感"，据守山阁本、佚存本人卫勘误表，并幻云《史记·扁鹊仓公列传》【一四〇页】批注改。

之[1]。

肛门重十二两，大八寸，径二寸大半，长二尺八寸。受谷九升三合八分合之一。

杨演曰[2]：肛，钉也。言其处似车钉形，故曰肛门。即广肠也。又名胜肠。

四十三难曰：人不食饮，七日而死者何也？然：人胃中常有留谷二斗，水一斗五升，故平人日再至圊，一行二升半，日中五升，七日五七三斗五升，而水谷尽矣。故平人不食饮七日而死者，水谷津液俱尽，即死矣。

○杨演曰[3]：胃中常留水谷三斗五升，人既不食饮，而日别再圊，便一日五升。七日之中，五七三斗五升。胃中水谷俱尽，无气以生，故死焉。圊，厕也。

四十四难曰：七冲门何在？然：唇为飞门，齿为户门，会厌为吸门，胃为贲门，太仓下口为幽门，大肠、小肠会为阑门，下极为魄门。故曰七冲门也。

○杨演曰[4]：人有七窍，是五藏之门户，皆出于面。今七冲门者，亦是藏府之所出，而内外兼有证焉。飞门者，脾气之所出也。脾主于唇，为飞门也。飞者，动也。言唇受水谷，动转入于

---

〔1〕之：幻云《史记·扁鹊仓公列传》【一四〇页】批注引文中下有"耳"字。

〔2〕杨演曰：该条为杨玄操注。唐·张守节《史记正义·扁鹊仓公列传》曾录之，故知之。山田业广《难经辑释备考》视此条为杨玄操注。

〔3〕杨演曰：山田业广《难经辑释备考》视此条为杨玄操注。

〔4〕杨演曰：该条为杨玄操注。《黄帝内经素问·缪刺论篇第六十三》卷第十八"气上走贲上"林亿《新校正》云：详王注以贲上为气奔者，非。按《难经》胃为贲门，杨玄操云：贲，鬲也。《类经·经络类·十二经筋支别》卷七曰："杨玄操云：贲者鬲也，胃气之所出，胃出谷气以传于肺，肺在鬲上，故胃为贲门。"山田业广《难经辑释备考》视此条为杨玄操注。烟建华《难经讲义》以此条出自杨玄操。另案，本书五十六难"肺之积名曰息贲"下"杨曰"中亦有"贲，鬲也"的相同释义，可以推测彼处亦极有可能为杨玄操注。

内也。齿为户门者，口齿心气之所出也，在心为志，出口为言，故齿为心之门户，亦取摧伏五谷传入于口也。会厌为吸门者，会厌为五藏音声之门户，故云会厌为吸门也。胃为贲门，贲者，膈也，胃气之所出也。胃出谷气以传于肺，肺在膈上，故以胃为贲门也。太仓下口为幽门者，肾气之所出也。太仓者，胃也。胃之下口，在齐上三寸，既幽隐之处，故曰幽门。大肠、小肠会为阑门。阑门者，遗失之义也，言大小二肠皆输泻于广肠，广肠既受传而出之，是遗失之意也，故曰阑门。下极为魄门，魄门者，下极肛门也。肺气上通喉咙，下通于肛门，是肺气之所出也。肺藏魄，故曰魄门焉。冲者，通也，出也。言藏府之气，通出之所也。

四十五难曰：《经》言"八会"者何也？然：府会太仓[1]，藏会季胁，筋会阳陵泉，髓会绝骨，血会鬲俞，骨会大杼[2]，脉会太渊，气会三焦外一筋直两乳内也。热病在内者，取其会之气穴也[3]。

〇杨曰：人藏府筋骨髓血脉气，此八者，皆有会合之穴。若热病在于内，则于外取其所会之穴，以去其疾。季胁，章门穴也。三焦外一筋直两乳内者，膻中穴也。余皆可知也。

四十六难曰：老人卧而不寐，少壮寐而不寤者何也？然：《经》言：少壮者，血气盛，肌肉滑，气道通，荣卫之行，不失于常，故昼日精，夜不寤[4]。老人血气衰，气肉不滑，荣卫之道涩，故昼日不能精，夜不得寐也，故知老人不得寐也。

---

〔1〕 太仓：皇甫谧《甲乙经·腹自鸠尾循任脉下行至会阴凡十五穴第十九》卷三引吕广所撰《募腧经》云："太仓在脐上三寸。"
〔2〕 大杼：原误作"大抒"，今正之。
〔3〕 气穴也：幻云《史记·扁鹊仓公列传》【三八页】批注引下文有"杼，直吕反"小字注音。上述小字注音，引自明·熊宗立《勿听子俗解八十一难经》。
〔4〕 寤：原误作"寐"，据濯缨堂本改。

○杨演曰[1]：卫气者，昼日行于阳。阳者，身体也。夜行于阴。阴者，腹内也。人目开，卫气出则寤；入则寐。少壮者，卫气行，不失于常，故昼得安静而夜得稳眠也。老者卫气出入，不得应时，故昼不得安静，夜不得寐也。精者，静。静，安也。

四十七难曰：人面独能耐寒者何也？然：人头者，诸阳之会也。诸阴脉皆至颈、胸中而还，独诸阳脉皆上至头耳，故令面耐寒也。

○杨曰：按诸阴脉皆至颈、胸中而还，盖取诸阳尽会于头面，诸阴至头面者少，故以言之耳。《经》云：三百六十五脉，悉会于目。如此则阴阳之脉，皆至于面，不独言阳脉自至于头面也。

○虚实邪正第七凡五首

四十八难[2]曰：人有三虚三实，何谓也？然：有脉之虚实，有病之虚实，有诊之虚实也。脉之虚实者，濡者为虚[3]，紧牢者为实[4]。

杨曰：按之如切绳之状，谓之紧也。
病之虚实者，出者为虚，入者为实。
○杨曰：呼多吸少，吸多呼少。
言者为虚，不言者为实。
杨曰[5]：肺主声，入心为言，故知言者为虚。肝主谋虑，故入心即不言，用为实邪，故知不言者为实也。

---

〔1〕 杨演曰：山田业广《难经辑释备考》视此条为杨玄操注。
〔2〕 四十八难：四十八难见引于《脉经》卷一之"平虚实第十"。
〔3〕 濡者为虚：佚存本、守山阁本同。《脉经》卷一作"脉来耎者为虚"。
〔4〕 紧牢者为实：佚存本、守山阁本同。《脉经》卷一无"紧"字。
〔5〕 杨曰：校者案，此处的"杨曰"疑是"丁曰"之笔误。

○杨曰[1]：藏气虚，精气脱，故多言语也。藏气实，邪气盛，故不欲言语也。

缓者为虚，急者为实。

○杨曰：皮肉宽缓，皮肤满急也。

诊之虚实者，濡者为虚[2]。

杨演曰[3]：皮肤濡缓[4]也。

牢者为实[5]。

杨演曰[6]：皮肉牢强也。

痒者为虚。

杨曰：身体虚痒也。

痛者为实。

杨曰：身形有痛处皆为实。

外痛内快，为外实内虚。

杨演曰[7]：轻手按之则痛，为外实，病浅故也。重手按之则快，为内虚，病深故也。

内痛外快，为内实外虚。

杨演曰[8]：重手按之则痛，为内实，病深故也。轻手按之则快，为外虚，病浅故也。凡人病按之则痛者，皆为实；按之则快者，皆为虚也。

---

〔1〕．杨曰：此条"杨曰"25字，同治三年（1864）甲子五月虞山北厓主人（元祁）手录本《难经吕杨注》不取，或视之为杨康侯所出。

〔2〕．濡者为虚：佚存本、守山阁本同。《脉经》卷一无。

〔3〕．杨演曰：该条为杨玄操注。元·滑寿《难经本义》中曾引该文，而其"《本义》引用诸家姓名"一目中明确指出"杨氏玄操，吴歙县尉，《难经注释》"。

〔4〕．皮肤濡缓：《难经本义·四十八难》卷下引作"皮肉柔濡"。

〔5〕．牢者为实：佚存本、守山阁本同。《脉经》卷一无。

〔6〕．杨演曰：该条为杨玄操注。元·滑寿《难经本义》中曾节引该文，而其"《本义》引用诸家姓名"一目中明确指出"杨氏玄操，吴歙县尉，《难经注释》"。

〔7〕．杨演曰：该条为杨玄操注。日·丹波元坚《金匮玉函要略述义·腹满寒疝宿食病脉证治第十》"病者腹满，按之不痛为虚"下曾引本条及下条杨玄操注文，并且说"《难经》本为有痛立言，而玄操注亦与此条相发"。

〔8〕杨演曰：详前条"杨演曰"注。

《八十一难经吕杨注》辑校与研究

八四

故曰虚实也。

杨曰：是三虚三实之证也。

**四十九难曰：有正经自病，有五邪所伤，何以别之？然：
《经》言"忧愁思虑则伤心"。**

○吕注曰：心为神，五藏之君，聪明才智，皆由心出。忧劳之甚，则伤其心，心伤神弱也。

形寒饮冷则伤肺。

○吕注曰：肺主皮毛，形寒者，皮毛寒也。饮冷者，伤肺也。肺主受水浆，水浆不可冷饮，肺又恶寒，故曰伤也。

恚怒气逆，上而不下，则伤肝。

○吕注曰：肝与胆为藏府，其气勇，故主怒，怒则伤也。

饮食劳倦则伤脾。

○吕注曰：饮食饱，胃气满，脾络恒急，或走马跳跃，或以房劳脉络裂，故伤脾也。

久坐湿地，强力入水，则伤肾。

○吕注曰：久坐湿地，谓遭忧丧。强力者，谓举重引弩。入水者，谓复溺于水，或妇人经水未过，强合阴阳也。

是正经之自病也。

○吕注曰：此皆从其藏内自发病，不从外来也。

何谓五邪？然：有中风。

○吕注曰：肝主风也。

有伤暑。

○吕注曰：心主暑也。

有饮食劳倦。

○吕注曰：脾主劳倦也。

有伤寒。

○吕注曰：肺主寒也。

有中湿。

○吕注曰：肾主湿也。

此之谓五邪。

吕注曰：此五病，从外来也。

假令心病〔1〕，何以知中风得之？然：其色当赤，何以言之？肝主色，自入为青，入心为赤，入脾为黄，入肺为白，入肾为黑。肝为心邪，故知当赤色也。

吕注曰：肝主中风，心主伤暑者。今心病中风，故知肝邪徃〔2〕伤心也。

其病身热，胁下满痛。

吕注曰：身热者心，满痛者肝，二藏之病证也。

其脉浮大而弦。

吕注曰：浮大者心，弦者肝。二藏脉见应也。

何以知伤暑得之？然：当恶臭，何以言之？心主臭，自入为焦臭，入脾为香臭，入肝为臊臭，入肾为腐臭，入肺为腥臭。故知心病伤暑得之也，当恶臭，其病身热而烦，心痛，其脉浮大而散。

吕注曰：心主暑，今伤暑，此正经自病，不中他邪。

何以知饮食劳倦得之？然：当喜苦味也。虚为不欲食，实为欲食。何以言之？脾主味，入肝为酸，入心为苦，入肺为辛，入肾为咸，自入为甘。故知脾邪入心，为喜苦味也。

吕注曰：心主伤热。脾主劳倦。今心病以饮食劳倦得之，故

〔1〕 假令心病：周与权《八十一难经辨正条例》小岛尚质校录丹波元简抄本曰："《四十九难》（案：'四'字原阙，按经文补）'假令肝病'《注义》云'心病'。按下文'肝主色'，及言自入、入心、入脾、入肺、入肾，皆主肝而言，则知非心病。又其文（案：《难经抄》引文作'下'）云'其病身热，胁下满痛'皆肝病之证，则知《注义》之非，今从《补注》（案：刘蕴庭曰：周氏据《补注》作'肝病'，《道藏》本同。非是。滑氏曰：'此以心经一部设假令而发其例也。'"校者案，丹波元坚《新校吕杨注》今已不传，通过小岛尚质的这则校记可以略窥其一斑。

〔2〕 徃：往之俗体，见《正字通·寅集下·彳部》所示。

知脾邪入心也。

其病身热，而体重嗜卧，四肢不收。

吕注曰：身热者，心也。体重者，脾也。此二藏病证也。

其脉浮大而缓。

吕注曰：浮大者，心脉。缓者，脾脉也。

何以知伤寒得之？然：当谵言妄语，何以言之？肺主声，入肝为呼，入心为言，入脾为歌，入肾为呻，自入为哭。故知肺邪入心，为谵言妄语也。

吕注曰：心主暑，肺主寒。得之，故知肺邪入心以为病也。

其病身热，洒洒恶寒，甚则喘咳。

吕注曰：身热者心，恶寒者肺。此二藏病证也。

其脉浮大而涩。

吕注曰：浮大者，心脉。涩者，肺脉也。

何以知中湿得之？然：当喜汗出不可止，何以言之？肾主湿，入肝为泣，入心为汗，入脾为液，入肺为涕，自入为唾。故知肾邪入心，为汗出不可止也。

吕注曰：心主暑，肾主湿。今心病以伤湿得之，故知肾邪入心也。

其病身热，而小腹痛，足胫寒而逆。

吕注曰：身热者，心。小腹痛者，肾。肾邪干心，此二藏病证也。

其脉沉濡而大。

吕注曰：大者，心脉。沉濡者，肾脉也。

此五邪之法也。

五十难曰：病有虚邪，有实邪，有贼邪，有微邪，有正邪，何以别之？然：从后来者为虚邪。

〇吕注曰：心王之时，脉当洪大而长，反得弦小而急，是肝王毕木传于心，夺心之王，是肝徙[1]乘心，故言从后来也。肝为心之母，母之乘子，是为虚邪也。

从前来者为实邪。

○吕注曰：谓心王得脾脉。心王毕，当传脾。今心王未毕，是脾来逆夺其王，故言从前来也。脾者心之子，子之[2]乘母，是为实邪。

从所不胜来者为贼邪。

○吕注曰：心王得肾脉，水胜火，故是为贼邪也。

从所胜来者为微邪。

○吕注曰：心王反得肺脉。火胜金，故为微邪也。

自病者为正邪。

○吕注曰：心王之时，脉实强太过，反得虚微，为正邪也。

何以言之？假令心病，中风得之为虚邪，伤暑得之为正邪。

吕注曰：心主暑，今心自病伤暑，故为正邪也。

饮食劳倦得之为实邪。

吕注曰：从前来者，脾乘心也。脾主劳倦，故为实邪。

伤寒得之为微邪。

吕注曰：从所胜来者，肺乘心也。肺主寒，又畏心，故为微邪。

中湿得之为贼邪。

吕注曰：从所不胜来者，肾乘心也。肾主湿，水克火，故为贼邪也。

五十一难曰：病有欲得温者，有欲得寒者，有欲得见人者，有不欲得见人者，而各不同。病在何藏府也？然：病欲得寒而欲见人者，病在府也。病欲得温而不欲得见人者，病在藏也。何以言之？府者，阳也。阳病欲得寒，又欲见人。藏者，阴也。阴病

---

〔1〕 徙：《通真子补注脉诀·左右手诊脉歌》卷三引作"来"。
〔2〕 之：《通真子补注脉诀·左右手诊脉歌》卷三引作"来"。

欲得温，又欲闭户独处，恶闻人声，故以别知藏府之病也。

　　吕注曰[1]：阳病作热故欲得寒，阳气清明故欲见人；阴病作寒故欲得温，阴气冥故不欲见人也。

　　五十二难曰：府藏发病，根本等不？然：不等也。其不等奈何？然：藏病者，止而不移其病，不离其处。

　　〇吕注曰：藏者阴，决于地，故不移动也。

　　府病者，仿佛贲向，上下行流，居处无常。

　　〇吕注曰：府，阳也。阳者，法天。天有回旋不休，故病流转，居无常处也。

　　故以此知藏府根本不同也。

〇藏府传病第八 凡二首

　　五十三难曰：《经》言"七传者死，间藏者生"，何谓也？然：七传者，传其所胜也。间藏者，传其子也，何以言之？假令心病传肺，肺传肝，肝传脾，脾传肾，肾传心，一藏不再伤，故言七传者死也。间藏者，传其所生也。

　　〇吕注曰：七当为次字之误也[2]，此下有间字，即知上当为次。又有五藏，心独再伤，为有六传耳。此盖次传其所胜藏，故其病死也。

　　假令心病传脾，脾传肺，肺传肾，肾传肝，肝传心，是母子相传，竟而复始，如环之无端，故言生也[3]。

────────────

　　〔1〕　吕注曰：校者案，此条吕氏注凡33字，诸本未见。今辑自幻云《史记·扁鹊仓公列传》【三四页】批注中所引"吕氏曰"云云。
　　〔2〕　七字当为次字之误也：宋·刘元宾《通真子补注脉诀·濡脉歌一》卷二全面接受了吕注关于"次传"的考证，其文曰："终传，即《经》谓次传也。《经》有次传、有间藏传。"云云。
　　〔3〕　故言生也：濯缨堂本《难经集注》下有"《本义》作'子母'"。小字注。

○吕注曰：间藏者，间其所胜藏[1]而相传也，心胜肺，脾间之。肝胜脾，心间之[2]。脾胜肾，肺间之。肺胜肝，肾间之。肾胜心，肝间之。此谓传其所生也。

五十四难曰：藏病难治，府病易治，何谓也？然：藏病所以难治者，传其所胜也。府病易治者，传其子也。与七传间藏同法也。

○杨曰：与前章略同也。

○藏府积聚第九凡二首

五十五难曰：病有积有聚，何以别之？然：积者，阴气也。聚者，阳气也。故阴沉而伏，阳浮而动。气之所积，名曰积。气之所聚，名曰聚。故积者，五藏所生。聚者，六府所成也。积者，阴气也。其始发有常处，其痛不离其部，上下有所终始，左右有所穷处。聚者，阳气也。其始发无根本，上下无所留止，其痛无常处，谓之聚。故以是别知积聚也。

○吕注曰：诸阴证病，常在一处，牢强、有头足，止不移者，藏气所作，死不治，故言藏病难治，所以证病上下左右无常处者，此所谓阳证，虽困可治，本不死也。故当经岁月，故经言府病易治。

五十六难曰：五藏之积，各有名乎。以何月何日得之？然：肝之积名曰肥气，在左胁下，如覆杯，有头足，久不愈，令人发咳逆痎疟，连岁[3]不已，以季夏戊己日得之。何以言之？肺病传于肝，肝当传脾。脾季夏适王，王者不受邪，肝复欲还肺，肺不

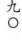

---

〔1〕 所胜藏：《难经本义》卷下引作"所胜之藏"，义长。
〔2〕 肝胜脾心间之：《难经本义》卷下引文此语在"肾生心肝间之"之后。
〔3〕 岁：《通真子补注脉诀》引作"年"。

肯受，故留结为积，故知肥气以季夏戊己日得之。

　　杨演曰[1]：积，蓋也。言血脉不行，积蓋成病也[2]。凡积者，五藏所生也。荣气常行，不失节度，谓之平人。平人者，不病也。一藏受病，则荣气壅塞，故病焉。然五藏受病者，则传其所胜。所胜适王，则不肯受传。既不肯受，则反传所胜。所胜复不为纳，于是则留结成积，渐以长大，病因成矣。肥气者，肥盛也。言肥气聚于左胁之下，如覆杯突出，如肉肥盛之状也，小儿多有此病[3]。按前章有积有聚，此章唯出五积之名状，不言诸聚。聚者，六府之病，亦相传行，还如五藏[4]，以胜相加，故不重言，从省约也[5]。

　　心之积名曰伏梁，起齐上，大如臂，上至心下，久不愈，令人病烦心，以秋庚辛日得之，何以言之？肾病传心，心当传肺，肺以秋适王，王者不受邪，心复欲还肾，肾不肯受，故留结为积，故知伏梁以秋庚辛日得之。

　　杨演曰[6]：伏梁者，言积自齐上至心下，其大如臂，状似屋舍栋梁也。

────────

　　〔1〕杨演曰：该条为杨玄操注。《通真子补注脉诀·肝脏歌》卷一亦曾暗引"状如覆杯突出，如肉肥盛之状也"一语。元·滑寿《难经本义》中曾节引该文，而其"《本义》引用诸家姓名"一目中明确指出"杨氏玄操，吴歈县尉，《难经注释》"。山田业广《难经辑释备考》视此条为杨玄操注。丁光迪主编《诸病源候论校注·积聚候》卷十九注释中指出本条为"杨玄操注"。烟建华《难经讲义》以此条出自杨玄操。

　　〔2〕积蓋也……积蓋成病也：句中二"蓋"字，《难经本义·五十五难》卷下均引作"蓄"，是。

　　〔3〕小儿多有此病：《幼幼新书·癥瘕积聚·积聚第一》卷二十二曰："《小儿形证论·八种疾（积）病》杨玄操云：多吐、多泻、多困、多热是也。"

　　〔4〕六府之病……还如五藏：《难经本义·五十六难》卷下引作"六府亦相传，行如五藏之传也"。

　　〔5〕从省约也：濯缨堂本《难经集注》下有"恭按：'积蓋'之'蓋'当作'蓄'，恐因字形之似误矣"。小字注。

　　〔6〕杨演曰：此注疑出杨玄操。《通真子补注脉诀·心脏歌一》卷一暗引作"名曰伏梁者，言似屋之梁栋也"。

脾之积名曰痞气。在胃脘[1]，覆[2]大如盘，久不愈，令人四肢不收，发黄疸，饮食不为肌肤，以冬壬癸日得之。何以言之？肝病传脾，脾当传肾。肾以冬适王，王者不受邪，脾复欲还肝，肝不肯受，故留结为积，故知痞气以冬壬癸日得之。

杨演曰[3]：痞，否也。言否结成积也。脾气虚，则胃中热而引食焉。脾病不能通气，行津液，故虽食多而羸瘦也。

肺之积名曰息贲。在右胁下，覆[4]大如杯，久不已，令人洒淅寒热，喘咳，发肺壅，以春甲乙日得之。何以言之？心病传肺，肺当传肝。肝以春适王，王者不受邪，肺复欲还心，心不肯受，故留结为积，故知息贲以春甲乙日得之。

杨演曰[5]：息，长也。贲，鬲也。言肺在鬲上，其气不行，渐长而逼于鬲，故曰息贲。一曰贲，聚也。言其渐长而聚蓄。肺为上盖，藏中阳也。阳气盛，故令人发肺壅也。

肾之积名曰贲豚。发于少腹，上至心下，若豚状，或上或下[6]无时，久不已，令人喘逆，骨痿少气，以夏丙丁日得之。何以言之？脾病传肾，肾当传心。心以夏适王，王者不受邪，肾复欲还脾，脾不肯受，故留结为积，故知贲豚以夏丙丁日得之。此

---

〔1〕 胃脘：《医心方卷十·治八痞方第五》引《八十一难》作"胃管"。

〔2〕 覆：《医心方卷十·治八痞方第五》引《八十一难》作"覆覆"，是。

〔3〕 杨演曰：《医心方卷十·治八痞方第五》引"《八十一难》云：脾之积名曰痞气……饮食不为肌肤"。下有丹波康赖（912～995）"今按：杨氏注云：痞，否也。言否结成积也。"故知此条出自杨玄操注。另，《通真子补注脉诀·脾脏歌一》卷一暗引作"痞，否也。言否结成积"。山田业广《难经辑释备考》视此条为杨玄操注。

〔4〕 覆：《医心方卷十·治积聚方第一》引《病源论》作"覆覆"，是。沈澍农《中医古籍用字研究》指出："'畐'声之字多饱满充实义，如富、福、餶等。'愊愊'亦由此义引申而状胀满貌。通作'伏伏'；亦作'覆覆'，皆古音相近。'覆'从'复'声，'复'又本于'畐'省声，故覆覆与愊愊同源。"

〔5〕 杨演曰：该条"一曰"之前或有可能为杨玄操注，详本书四十四难"杨演曰"注。另，《通真子补注脉诀·肺脏歌一》卷一暗引作"息，长也。贲，□鬲也，言肝在鬲上，其气不行，渐长而逼于鬲也"。句中"肝"系"肺"之讹。

〔6〕 或上或下：《通真子补注脉诀·肾脏歌一》卷一引作"或下或上"。

是五积之要法也[1]。

　　〇杨曰：此病状似豚而上冲心。又有奔豚之气，非此积病也。名同而疾异焉。

〇五泄伤寒第十<small>凡四首</small>

　　五十七难曰：泄凡有几，皆有名不？然：泄凡有五，其名不同。有胃泄，有脾泄，有大肠泄，有小肠泄，有大瘕泄，名曰后重。胃泄者，饮食不化，色黄。

　　杨演曰[2]：泄，利也。胃属土，故其利色黄，而饮食不化焉。化，变也，消也。言所食之物，皆完出不消变也。

　　脾泄者，腹胀满泄注，食即呕吐逆。

　　杨演曰[3]：注者，无节度也，言利下犹如注水，不可禁止焉。脾病不能化谷，故食即吐逆。

　　大肠泄者，食已窘迫，大便色白，肠鸣切痛。

　　杨演曰[4]：窘迫，急也，食讫即欲利，迫急不可止也。白者，从肺色焉。肠鸣切痛者，冷也。切者，言痛如刀切其肠之状也。

　　小肠泄者，溲而便脓血，少腹痛。

---

　　〔1〕 要法也：濯缨堂本《难经集注》下有"《本义》无'是'字"。小字注。

　　〔2〕 杨演曰：此注出于杨玄操。日・具平亲王（964－1009）《弘决外典抄》卷四"屎"下引本难杨注曰"杨玄操云：胃中谷熟则传入于小肠……胃属土，故其利色黄"。《通真子补注脉诀・脾脏歌一》卷一亦曾暗引"言胃属土，故其利色黄而饮食不化"一语。山田业广《难经辑释备考》视此条为杨玄操注。烟建华《难经讲义》以此条出自杨玄操。

　　〔3〕 杨演曰：此注疑出杨玄操。《通真子补注脉诀・脾脏歌一》卷一暗引作"言利下如注水，不可禁止，脾病不能化谷，故食即吐逆。"山田业广《难经辑释备考》视此条为杨玄操注。

　　〔4〕 杨演曰：此注疑出杨玄操。《通真子补注脉诀・脾脏歌一》卷一暗引作"言食讫即欲利，迫急不可止也。白者，在肺色焉。肠鸣切痛者，冷也。"山田业广《难经辑释备考》视此条为杨玄操注。

杨演曰[1]：小肠属心，心主血脉，故便脓血。小肠[2]处在少腹，故小腹痛也。

大瘕泄者，里急后重，数至圊而不能便，茎中痛。此五泄之法也[3]。

杨演曰[4]：瘕，结也。少腹有结而又下利者是也。一名利。重后[5]，言大便处疼重也。数欲利，至所即不利，又痛引阴茎中，此是肾泄也。按诸方家，利有二十余种，而此惟见五种者，盖举其宗维耳。

五十八难曰：伤寒有几，其脉有变不？然：伤寒有五，有中风、有伤寒、有湿温、有热病、有温病，其所苦各不同。中风之脉，阳浮而滑，阴濡而弱[6]。

○杨演曰[7]：自霜降至春分，伤于风冷即病者，谓之伤寒。其冬时受得寒气，至春又中春风而病者，谓之冷[8]温病。其至夏发者，多热病，病而多汗者，谓之湿温。其伤于八节之虚邪者，

〔1〕 杨演曰：此注疑出杨玄操。《通真子补注脉诀·脾脏歌一》卷一暗引作"言小肠属心，心主血脉，故便血。小肠处在少腹，故小腹痛也"。

〔2〕 小肠：原误作"少肠"，今正之。

〔3〕 此五泄之法也：濯缨堂本《难经集注》下有"《本义》'法'字上有'要'字"。小字注。

〔4〕 杨演曰：此注疑出杨玄操。《通真子补注脉诀·脾脏歌一》卷一暗引作"言瘕结也。小腹有结而又不利者，一名后重利。言大便处疼重也。数欲利，至所即不利，又痛引阴茎中痛，此是肾泄也。按诸家方论有二十余种，而此推见五种者，但举其宗维耳"。山田业广《难经辑释备考》视此条为杨玄操注。

〔5〕 重后：本条正文作"后重"。

〔6〕 阴濡而弱：濯缨堂本《难经集注》下有"《本义》'不'作'否'。注云：'变'当作'辨'，谓分别其脉也。'"小字注。

〔7〕 杨演曰：该条为杨玄操注。元·滑寿《难经本义》中曾节引该文，而其《本义》引用诸家姓名"一目中明确指出"杨氏玄操，吴歙县尉，《难经注释》。"丹波元简《素问识·生气通天论篇第三·温病》卷一引之。山田业广《难经辑释备考》视此条为杨玄操注。

〔8〕 冷：疑衍。

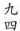

《八十一难经吕杨注》辑校与研究

谓之中风。据此《经》言：温病则是疫疠之病，非为春病也[1]。疫疠者，谓一年之中，或一州一县[2]，若大若小俱病者是也。按之乃觉往来如有，举之如无者，谓之弱也。关以前浮滑，尺中濡弱者也。

湿温之脉，阳濡而弱，阴小而急。

○杨演曰[3]：小，细也。急，疾也。

伤寒之脉，阴阳俱盛而紧涩。热病之脉，阴阳俱浮，浮之滑，沉之散涩。

○杨曰：轻手按者名浮，重手按者名沉也。

温病之脉，行在诸经，不知何经之动也，各随其经所在而取之。

○杨演曰[4]：兼鬼疠之气，散行诸经，故不可不预知。临病人而诊之，知其何经之动，即为治也。

伤寒有汗出而愈，下之而死者。有汗出而死，下之而愈者何也？然：阳虚阴盛，汗出而愈，下之即死。阳盛阴虚，汗出而死，下之而愈。

○杨演曰[5]：此说反倒，于义不通，不可依用也。若反此行之，乃为顺尔。

寒热之病，候之如何也？然：皮寒热者，皮不可近席，毛发焦，鼻槁不得汗。肌寒热者，皮肤痛，唇舌槁，无汗。骨寒热者，病无所安，汗注不休，齿本槁痛。

〔1〕 温病……非为春病也：《难经本义·五十八难》卷下引作"温病乃是疫疠之气，非冬感于寒，至春变为温病者"。

〔2〕 县：原本、佚存本误作"悬"，据濯缨堂本、守山阁本改。

〔3〕 杨演曰：山田业广《难经辑释备考》视此条为杨玄操注。

〔4〕 杨演曰：该条为杨玄操注。宋·刘元宾《神巧万全方·论时气》中引："杨玄操云：'谓杂鬼厉之气，不知何经之动者'，亦其义也。"即对本条的意引。（《神巧万全方》转引自《医方类聚》）

〔5〕 杨演曰：该条为杨玄操注。因为丁德用注中已有所驳辨称引，而丁书早于杨康侯，故此条出自杨玄操无疑。

○杨曰：五藏六府，皆有寒热。此经惟出三状，余皆阙也。

五十九难曰：狂癫之病，何以别之？然：狂之始发，少卧而不饥，自高贤也，自辨智也，自贵倨也，妄笑好歌乐，妄行不休是也[1]。

○杨演曰[2]：狂病之候，观其人初发之时，不欲眠卧，又不肯饮食，自言贤智尊贵，歌笑行走不休，皆阳气盛所为，故《经》言"重阳者狂"。此之谓也。今人以为癫疾，谬矣。

癫疾始发，意不乐，直视僵仆，其脉三部阴阳俱盛是也。

○杨演曰[3]：癫，颠也。发则僵仆焉，故有颠蹶之言也。阴气太盛，故不得行立而侧仆也。今人以为痫病，误矣。

六十难曰：头心之病，有厥痛，有真痛，何谓也？然：手三阳之脉，受风寒，伏留而不去者，则名厥头痛。入连在脑者，名真头痛[4]。

〔1〕 不休是也：濯缨堂本《难经集注》下有"《本义》作'狂疾之始发'。'贵倨'作'倨贵'"。小字注。

〔2〕 杨演曰：该条为杨玄操注。丹波元简《素问记闻·腹中论》曰："狂者多食多怒，自智自贤，而不能眠者也，与癫自异。杨玄操《难经注》辨之极是。"指此难而言。需要指出的是，丹波元简在本条之末指出："金所著《古今病名沿革考》详载之。文长，故举其一二耳。"换言之，确认本条之"杨曰"系"杨玄操曰"的学者当是《古今病名沿革考》的作者金氏。丹波元简《素问识·宣明五气篇第二十三·搏阳则为巅疾》卷三引之。烟建华《难经讲义》以此条出自杨玄操。

〔3〕 杨演曰：丹波元简《素问识·脉要精微论篇第十七·厥成为巅疾》卷二、《素问识·宣明五气篇第二十三·搏阳则为巅疾》卷三引之。

〔4〕 真头痛：《通真子补注脉诀·诸杂病生死候歌》卷三此下有"谓头脑中痛，甚而手足冷至肘膝者，名真头痛，其寒气入深故也"25字，以上文字的行文语气颇类杨玄操注文，然尚缺乏进一步的证据加以确认。今本《难经集注·六十难》虞庶注中有类似表述，不除外虞庶上述表述移用自早期的《难经吕杨注》本。诚如此，则可体会今本《难经集注》对于各家注文的重叠之处是有过一定程度的精简删削处理的，绝非简单地一一照录。

〇杨演曰[1]：去者，行也。厥者，逆也。言手三阳之脉，伏留而不行，则壅逆[2]而冲于头，故名厥头痛也。足三阳留壅[3]，亦作头痛。今《经》不言之，从省文故也。

其五藏气相干，名厥心痛。

杨演曰[4]：诸经络皆属于心。若一经有病，其脉逆行，逆则乘心，乘心则心痛，故曰厥心痛。是五藏气冲逆致痛，非心家自痛也。

其痛甚，但在心，手足青者，即名真心痛。其真心痛者，旦发夕死，夕发旦死。

〇杨演曰[5]：心者，五藏六府之主[6]。法不受病，病即神去气竭[7]，故手足为之清冷也。心痛手足冷者，为真心痛。手足温者，为厥心痛也。头痛亦然，从今日平旦至明日平旦为一日，今云"旦发夕死，夕发旦死"，是正得半日而死也。

〇神圣工巧第十一 凡一首

六十一难曰：《经》言"望而知之谓之神，闻而知之谓之圣，问而知之谓之工，切脉而知之谓之巧"，何谓也？然：望而知之者，望见其五色，以知其病。

---

〔1〕 杨演曰：此注疑出杨玄操。《通真子补注脉诀·诸杂病生死候歌》卷三曾完整地暗引此条。校者案，《通真子补注脉诀》此条位于"厥头痛"3字之后，义长。山田业广《难经辑释备考》视此条为杨玄操注。

〔2〕 壅逆：《通真子补注脉诀·诸杂病生死候歌》卷三引作"逆壅"。

〔3〕 留壅：《通真子补注脉诀·诸杂病生死候歌》卷三引作"留滞"。

〔4〕 杨演曰：山田业广《难经辑释备考》视此条为杨玄操注。郭霭春、郭洪图编《八十一难经集解》指出本条出自"杨玄操曰"。烟建华《难经讲义》以此条出自杨玄操。

〔5〕 杨演曰：山田业广《难经辑释备考》视此条为杨玄操注。郭霭春、郭洪图编《八十一难经集解》指出本条出自"杨玄操曰"。烟建华《难经讲义》以此条出自杨玄操。

〔6〕 主：原本及佚存本误作"王"。据濯缨堂本改。

〔7〕 竭：原本误作"端"。据濯缨堂本改。

杨演曰[1]：望色者，假令肝部见青色者，肝自病；见赤色者，心乘肝，肝亦病，故见五色知五病也。

闻而知之者，闻其五音，以别其病。

杨演曰[2]：五音者，谓宫、商、角、徵、羽也，以配五藏。假令病人好哭者，肺病也。好歌者，脾病也。故云：闻其音，知其病也。

问而知之者，问[3]其所欲五味，以知其病所起所在也。

杨演曰[4]：问病人云好辛味者，则知肺病也。好食冷者，则知内热。故云知所起所在。

切脉而知之者，诊其寸口，视其虚实，以知其病，病在何藏府也[5]。

○杨演曰[6]：切，按也。谓按其[7]寸口之脉，若弦多者，

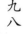

---

〔1〕 杨演曰：该条为杨玄操注。郭霭春、郭洪图编《八十一难经集解》指出本条出自"杨玄操曰"。日·具平亲王（964－1009）《弘决外典抄》卷三"如世医法，上医视色"下曾引此条，亦可为证。《通真子脉要秘括·察色歌》卷五作"杨氏谓：望色者，假令肝部见青色"云云。《通真子补注脉诀·察色观病生死候歌》卷三亦曾暗引此条。

〔2〕 杨演曰：该条为杨玄操注。郭霭春、郭洪图编《八十一难经集解》指出本条出自"杨玄操曰"。日·具平亲王（964－1009）《弘决外典抄》卷三"中医听声"下曾引此条，亦可为证。《通真子脉要秘括·听声歌》卷五作"杨氏曰：五音谓宫、商、角、徵、羽"云云。《通真子补注脉诀·察色观病生死候歌》卷三亦曾暗引此条。关于五音与五行的讨论，武田时昌《阴阳五行のサイエンス思想编》言之甚详，可供参考。

〔3〕 问：原本误作"闻"，据濯缨堂本《难经集注》改。

〔4〕 杨演曰：该条为杨玄操注。郭霭春、郭洪图编《八十一难经集解》指出本条出自"杨玄操曰"。《通真子脉要秘括·审味歌》卷五引作"杨氏谓：问病人云好辛味"云云。

〔5〕 何藏府也：濯缨堂本《难经集注》下有"恭按：衍一'病'字。"小字注。

〔6〕 杨演曰：该条为杨玄操注。唐·张守节《史记正义·扁鹊仓公列传》引"杨玄操云：'切，桉也。'"一语可证。日·具平亲王《弘决外典抄》卷三"下医诊脉"中亦引此条35字。金窪七朗《素问考·脉要精微论》中说："《难经注》杨玄操云：切，按也。"丹波元简《素问识·脉要精微论篇第十七·切脉动静》卷二引之。

〔7〕 其：原本脱，据幻云《史记·扁鹊仓公列传》【三〇页】批注中所引"杨氏曰"补。

肝病也。洪多者，心病也。浮数则病在府，沉细[1]则病在藏。故云在何藏府[2]也。

《经》言以外知之曰圣，以内知之曰神。此之谓也。

○杨曰：视色、听声、切脉，皆在外而知内之病也。

○藏府井俞第十二 凡七首

六十二难曰：藏井荥有五，府独有六者，何谓也？然：府者阳也，三焦行于诸阳，故置一俞名曰原。府有六者，亦与三焦共一气也。

○杨演曰[3]：五藏之脉，皆以所出为井，所流为荥，所注为俞，所行为经，所入为合，是谓五俞，以应金木水火土也。六府亦并以所出为井，所流为荥，所注为俞，所过为原，所行为经，所入为合，其俞亦应五行。惟原独不应五行。原者，元也。元气者，三焦之气也。其气尊大，故不应五行。所以六府有六俞，亦以应六合于乾道也。然五藏亦有原，则以第三穴为原，所以不别立穴者，五藏法地。地卑，故三焦之气经过而已。所以无别穴。六府既是阳，三焦亦是阳，故云共一气也。

六十三难曰：《十变》言"五藏六府荥合，皆以井为始者"何也？然：井者，东方春也。万物之始生。诸蚑行喘息，蜎飞蠕动，当生之物，莫不以春而生。故岁数始于春，日数始于甲，故以井为始也。

〔1〕 沉细：《通真子补注脉诀·察色观病生死候歌》卷三引作"沉缓"。

〔2〕 府：原本脱，据幻云《史记·扁鹊仓公列传》【三〇页】批注中所引"杨氏曰"补。

〔3〕 杨演曰：山田业广《难经辑释备考》视此条为杨玄操注。

杨演曰[1]：凡藏府皆以井为始。井者，谓谷井尔，非谓堀作之井。山谷之中，泉水初出之处，名之曰井。井者，主出之义也。泉水既生，留停于近，萦[2]迂未成大流，故名之曰荥。荥者，小水之状也。留停既深，便有注射轮文之处，故名之曰俞。俞者，委积逐流行，经历而成渠径。径者，经也，亦经营之义也。经行既达，合会于海，故名之曰合。合者，会也。此是水行流转之义。人之经脉，亦法于此，故取名焉。所以井为始春者，以其所生之义也。岁数始于春者，正月为岁首故也。日数始于甲者，谓东方甲乙也。正月与甲乙，皆属于春也。

《黄帝八十一难经》卷之四终

---

　〔1〕　杨演曰：山田业广《难经辑释备考》视此条为杨玄操注。郭霭春、郭洪图编《八十一难经集解》指出本条出自"杨玄操曰"。
　〔2〕　萦：原本及佚存本皆误作"荣"，据守山阁本改。

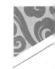
《黄帝八十一难经》卷之五

卢国秦越人　撰
吴太医令吕　广　注
前歙州歙县尉杨玄操　演

六十四难曰：《十变》又言"阴井木，阳井金，阴荥火，阳荥水，阴俞土，阳俞木，阴经金，阳经火，阴合水，阳合土"。阴阳皆不同，其意何也？然：是刚柔之事也，阴井乙木，阳井庚金，阳井庚。庚者，乙之刚也，阴井乙，乙者，庚之柔也。乙为木，故言阴井木也。庚为金，故言阳井金也。余皆放[1]此。

〇杨演曰[2]：五藏皆为阴，阴井为木，荥为火，俞为土，经为金，合为水；六府为阳，阳井为金，荥为水，俞为木，经为火，合为土。以阴井木配阳井金，是阴阳夫妇之义，故云乙为庚之柔，庚为乙之刚。余并如此也。

六十五难曰：《经》言"所出为井，所入为合"，其法奈何？
杨演曰[3]：奈何，犹如何也。

然：所出为井。井者，东方春也，万物之始生，故言所出为井也。所入为合。合者，北方冬也，阳气入藏，故言所入为合也。

---

〔1〕　放：当作"仿"。
〔2〕　杨演曰：该条亦似为杨玄操注。该注首先提出"阴阳夫妇之义"，继则虞氏暗引之曰"井荥亦名夫妇"云云。山田业广《难经辑释备考》视此条为杨玄操注。
〔3〕　杨演曰：山田业广《难经辑释备考》视此条为杨玄操注。郭霭春、郭洪图编《八十一难经集解》指出本条出自"杨玄操曰"。

○杨演曰[1]：春夏主生养，故阳气在外。秋冬主收藏，故阳气在内。人亦法之。

六十六难曰[2]：经言肺之原，出于太渊[3]。

○杨曰[4]：穴在掌后是也。

心之原，出于大陵[5]。肝之原，出于太冲。脾之原，出于太白。肾之原，出于太溪。少阴之原，出于兑骨。

○杨演曰[6]：此皆五藏俞也[7]，所以五藏皆以俞为原。少阴真心脉也，亦有原在掌后兑骨端陷者中。一名神门，一名中都。前云心之原出于大陵[8]者，是心胞络脉也。凡云心病者，皆在心胞络脉矣。真心不病，故无俞。今有原者，外经之病，不治内藏也。

胆之原，出于丘墟。

---

〔1〕杨演曰：山田业广《难经辑释备考》视此条为杨玄操注。

〔2〕六十六难曰：校者案，六十六难内容在《太素》杨上善注中明引者凡两见，暗引者数四。暗引诸例中，唯《太素·输穴·本输》卷十一"过于京骨，京骨者，外踝之下也，为原"下的一段注文裁引用较为完整。今录之如下，以备参考。其文曰："齐下动气者，人之生命，十二经之根本也，故名曰原。三膲者，原气之别使，主行三气，经营五藏六府。故原者，三膲之尊称也。是以五藏六府皆有原也。肺之原出大泉，心之原出大陵也，肝之原出大冲，脾之原出太白，肾之原出大溪，手少阴经原出神门掌后兑骨之端。此皆以输为原者，以输是三膲所行之气留止处也。六府原者，胆原出丘虚，胃原出冲阳，大肠原出合谷，小肠原出完骨，膀胱原出京骨，三膲原在阳池。六府者阳也，三膲行于诸府，故置一输名原，不应五时也。所以府有六输，亦与三膲共一气也。"本书它处杨上善注文为校者，皆系其明引《八十一难》之文。

〔3〕太渊：原误作"大渊"，今正之。

〔4〕杨曰：幻云《史记·扁鹊仓公列传》【二六页】批注中引有此注，却未出注者标识。

〔5〕大陵：原误作"太陵"，今正之。

〔6〕杨演曰：山田业广《难经辑释备考》视此条为杨玄操注。幻云《史记·扁鹊仓公列传》【二六页】批注中引有此注亦冠之以"杨氏曰"3字。

〔7〕此皆五藏俞也：山田业广《难经辑释备考》卷下引作"是皆五藏之俞也"。

〔8〕大陵：原误作"太陵"，今正之。

○杨曰〔1〕：足内踝后微前也。

胃之原，出于冲阳。三焦之原，出于阳池。

○杨曰〔2〕：手表腕上也。

膀胱之原，出于京骨。

丁杨曰〔3〕：在足外侧大骨下，赤白肉际。

大肠之原，出于合谷。

○杨曰〔4〕：手大指岐骨间。

小肠之原，出于腕骨。

○杨曰〔5〕：在手腕陷中。指腕者，误也。

十二经皆以俞为原者何也？然：五藏俞者，三焦之所行，气之所留止也〔6〕**。三焦所行之俞为原者何也？然：脐下肾间动气者，人之生命也，十二经之根本也，故名曰原。三焦者，原气之别使也，主通行三气**〔7〕**，经历于**〔8〕**五藏六府。原者，三焦之尊号也，故所止辄为原。五藏六府之有病者，皆取其原也。**

〔1〕 杨曰：幻云《史记·扁鹊仓公列传》【二六页】批注中引有此注，却未出注者标识。

〔2〕 杨曰：幻云《史记·扁鹊仓公列传》【二六页】批注中引有此注，却未出注者标识。

〔3〕 丁杨曰：幻云《史记·扁鹊仓公列传》【二六页】批注中引有此注，却未出注者标识。

〔4〕 杨曰：郭世余《中国针灸史》认为此条校注出自杨康侯，郭氏认为所谓"手大指岐骨间"的表述与丁德用"在大指、次指间虎口内"不同。幻云《史记·扁鹊仓公列传》【二六页】批注中引有此注，却未出注者标识。

〔5〕 杨曰：郭世余《中国针灸史》认为此条校注出自杨康侯，郭氏认为所谓"指腕者误也"的判断，似是针对丁德用"在小指腕骨内"的反驳。幻云《史记·扁鹊仓公列传》【二六页】批注中引有此注，却未出注者标识。

〔6〕 三焦之所行，气之所留止也：《太素·输穴·本输》卷十一杨上善注引作"三膲行气之所留止"。

〔7〕 三气：山田业广《难经辑释备考》卷下引苣庭先生云："'三气'之'三'，当是'生'字。《八难》'生气之原'吕注作'三气之原'可证。"

〔8〕 经历于：《太素·九针之一·诸原所生》卷二十一杨上善注引作"经营"。

杨演曰[1]：齐下肾间动气者，丹田也。丹田者，人之根本也，精神之所藏，五气之根元。太子之府也。男子以藏精，女子主月水，以生养子息，合和阴阳之门户也。在齐下三寸，方圆四寸，附着脊脉两肾之根，其中央黄，左青，右白，上赤，下黑。三寸法三才，四寸法四时，五色法五行。两肾之间，名曰大海，一名溺水。中有神龟，呼吸元气，流行则为风雨，通气四肢，无所不至也。肾者，分为日月之精，虚无之气，人之根本也。齐者，人之命也。分为一名太中极，一名太涓，一名昆仑，一名持枢，一名五城。五城有真人，即五常也。五城[2]之外有八使者，即八卦神也。八使者，并[3]太一为九卿。八卦之外有十二楼，楼有十二子也，并三焦神为二十七大夫，又并四支神为八十一元士。齐中央名太一君之侯王，王天大将军，特进侯，主人身中万二千神也。劾在头上脑户中。庙在项后顶上。社在脾左端。稷在太肠穷。风伯在八门，八门在齐傍。雨师[4]在小肠穷。四渎云气在昆仑。溺水在胞中。所以备言此者，欲明肾为人生之本焉。故知丹田者，性命之本也。道士思神，比丘坐禅，皆行心气于脐下者，良为此也。故云原者，三焦之尊号也。三焦合气于肾故也。

---

〔1〕杨演曰：此注疑出杨玄操。《通真子补注脉诀·弦脉歌一》卷二暗引作"脐下肾间动气者，丹田。丹田者，人之根本也，精神之所藏，五气之根源。男子以藏精，女子以藏月水，生养子息，合和阴阳之门户，在脐下三寸。"幻云《史记·扁鹊仓公列传》【二六页】批注中引有此注亦冠之以"杨氏曰"三字。郭世余《中国针灸史》视此条为杨玄操注。

〔2〕五城：原本及濯缨堂本误作"三城"，据佚存本、守山阁本、幻云《史记·扁鹊仓公列传》批注中所引改。

〔3〕并：原本及濯缨堂本、佚存本皆误作"井"，据守山阁本、幻云《史记·扁鹊仓公列传》批注中所引改。与《云笈七笺·老子中经·第十四神仙》卷之十八文相合。

〔4〕雨师：原本及濯缨堂本、佚存本、幻云《史记·扁鹊仓公列传》批注中所引皆误作"两师"，据守山阁本改，与《云笈七笺·老子中经·第十二神仙》卷之十八文相合。

六十七难曰：五藏募[1]皆在[2]阴，而俞在阳者，何谓也？然：阴病行阳，阳病行阴，故令募在阴，俞在阳。

○杨演曰[3]：腹为阴，五藏之募皆在腹，故云募皆在阴。背为阳，五藏之俞皆在背，故云俞皆在阳。内藏有病，则出行于阳，阳俞在背也。外体有病，则入行于阴，阴募在腹也。故《针法》云：从阳引阴，从阴引阳。此之谓也[4]。

六十八难曰：五藏六府，各有井荥俞经合，皆何所主？然：《经》言"所出为井，所流[5]为荥，所注为俞，所行为经，所入为合"。井主心下满[6]。

吕注曰：井者木，木者肝，肝主满也。

荥主身热。

吕注曰：荥者火，火者心，心主身热也。

俞主体重节痛。

吕注曰：俞者土，土者脾，脾主体重也。

经主喘咳寒热。

吕注曰：经者金，金主肺，肺主寒热也。

合主逆气而泄。

吕注曰：合者水，水主肾，肾主泄也。

〔1〕募：本卷卷末"音释"曰："募，音暮。"

〔2〕在：本书原误作"有"，佚存本误排作"左"。据濯缨堂本改。

〔3〕杨演曰：该条为杨玄操注。唐·张守节《史记正义·扁鹊仓公列传》引"杨玄孙云：'腹为阴，五藏募皆在腹，故云募皆在阴。背为阳，五藏俞皆在背，故云俞皆在阳。内藏有病，则出行于阳，阳俞在背也。外体有病，则入行于阴，阴募在腹也。《针法》云：从阳引阴，从阴引阳也。'"。按，《史记正义》此处的"杨玄孙"即"杨玄操"。山田业广《难经辑释备考》视此条为杨玄操注。

〔4〕此之谓也：据幻云《史记·扁鹊仓公列传》【三〇页】批注中所引，此下尚有"五藏六府皆有府募，不可只五藏"13字。以上13字或是杨玄操注释佚文。

〔5〕流：《灵枢经·九针十二原第一》作"溜"。同书音释中指出："溜，谨按《难经》当作'流'。"

〔6〕井主心下满：濯缨堂本《难经集注》下有"《本义》'各'作'皆'"。小字注。

此五藏六府，其井荥俞经合，所主病也[1]。

用针补泻第十三 凡十三首

六十九难[2]曰：《经》言"虚者补之，实者泻之，不实不虚，以经取之"，何谓也？然：虚者补其母，实者泻其子。当先补之，然后泻之，不实不虚[3]，以经取之者。是正经自生病[4]，不中他邪也，当自取其经，故言以经取之[5]。

○杨演曰[6]：春得肾脉为虚邪，是肾虚不能传气于肝，故补肾。肾有病则传之于肝，肝为肾子，故曰补其母也。春得心脉为实邪，是心气盛实，逆来乘肝，故泻心。心平则肝气通，肝为心母，故曰泻其子也。不实不虚，是诸[7]藏不相乘也。春得弦多及但弦者，皆是肝藏自病也，则自于足厥阴、少阳之经而补泻焉。当经有金木水火土，随时而取之也。

七十难[8]曰：《经》言"春夏刺浅，秋冬刺深"者，何谓也？然[9]：春夏者，阳气在上，人气亦在上，故当浅取之。秋冬

〔1〕 所主病也：濯缨堂本《难经集注》下有"《本义》无'其'字"。小字注。
〔2〕 六十九难：六十九难见引于《太平圣惠方》卷九十九之"针经序"。
〔3〕 不实不虚：《太素·经脉之一·经脉连环》卷八杨上善注文引作"不盛不虚"。
〔4〕 正经自生病：《太素·经脉之一·经脉连环》卷八杨上善注文引作"正经自病"。
〔5〕 以经取之：濯缨堂本《难经集注》下有"《本义》作'不虚不实'下同"。小字注。
〔6〕 杨演曰：该条为杨玄操注。元·滑寿《难经本义》中曾节引该文，而其"《本义》引用诸家姓名"一目中明确指出"杨氏玄操，吴歙县尉，《难经注释》"。《通真子补注脉诀·诊四时虚实脉歌》卷二亦曾完整引用本条。郭世余《中国针灸史》视此条为杨玄操注。
〔7〕 诸：《难经本义·六十九难》卷下误引作"谓"。
〔8〕 七十难：七十难见引于《太平圣惠方》卷九十九之"针经序"。
〔9〕 然：《太平圣惠方》卷九十九作"缘"。

者，阳气在下，人气亦在下，故当深取之[1]。

○杨演曰[2]：《经》言"春气在毫毛，夏气在皮肤，秋气在分肉，冬气在筋骨"。此四时之气也。其四时受病，亦各随正气之深浅，故用针者治病，各依四时气之深浅而取之也。

春夏各致一阴，秋冬各致一阳者，何谓也？然：春夏温必致一阴者，初下针，沉之，至肾肝之部，得气引持之，阴也。秋冬寒必致一阳者，初内针，浅而浮之，至心肺之部，得气推内之，阳也。是谓春夏必致一阴，秋冬必致一阳。

杨演曰[3]：入皮三分，心肺之部，阳气所行也。入皮五分，肾肝之部，阴气所行也。阳为卫，阴为荣。春夏病行于阳，故引阴以和阳。秋冬病行于阴，故内阳以和阴也。

七十一难[4]曰：《经》言"刺荣无伤卫，刺卫无伤荣"，何谓也？然：针阳者，卧针而刺之；刺阴者，先以左手摄按所针荣俞之处，气散[5]乃内针，是谓刺荣无伤卫，刺卫无伤荣也。

○杨演曰[6]：入皮三分为卫气。病在卫，用针则浅，故卧针而刺之，恐其深伤荣气故也。入皮五分为荣气，故先按所针之穴，待气散乃内针，恐伤卫气故也。

七十二难[7]曰：《经》言"能知迎随之气，可令调之，调气

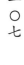

---

[1] 故当深取之：濯缨堂本《难经集注》下有"《本义》无'经言'二字"。小字注。

[2] 杨演曰：山田业广《难经辑释备考》视此条为杨玄操注。郭世余《中国针灸史》视此条为杨玄操注。

[3] 杨演曰：该条为杨玄操注。因为虞庶注中已有明确称引，而虞书早于杨康侯，故此条出自杨玄操注无疑。郭世余《中国针灸史》视此条为杨玄操注。

[4] 七十一难：七十一难见引于《太平圣惠方》卷九十九之"针经序"。

[5] 气散：《太平圣惠方》卷九十九作"候气散"。

[6] 杨演曰：该条为杨玄操注。郭霭春、郭洪图编《八十一难经集解》指出本条出自"杨玄操曰"。

[7] 七十二难：七十二难见引于《太平圣惠方》卷九十九之"针经序"。

之方，必在阴阳"，何谓也？然：所谓迎随者，知荣卫之流行，经脉之往来也，随其逆顺而取之，故曰迎随。调气之方，必在阴阳者，知其内外表里，随其阴阳而调之，故曰调气之方，必在阴阳。

　　○杨演曰[1]：荣气者，常行不已。卫气者，昼行于身体，夜行于藏府。迎者，逆也。随者，顺也。谓卫气逆行，荣气顺行。病在阳，必候荣卫行至于阳分而刺之；病在阴，必候荣卫行至于阴分而刺之，是迎随之意也。又迎者，泻也。随者，补也。故经曰迎而夺之，安得无虚。言泻之则虚也。随而济之，安得无实。言补之则实也。调气之方，必在阴阳者。阴虚阳实，则补阴泻阳。阳虚阴实，则补阳泻阴。或阳并于阴，阴并于阳，或阴阳俱虚，或阴阳俱实，皆随病所往，而调其阴阳[2]，则病无不已。

　　七十三难曰：诸井者，肌肉浅薄，气少不足使也，刺之柰何？然：诸井者，木也。荥者，火也。火者木之子，当刺井者，以荥泻之，故《经》言"补者不可以为泻，泻者不可以为补"。此之谓也。

　　○杨曰：冬刺井，病在藏，取之井，应刺井者，则泻其荥，以去其病。故经曰：冬阴气紧，阳气伏，故取井以下阴气，逆取荥以通阳气也。

　　七十四难曰：《经》言"春刺井，夏刺荥，季夏刺俞，秋刺经，冬刺合"者，何谓也？然：春刺井者邪在肝，夏刺荥者邪在心，季夏刺俞者邪在脾，秋刺经者邪在肺，冬刺合者邪在肾。

---

　　〔1〕 杨演曰：该条为杨玄操注。元·滑寿《难经本义》中曾节引该文，而其"《本义》引用诸家姓名"一目中明确指出"杨氏玄操，吴歙县尉，《难经注释》。"郭世余《中国针灸史》视此条为杨玄操注。
　　〔2〕 或阴阳俱虚……而调其阴阳：《难经本义·七十二难》卷下引作"或阴阳俱虚俱实，皆随其所见而调之"。

○杨演曰[1]：用针微妙，法无穷。若不深达变通，难以救疾者矣。至如此说，则是变通之义也。《经》云："冬刺井，春刺荥"[2]。此乃云：春刺井，夏刺荥。理极精奇，特宜留思，不可固守以一概之法也。

其肝、心、脾、肺、肾而系于春夏秋冬者何也？然：五藏一病辄有五也。假令肝病，色青者，肝也。臊臭者，肝也。喜酸者，肝也。喜呼者，肝也。喜泣者，肝也。其病众多，不可尽言也。四时有数而并系于春夏秋冬者也，针之要妙，在于秋毫者也。

○杨演曰[3]：五藏六府病，各有形证。今略举肝家一藏以为法尔。虽言春刺井，夏刺荥。若一脏有病，脉亦随之，诊而取之。假令肝自病，实则取肝中火泻之，虚则取肝中木[4]补之。余皆仿此。即秋毫微细之意也，言用针微细若秋毫矣。

七十五难[5]曰：《经》言"东方实，西方虚，泻南方，补北方"，何谓也？然：金木水火土，当更相平。东方，木也。西方，金也。木欲实，金当平之。火欲实，水当平之。土欲实，木当平之。金欲实，火当平之。水欲实，土当平之。东方肝也，则知肝实。西方肺也，则知肺虚[6]。泻南方火，补北方水。南方火。火者，木之子也。北方水。水者，木之母也。水胜火，子能令母

〔1〕 杨演曰：山田业广《难经辑释备考》视此条为杨玄操注。郭世余《中国针灸史》视此条为杨玄操注。
〔2〕 冬刺井春刺荥：此语见《灵枢·顺气一日分为四时第四十四》，其原文为"藏主冬，冬刺井；色主春，春刺荥"。
〔3〕 杨演曰：郭世余《中国针灸史》视此条为杨玄操注。
〔4〕 木：各本均同。疑误。
〔5〕 七十五难：七十五难见引于《太平圣惠方》卷九十九之"针经序"。
〔6〕 东方肝也……则知肺虚：《太素·经脉之一·经脉连环》卷八杨上善注文引作"东方者肝也，肝实则知肺虚"。

实，母能令子虚，故泻火补水，欲令金不得平木[1]也。《经》曰："不能治其虚，何问其余"，此之谓也。

○杨曰：五行以胜相加，故木胜土，金胜木。木，肝也。金，肺也。肺气虚弱，肝气强实，木反凌金，金家不伏，欲来平木，金木若战，二藏则伤，故用针者，诊知其候，则须泻心。心气既通，肝气则复，又补于肾。肾家得气，传而养肝。肝气已定，则肺不复来平肝，然后却补脾气。脾是肺母，母气传子，子便安定，故曰"不能治其虚，何问其余"，此之谓也。一本说杨氏曰：金克木。今据肝家一条以例五藏。假令东方木肝实，西方金肺虚，肝木实陵[2]肺金虚，金本克木，木伏金，肝欲制肺，肺乃不伏。二藏争胜，反害于火，宜泻其心。心属火。火者木之子，子气既通，肝虚则伏，肝气既复，则肺不复来。然后补其脾，脾是肺母，母气授子，子气便实。故言"母能令子实，子能令母虚"，不能治其虚，何问其余？

七十六难曰：何谓补泻？当补之时，何所取气？当泻之时，何所置气？然：当补之时，从卫取气。当泻之时，从荣置气。其阳气不足，阴气有余，当先补其阳，而后泻其阴。阴气不足，阳气有余，当先补其阴，而后泻其阳。荣卫通行，此其要也。

杨曰：此是阴阳更虚更实之变，须通荣卫，病则愈也。

七十七难曰：《经》言"上工治未病，中工治已病"者，何谓也？然：所谓治未病者，见肝之病，则知肝当传之与脾，故先实其脾气，无令得受肝之邪，故曰治未病焉。中工治已病者，见肝之病，不晓相传，但一心治肝，故曰治已病也。

---

[1] 木：原误作"水"，今正之。
[2] 陵：通"凌"，侵侮。

〇杨演曰[1]：五藏得病，皆传其所胜，肝病传脾之类是也。若当其王时，则不受传，即不须行此方也。假令肝病当传脾，脾以季夏王，正王则不受邪，故不须实脾气也。若非季夏，则受肝邪。便当预令实脾气，勿令得受肝邪也。如此者，谓之上工。工，犹妙也。言妙达病源者也。其中工未能全解，故止守一藏而已。

七十八难曰：针有补泻，何谓也？然：补泻之法，非必呼吸出内针也。

杨曰：补者呼则出针，泻者吸则内针，故曰呼吸出内针也。

然知为针者信其左，不知为针者信其右。当刺之时，必先以左手厌[2]按所针荣俞之处，弹而努之，爪而下之。其气之来，如动脉之状，顺针而刺之，得气因推而内之，是谓补。动而伸之，是谓泻。不得气乃与，男外女内[3]。不得气，是谓十死不治也[4]。

杨演曰[5]：凡欲下针之法，先知穴处，便以左手按之，乃以右手弹其所按之处，脉动应于左手之下，仍即以左手指按之。然后循针而刺之，待气应于针下，因推入荣中，此是补也。若得气便摇转而出之，此是泻也。若久留针而待气不至，则于卫中留针，待气久不得，又内入于荣中，久留待气，如其三处候气不应于针者，为阴阳俱尽，不可复针。如此之候，十人十死。故云：十死不治。卫为阳，阳为外，故云男外。荣为阴，阴为内，故云女内也。

---

〔1〕 杨演曰：山田业广《难经辑释备考》视此条为杨玄操注。

〔2〕 厌：本卷卷末"音释"曰："厌，益涉切。"

〔3〕 男外女内：《灵枢经·终始第九》作"男内女外"。同书音释中指出："男内女外，《难经》当作'男外女内'。"

〔4〕 十死不治也：濯缨堂本《难经集注》下有"《本义》无'然知'之'然'字。"小字注。

〔5〕 杨演曰：郭世余《中国针灸史》视此条为杨玄操注。魏稼《各家针灸学说》视此条为杨玄操注。

七十九难曰：《经》言"迎而夺之，安得无虚，随而济之，安得无实。虚之与实，若得若失。实之与虚，若有若无"，何谓也？然：迎而夺之者，泻其子也。随而济之者，补其母也。假令心病，泻手心主俞。是谓迎而夺之者也。补手心主井，是谓随而济之者也。所谓实之与虚者，牢濡之意也。气来实牢者为得，濡虚者为失，故曰若得若失也。

杨演曰[1]：此是当藏自病，而行斯法，非五藏相乘也。

八十难曰：《经》言"有见如入，有见如出者"，何谓也？然：所谓有见如入者，谓左手见气来至，乃内针。针入，见气尽，乃出针。是谓有见如入，有见如出也。

○杨曰：此还与弹而努之，爪而下之相类也。

八十一难曰：《经》言"无实实虚虚，损不足而益有余，是寸口脉耶，将病自有虚实耶"，其损益奈何？然：是病非谓寸口脉也，谓病自有虚实也。假令肝实而肺虚。肝者，木也。肺者，金也。金木当更相平，当知金平木。假令肺实而肝虚，微少气，用针不补其肝，而反重实其肺。故曰：实实虚虚，损不足而益有余。此者中工之所害也。

○杨演曰[2]：上工治未病，知其虚实之原，故补泻而得其宜。中工未审传病之本，所治反增其害也。

音释

六十七难

募音暮。

---

〔1〕 杨演曰：山田业广《难经辑释备考》视此条为杨玄操注。
〔2〕 杨演曰：山田业广《难经辑释备考》视此条为杨玄操注。

七十八难[1]

厌益涉切。

《黄帝八十一难经》卷之五终

---

[1]·七十八难："七"原作"六"，今据本书正文情况改。

第二部分　虞山北厓主人本《难经》校注

清·北厓主人元祁手录

赵怀舟　王小芸　李洪涛
张伟娜　裘　俭　程　英

校注

校注说明

　　北厓主人手录本《难经》（以下简称北厓本《难经》）珍藏于中国中医科学院图书馆善本部。这是一部清·同治三年（1864）抄成的蓝格《难经》抄本，距今已有149年，其财产号为5028515。该抄本在《中国中医古籍总目》有著录，系《难经》注释类的第一部书——00250《黄帝八十一难经》。该抄本原题：吴吕广注，唐杨玄操演。北厓本《难经》虽无《难经吕杨注》之名，却具《难经吕杨注》之实。

　　这个抄本曾经中医医史文献学家范行准（1906年10月31日－1998年6月16日）先生收藏。范行准，名适，字天磬，曾用范天庆之名。浙江省汤溪县（今属金华县）厚大乡人。撰有《中国医学变迁史》（1933）、《明季西洋传入之医学》（1942）、《中华医学史》（1947－1948）、《中国预防医学思想史》（1953）、《中国医学史略》（1961年撰成，1985年正式出版）、《栖芬室架书目录》（1975）、《中国病史新义》（1989）等著作。

　　范行准1930年至1932年就读于上海国医学院，恽铁樵、章太炎先后任该校校长，教师有陆渊雷、章次公、徐衡之、祝味菊、程门雪、沈仲圭等。毕业后在上海行医，与医史、文献学家王吉民、龙伯坚、宋大仁等交游，同时开始了他搜书藏书的人生历程。1950年范行准被聘入华东军政委员会卫生部工作。1953年调入上海军事医学科学院，1958年随院迁到北京。约1967年，下放到武汉劳动，3年后返回北京，转入军事学院工作，1979年离休。1984年，范先生78岁时，毅然将其栖芬室全部藏书捐献给了中国中医研究院，实现了他早年的愿望。这批献书共计760

种，7 200 余册。其中医书 660 多种，2 100 多册，内含善本 290 种，1 500 余册。善本中有宋、元、明三代刻本、写本 90 多种，有的已是价值连城的文物。范先生 1998 年病逝，享年 93 岁。

北厓本《难经》当是前述 290 种善本中医古籍中的一种，众所周知，范行准先生的藏书室名曰栖芬室。但很少留意范先生的另一个藏书室的名称——清约堂。在这部同治三年的抄本上，范先生亲笔题有"汤溪范氏清约堂"7 字。书内《黄帝八十一难经·序》之首页，还钤有"汤溪范氏清约堂图书"的方形篆章。

北厓本《难经》系蓝格抄本，每半页 10 行，行 25 字，连书封总凡 152 页，系工楷抄成。书内分别钤有"中国中医研究院图书馆藏书"、"元祁"（2 枚）、"汤溪范氏清约堂图书"、"博陵邵氏珍藏"（2 枚）、"春晖"（2 枚）、"汤溪范行准备用书卷"、"中国中医研究院图书馆藏"、"范适"、"行准"（2 枚，大小字体略不相同）、"善本"等藏章。

该本的原始抄录者可能名叫"元祁"，这是通过抄本中保留的印章加以确认的。关于此人，我们目前所知者仅仅是其籍贯可能是今天的江苏省常熟市虞山人。该抄本书前题"《难经》北厓主人手录"，书后题"同治甲子午月虞山北厓主人手录"，并分别两次钤押同一枚"元祁"印。据此，我们可以了解 1864 年 5 月元祁氏完成了《难经吕杨注》的辑录工作。

由于相关资料的缺如，笔者暂时仅能对其书其人的相关事宜略作推测，具体情形的描述只能留待将来更多线索加以汇集之后进行。

1. 北厓本《难经》是吕杨注的辑录本

这个题名"吴·吕广注；唐·杨元操演"的《难经》抄本，并不是它表面看起来的杨玄操注本的原件，而是一个辑录本。判断这个命题，需要对通行本的《难经集注》的版本流传有一个简要的了解。我们不妨通过马继兴先生《中医文献学》中的疏理工作，对此略作温习。

通行本的《难经集注》（即《王翰林集注八十一难经》）实即将"十家补注"本改易书名者。其书名虽冠以"王翰林"（即王惟一的官衔），而书中的虞（庶）、杨（康侯）二家注文均在王惟一之后数十年之久。足证此书最后辑成者并非王氏，而应是北宋以后人。在此书卷首的撰人项中所记 10 家姓名与"十家补注"本全同，可知其系该书的重刻改订本。但各撰人的排列顺序方面有所错乱，并删去有关的官衔及籍贯。

此书的撰辑者及最初刊行年代均不详，明代早期吕复、叶盛及徐春甫等人所见到的刊本也已不存。现存最早刊本系 1652 年（庆安 5 年）日本武村市兵卫刊本（上海图书馆及日本内阁文库各藏 1 部，台北"故宫博物院"藏 3 部，后者又分别有森立之、小岛质等人校注）。其次是 1804 年（文化元年）日本·濯缨堂刊本（中研图书馆藏），1863 年（文久 3 年）日人林衡氏辑《佚存丛书》本（此后中国有黄氏重刻《佚存丛书》本，1924 年上海涵芬楼影印本，即《四部丛刊》本，中华书局《四部备要》据之排印本及 1956 年人民卫生出版社影印本），1852 年钱熙祚《守山阁丛书》中收入此书，并新增了校注（商务印书馆又有据此本的排印本）。

马继兴先生的分析基本是正确的，即现存最早的刊本系庆安本，从这个源头出发有濯缨堂本和佚存丛书本两个支脉，而影响到中国大陆的主要是佚存丛书本。唯有一个细节需要讨论，即林衡氏的《难经集注跋》落款曰"癸亥花朝天瀑识"。日本文久三年（1863 年）确是癸亥年，但由于该跋文中曾提到"因质诸医官多纪廉夫（1755－1810），廉夫云近代医书绝无援引，久疑散佚"云云。知此癸亥当上推一甲子到 1803 年，当日本享和三年。换言之，佚存丛书本比濯缨堂本的成书还要早一年。影响中国较为深远的正是这个林衡先生主其事的活字摆印本《难经集注》。

另需指出的是，马文中提到的"商务印书馆又有据此本（守山阁本）的排印本"中对于钱氏原版中的图像曾予重绘，有所失真。如"井荥俞经合图"中的手太阳小肠之经、手少阳三焦之经等图有误。

经过初步的对比可知，北厓本《难经》的相关行文与佚存丛书本《难经集注》更加接近，而不是濯缨堂本，也不是庆安本。由于《难经集注》本身也曾对《难经吕杨注》做过一定程度的删并加工（与《太平圣惠方·卷一·辨奇经八脉法》、《通真子补注王叔和脉诀》、《补注通真子脉要秘括》乃至日本幻云僧《史记》批注、朝鲜许浚《纂图方论脉诀集成》等书对《难经吕杨注》的直接或间接引用相对照，可以对此有所体会），所以与《难经集注》行文相接近的本子基本上可以排除其为《难经吕杨注》原本的可能性。目前的结论是：

①北厓本《难经》系从《难经集注》中辑录而成的，而非《难经吕杨注》的原本流传；

②北厓本《难经》辑录依据的《难经集注》属于佚存丛书系列，而非濯缨堂或庆安本。

由于北厓本《难经》的完成时间是同治三年（1864），此时距佚存丛书本在日本的刊刻已过了 61 年之久，我们暂时无法判断它所据的底本是日本的活字摆印本，还是中国的重刻本。可以肯定的一点是，虽然北厓本《难经》成书晚于钱熙祚（1800－1844）的守山阁丛书本，但它所用的底本却绝非守山阁丛书本，因为这个本子中并不反映钱氏所做的为数众多的优秀校勘成果。

2. 北厓本《难经》的辑录者当是元祁

虽然我们对于北厓主人的生平事迹了解不多，但基本可以肯定北厓本《难经》的手录者就是辑录者。粗检其书可知，北厓本《难经》中除了存在着"焉"、"也"、"者"等与医理无关的语助虚词与通行本《难经集注》并不吻合的地方之外，也还存在着个别与医理相关的笔误之处，比如"井荥俞经合"的"荥"多误作"荣"等等。笔者思忖此人通文懂医，却并不一定是一位专职医生。北厓本《难经》中存在着将近 30 处上下字颠倒现象，将近 20 处誊录错字，20 余处抄录衍文，并且这些已被计数的讹衍颠倒之处手录者均已自行发现，并予以及时纠正了。上述现象说明，这个本子是一个一边辑复、一边手录、一边校正的本子。

完成上述工作看似简单，其实也有非常大的难度，尤其是操作者如果缺乏必要的临证基础，难度就更大了。因此这个本子中出现六七十处书写细节的自我纠正和调整就不足为奇了。我们暂时认定北厓本《难经》的抄录者便是元祁氏，那么该书的辑录者也当是元祁本人。元祁本人虽然不一定投针、丸、艾与人治病，但他熟悉中医学术传承脉络，精通辑录古籍的基本常识，又有独立思考的能力却是不容否认的，这表现在如下几端：

2.1 书序书名的审慎决择

元祁辑录北厓本《难经》时的工作底本——佚存诸本杨玄操序均冠以"《难经集注》序"之名。至今也有学者认为唐时杨玄操次注本《难经》的最初书名就是《难经集注》，这是相当大的一个误解。从本序正文中看不出任何集各家之注为一体的意味来，杨玄操可以参考的不过是所释未半的吕广一家之注，不能与"集注"之名相称。此序之名，当是《难经集注》逐步演化成今日通行本时出版者的权宜之笔。仅从这个抄本的首行八字——"黄帝八十一难经序"中，我们就已经能够体会到这位抄录者对于《难经集注》全书的组织结构、布局体例、形成过程和精神风貌是有深刻理解和思考的。

2.2 简要清约的辑录风格

北厓本《难经》突出的宏观特征是尽量简约其事，具体而言是不分卷、删音释、并条文。通行本《难经集注》全书凡 5 卷 13 类，并且除卷四之外，每卷之后均附以"音释"。北厓本《难经》

保留了原书13类的杨元操章句，却不再延续其书分5卷、卷后音释的格局。要想达成上述风格，必须在动手辑录之前深思熟虑，建立明确的体例规章，否则也不容易做到这一点。

《难经集注》原书的条文，因为总凡五家注文混杂其间，故此略显支离。北厓本《难经》对于原书正文的离散现象，进行了有效的归并，使条块分明颇便于阅读，一定程度上也更加接近杨玄操次注本的原貌。个别地方连注文出现的位置也进行了微调，是则更加突显了辑录者自身的学术特点。

2.3 规范文本的不懈努力

古典医籍在传抄、刻印的漫长传流过程中，出现这样或那样的不规范之处是难以避免的。元祁氏基于自己的学术修养，对于佚存本系列《难经集注》中出现的个别用字不规范之处作出了自己的修正。现仅举一例说明如下：

庆安本、濯缨堂本、佚存本、宛委别藏本《难经集注》中与《难经》正文并吕杨旧注相关的部分中"奈何"一词总凡十见。其中庆安本"柰"字6见，"奈"字4见；濯缨堂本、佚存本和宛委别藏本"柰"、"奈"二字各5见。可以说《难经集注》诸刻本中"柰"、"奈"互见的情况是普便存在的。由于"柰"、"奈"二字形近音同，所以古籍中混同使用的例子不一而足。但详究其义，则"柰"之与"奈"确为二字。《本草纲目·柰·集解》卷三十："［时珍曰］柰与林檎，一类二种也。树、实皆似林檎而大，西土最多，可栽可压。"由此观之，"柰"字从木，为果木之一种。而"奈"字从人，系"奈何"之正字。现存相关文献中，唯北厓本《难经》中的十个"奈何"之"奈"皆作正字。

若依《难经集注》木刻本自然呈现的条文分割情况表示，"奈何"一词出现在如下十处。为方便表示各本中的具体使用频次，括弧中分别标以"庆"、"濯"、"佚"、"宛"4字以代表上文中提到的4个常见版本。具体而言，《难经吕杨注》中十个

"奈何"分别位于《难经集注》的第 55（奈：庆、濯；奈：佚、宛）、80（奈：庆、濯、佚、宛）、87（奈：庆、濯、佚、宛）、115（奈：佚、宛；奈：庆、濯）、149（奈：佚、宛；奈：庆、濯）、408（奈：庆、濯、佚、宛）、451 经（奈：庆、濯；奈：佚、宛）、451 注（奈：庆、濯、佚、宛）、480（奈：庆、濯；奈：佚、宛）、498（奈：庆、佚、宛；奈：濯）等条。

2.4 独立思考的可贵品质

北匡本《难经》在细节上的新颖之处，在一定程度上反映了辑录者独立思考的可贵品质和洗练干脆的学术风格。虽然有些结论尚待商榷，但是面对困难给出自己的明确回答，也是一种真诚质朴的品格。

比如《四十八难》"言者为虚，不言者为实。"《难经集注》下连续出现两个"杨曰"，即"杨曰：肺主声，入心为言，故知言者为虚。肝主谋虑，故入心即不言，用为实邪，故知不言者为实。○杨曰：藏气虚，精气脱，故多言语也。藏气实，邪气盛，故不欲言语也。"北匡本《难经》不取第 2 个"杨曰"，当是辑录者元祁氏敏锐地注意到两个"杨曰"在阐释同一医学命题时存在着原则性的差别，他并不承认第 2 个"杨曰"是杨玄操校语。这样的是非判断，虽然到目前为止也还很难找到强有力佐证加以评价（笔者以为第一个"杨曰"或是"丁曰"之误，但论证过程仅限于医理、文理推导，尚缺乏文献确证），但两个"杨曰"中至少一处是杨康侯所出而非杨玄操又曰的可能性还是存在的。如果说《四十八难》之下两个"杨曰"的一取一舍也不除外辑录过程偶失一则的情形，那么另外一个保留调整的例子就颇具深意了。

《二十三难》"经脉十二，络脉十五，……如环无端，转相溉灌，朝于寸口人迎，以处百病而决死生也"条《难经集注》原本中也包含了两个"杨曰"，即"杨曰：行手太阳讫，即注手阳明。

行手阳明讫，即注足阳明。输转而行，余皆仿此也。○杨曰：经脉十二，络脉十五，凡二十七气，以法三九之数。天有九星，地有九州，人有九窍是也。其经络流行，皆朝会于寸口人迎。所以诊寸口人迎，则知其经络之病，死生之候矣。"北厍本《难经》的处理方式，两者皆予保留，但同时调整其位置，先言"经脉十二，络脉十五……"后写"行手太阳讫，即注手阳明……"，并且首见者冠以"杨曰"，次见者冠以"又曰"。上述操作是充分考虑了理医文理的先后层次的。在一边辑复、一边手录、一边校正的过程中能够做到这一点，足见元祁氏是多么谨慎和认真。

3. 北厍本《难经》的朱批者是范行准

北厍本《难经》中有 10 余处朱笔批改之处，虽然不敢说全部，但绝大多数朱笔的批改当出自本书的最后一位个人收藏者范行准先生之笔。其中两处包含字数较多处的笔迹，笔者曾于 2013 年 3 月 6 日请范行准先生的学生伊广谦教授过目，得到了肯定的回答。

范行准先生对北厍本《难经》进行批注时，同样依据了某个版本的《难经集注》，这在相关朱笔批注中可以略见端倪。比如：《二十四难》"足厥阴气绝……即引卵与舌，故舌卷卵缩，此筋先死，庚日笃，辛日死"中的"此"字右侧朱笔点过，同行正上方朱笔眉批"刊本无'此'字，作空格"八字。《三十五难》"杨曰：为是非者，言诸府各别其所传化"，该行对应页眉处，有"谓"、"刊"二朱笔题字，这个地方虽然仅标有两个字，但其意是明确的，即某刊本"为"作"谓"。《六十六难》"杨曰：在足踝上寸，骨间动脉是也。"正文"上""寸"之间朱笔补一小圈，并在其右侧书一"五"字。条文下朱笔批注："按此系丁注，当删。"同难"杨曰：在足外侧大骨下赤白肉际。"下有朱笔批注："此条'杨'字上有'丁'字作'丁杨曰'。"……上述例证的多数特点均与通行本《难经集注》相吻合。但笔者所阅《难经集注》刊本中尚未见到《二十四难》"足厥阴气绝"条，"此"字做空格者。

笔者核查 1986 中医古籍出版社出版，中国中医研究院图书馆编撰的《馆藏中医线装书目》一书，其书附录 493－502 页系"范行准献书目录"，但著录格式极为简略，诸如"黄帝八十一难经（吴）吕广（唐）杨玄操注一册；图注八十一难经（明）张世贤注四册；图注八十一难经（明）张世贤注一册；图注难经（明）张世贤注二册；难经集注（明）王九思等集注二册；扁鹊脉书难经（清）熊庆笏辑十二册"云云，未见细致的版本信息，难以据之有所考索。

伊广谦教授来函告知，《栖芬室架书目录》（油印本）标有较简单的版本等项。笔者循着这条线索，在友人的帮助下终于得见该《目录》。此书系 1975 年 10 月北京医学院理论小组编印，其中《难经》类的著录情况如下：

2.4　难经

1. 黄帝八十一难经不分卷

　　　吴　吕广注

　　　唐　杨玄操演

　　　清　同治甲子月虞山北厓主人手录本　　　　一册

2. 八十一难经八卷

　　　明　张世贤

　　　正德刊本　　　　　　　　　　　残存一册

3. 难经集注五卷

　　　明　王九思等集录

　　　四部丛刊本　　　　　　　　　　　二册

4. 八十一难经八卷

　　　明　张世贤

　　　嘉靖刊本　　　　　　　　　　　四册

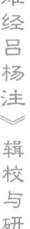

5. 图注难经二卷

        明   张世贤

        康熙中和堂刊本

        连自华批校本   二 册

6. 扁鹊脉书难经六卷

        清   熊庆笏辑注

        嘉庆刊本   十二册

    上述著录信息中的第一本即北厓本《难经》，著录条目中脱一"午"字。尤为重要的是，《栖芬室架书目录 | 子部·医家类 | 附：从书·类纂》提示范行准先生藏有的《难经集注》是四部丛刊本。由于中国中医科学院图书馆正在施工改造，短期之内无法借阅栖芬室古籍原件，笔者 2013 年 3 月 12 日到山西省图书馆借阅这里收藏的三部四部丛刊本《王翰林集注黄帝八十一难经》。此书系民国年间上海商务印书馆影印，一函二册，财产号分别为 265691、267822、276775。令人略觉遗憾的是，山西省图所藏三部四部丛刊本《难经集注·二十四难·足厥阴气绝》的"此筋先死"皆不具备空格现象。那么，有几种解释：①不除外范行准先生核校北厓本《难经》时所据之《难经集注》是旁的刊本；②即便正是四部丛刊本，不除外范氏所持本恰巧漏印一字；③也可能是对此条条文之末，空一格书"筋缩急"三字的误记。

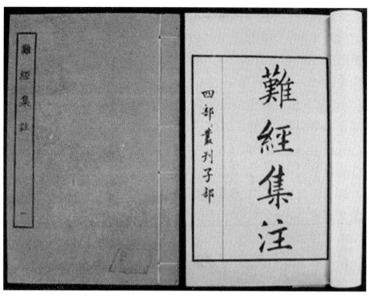

四部丛刊本《难经集注》书影1（山西省图书馆提供）

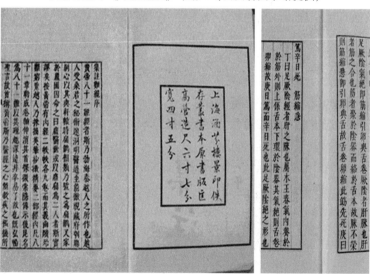

四部丛刊本《难经集注》书影2（山西省图书馆提供）

虽然漏印一字的现象是个小概率事件，笔者至今为止尚未遇到，但漏印半字的例证是见过的。比如人民卫生出版社 1956 年 3 月 1 版，1957 年 6 月第 2 次印刷的《难经集注》（据佚存丛书本影印）的 51 页下栏末行首字"二十九难"的"二"字印成"一"字了，核对其他所谓影印自佚存丛书的其他书著，这个地方都是一个完整的"二"字，字处显然是漏印了半个字。

　　总而言之，北厓本《难经》是北厓主人元祁氏于同治三年从佚存丛存书系列《难经集注》中辑录而成的《难经吕杨注》辑复本，该本曾先后经博陵邵氏和汤溪范氏收藏，其中尚有范行准先生的朱笔批注若干。

　　由于目力所限，我们虽然初步明确了该本从哪种体系的《难经集注》传本中辑复而来，却不能很快定下其具体的辑录底本。所以此次校注采用一种比较老实的方法，即尽量不改动原文，以保留辑录者想要表达的真实思想。即使北厓本《难经》出现明显的医理或文理错误，也仅在注文中加以说明。目的是最大限度地保持其原始面貌，以方便人们从其他角度进一步加以研判。

　　其次，选择庆安本、濯缨堂本和佚存本、宛委别藏本对其加以必要的校勘。以使读者从细节上明确诸传本之间的相互关系。由于所持诸本众多，并且时间紧迫、诸事繁杂，难免有目眩神摇之时，有可能个别注释还是错误的，肯请读者不吝指出，以备将来进一步提高其校勘质量。

　　最后需要说明的是，北厓本《难经》原本并无"目录"，为了方便读者检索条文新加"目录"于全书之前。

赵怀舟、王小芸
2013 年 3 月 8 日

《黄帝八十一难经》序[1]

　　《黄帝八十一难经》者，斯乃勃海秦越人之所作也。越人受桑君之秘术，遂洞明医道，至能彻视藏府，刳肠剔心。以其与轩辕时扁鹊相类，乃号之为扁鹊。又家于卢国，因命之曰卢医。世或以卢扁为二人者，斯实谬矣[2]。按黄帝有《内经》二帙，帙各九卷，而其义幽赜，殆难穷[3]览。越人乃采摘英华，抄撮精要，二部经内，凡八十一章，勒成卷轴，伸演其首，探微索隐，传示后昆，名为《八十一难》。以其理趣深远，非卒易了故也。既宏畅圣言，故首称"黄帝"，斯乃医经之心髓，救疾之枢机。所谓脱牙角于象犀，收羽毛于翡翠者矣。逮于吴太医令吕广为之注解，亦会合元[4]宗，足可垂训。而所释未半，余皆见阙。余性好医方，问道无倦[5]。斯经章句，特承师授，既而耽研无斁，十载于兹。虽未达其本源，盖亦举其纲目。此教所兴，多历年代，非惟[6]文句舛错，抑亦事绪参差，后人传览，良难领会。今辄条贯编次，使类例相从，凡为一十三篇，仍旧八十一首。吕氏未解，今并注释；吕氏注不尽，因亦伸之，并别为《音义》，以彰

---

　　〔1〕黄帝八十一难经序：庆安本、濯缨堂本、佚存本、宛委别藏本《难经集注》作"集注难经序"，不妥。

　　〔2〕扁鹊又家……斯实谬矣：此语日·惟宗时俊《医家千字文注·卢扁邯郸轩辕琼琳》曾予以引用，暂不详何人何书以卢扁为二人者。

　　〔3〕穷：濯缨堂本、佚存本、宛委别藏本《难经集注》同。庆安本《难经集注》作"究"。

　　〔4〕元：庆安本、濯缨堂本、佚存本《难经集注》作"玄"。宛委别藏本作"宏"。

　　〔5〕倦：庆安本、佚存本、宛委别藏本《难经集注》同。濯缨堂本《难经集注》作"斁"。斁：音 yì。厌弃，厌倦。

　　〔6〕惟：庆安本、濯缨堂本、佚存本、宛委别藏本《难经集注》作"唯"。

厥旨。昔皇甫元〔1〕晏总〔2〕《三部》为《甲乙》之科，近世华阳陶贞白广《肘后》为《百一》之制，皆所以留情极虑，济育群生者矣。余今所演，盖亦远慕高仁，迩遵盛德，但憾〔3〕庸识有量。圣旨无涯，绠促汲深，元致难尽。

前歙州歙县尉杨元操序

〔1〕 元：宛委别藏本同。庆安本、濯缨堂本、佚存本《难经集注》作"玄"。下同。

〔2〕 总：佚存本、宛委别藏本《难经集注》同。庆安本、濯缨堂本作"惚"。《正字通·巳集下·牛部》曰："惚，同'总'。"

〔3〕 憾：庆安本、濯缨堂本、佚存本、宛委别藏本《难经集注》作"恨"。

黄帝八十一难经

吴　吕　广注

唐　杨元操演

经脉诊候第一[1]

一难曰：十二经皆有动脉。

吕曰：是手足经十二脉也。杨曰：凡人两手足，各有三阴脉三阳脉，合十二经脉。肝脉曰足厥阴，脾脉曰足太阴，肾脉曰足少阴，胆脉曰足少阳，胃脉曰足阳明，膀胱脉曰足太阳，肺脉曰手太阴，心脉曰手少阴，心包络脉曰厥阴[2]，大肠脉曰手阳明，小肠脉曰手太阳，包络[3]脉曰手少阳[4]。凡脉皆双行，故有六阴六阳也。吕曰：足太阳动委中。足少阳动耳前。杨曰：下关穴也，又动悬钟。吕曰：足阳明动跌上。杨曰：冲阳穴也，在足跌上，故以为名。又动颈人迎。又动大迎。吕曰：手太阳动目外眦。杨曰：瞳子窌穴也。吕曰：手少阳动客主人。杨曰：又动听会。吕曰：手阳明动口边。杨曰：地仓穴也。吕曰：又动阳溪。足厥阴动人迎。杨曰：按人迎乃足阳明脉，非足厥阴也。吕曰[5]厥阴动人迎，误矣。人迎通候五藏之气，非独因厥阴而动也。按

---

〔1〕　第一：庆安本、濯缨堂本、佚存本、宛委别藏本《难经集注》下有"凡二十四首"小字注。

〔2〕　厥阴：右侧小字书"心主"2字。

〔3〕　包络：右侧小字书"三焦"2字。

〔4〕　少阳：右侧小字书"厥阴"2字。

〔5〕　吕曰：校者案，"吕曰"前的空格当删去。"吕曰厥阴"云云，系杨玄操的引文。

厥阴脉动于回骨〔1〕焉。吕曰：足少阴动内踝下。杨曰：太溪穴也。按此动脉非少阴脉也，斯乃冲脉动耳。冲脉与少阴并行，因谓脉动〔2〕，其实非也，亦吕氏之谬焉。少阴乃动内踝上五寸间也。《经》曰："弹之以候死生"是也。吕曰：足太阴动髀上。杨曰：箕门穴也。吕曰：手少阴动腋〔3〕下。杨曰：极泉穴也。又动灵道、少海。吕曰：手心主动劳宫。手太阴脉动大渊。杨曰：又动尺泽、侠白、天府也。

独取寸口，以决五藏六府死生吉凶之法，何谓也？

杨曰：自"难〔4〕"至此，是越人引经设问。从"然"字以下，是解释其义。余悉如此，例可知也。

然：寸口者，脉之大会。手太阴之脉动也。

吕曰：太阴者，肺之脉也。肺为主〔5〕脏上盖，主通阴阳，故十二经皆会手太阴寸口。所以决吉凶者，十二经有病，皆见寸口。知其何经之动，浮沉滑涩，春秋逆顺，知其死生也。

人一呼，脉行三寸。一吸，脉行三寸。呼吸定息，脉行六寸。

吕曰：十二经，十五络，二十七气，皆候于寸口。随呼吸上下，呼脉上行三寸，吸脉下行三寸。呼吸定息，脉行六寸，二十七气，皆随上下行。以寤行于身，寐行于藏，昼夜流行，无有休息时。

人一日一夜，凡一万三千五百息。脉行五十度，周于身，漏水下百刻。荣卫行阳二十五度，行阴亦二十五度，为一周也。故五十度，复会于手太阴寸口者，五藏六府之所终始，故法取于寸

---

〔1〕 回骨：佚存本、宛委别藏本《难经集注》同。庆安本、濯缨堂本作"曲骨"，是。

〔2〕 脉动：庆安本、濯缨堂本、佚存本、宛委别藏本《难经集注》上有"少阴"二字。

〔3〕 腋：庆安本、濯缨堂本、佚存本、宛委别藏本《难经集注》作"掖"。

〔4〕 难：庆安本、濯缨堂本、佚存本、宛委别藏本《难经集注》下有"曰"字。

〔5〕 主：庆安本、濯缨堂本、佚存本、宛委别藏本《难经集注》作"诸"。

口也。

吕曰：人一息脉行六寸，十息脉行六尺，百息脉行六丈，千息六十丈，万息六百丈，一万三千五百息合为八百一十丈为一周。阳脉出行二十五度[1]，阴脉入行二十五度，合为五十度。阴阳呼吸，覆溢行周，毕度数也。脉行周身毕，即漏水百刻亦毕也，谓一日一夜漏刻尽。天明日出东方，脉还寸口，当复更始也。故曰：寸口者，五藏六府之所终始也。

二难曰：脉有尺寸，何谓也？然：尺寸者，脉之大要会也。

吕曰：诸十二经脉，三部九候，有病者皆见于尺寸。故言脉之大要会也。

从关至尺是尺内，阴之所治也；从关至鱼际是寸内，阳之所治也。

吕曰：至尺者，言从尺至关，其脉见一寸。而言尺者，是其根本。寸尺[2]长一寸，而脉见九分。阳数奇而[3]阴数偶也。

故分寸为尺，分尺为寸。故阴得尺内一寸，阳得寸内九分。尺寸终始一寸九分，故曰尺寸也。

杨曰：寸关尺三位，诸家所撰，多不能同，故备而论之，以显其正。按皇甫士安《脉诀》，以掌后三指为三部，一指之下为六分，三部凡一寸八分。华陀《脉诀》云：寸尺位各八分，关位三分，合一寸九分。王叔和《脉诀》云：三部之位，辄相去一寸，合为三寸。诸经如此差异，则后之学者，疑惑弥深。然脉法始于黄帝，《难经》起自扁鹊。此之二部俱祖宗，诸家诸论盖并枝叶尔，正可务本遗末，不容逐末忘本。今的举指归，用明人要，宜依《黄帝正经》，以掌后三寸为三部，则寸与关尺，各得

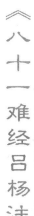

《八十一难经吕杨注》辑校与研究

一三一

---

〔1〕 二十五度：原误录作"五度二十"，但字旁有移正标志。
〔2〕 寸尺：庆安本、濯缨堂本、佚存本、宛委别藏本《难经集注》作"寸口"。
〔3〕 而：庆安本、濯缨堂本、佚存本、宛委别藏本《难经集注》无。

一寸，备三才之义也。此法永定，不可移改，其叔和[1]可谓得之矣。凡诊脉者，先[2]明三部九候之本位，五藏六府之所出。然后可以察其善恶，以别浮沉。如其本位尚迷，则病源莫辨，欲其愈疾，亦难矣哉。三部者，寸关尺也。九候者，天地人也。一部之中，则有天地人；三部之中，合为九候。以候五藏之气也。其五藏六府所出者，左手寸口者，心与小肠脉之所出也。关上者，肝与胆脉之所出也。尺中者，肾与膀胱脉之所出也。关前一分者，人迎之位也。关后一分者[3]，神门之位也。右手寸口者，肺与大肠脉之所出也。关上者，脾与胃脉之所出也。尺中者，命门三焦脉之所出也。关前一分者，气口之位也。关后一分者，神门之位也。凡五藏之脉并为阴，阴脉皆沉[4]。六府之脉并为阳，阳脉皆浮。假令左手寸口脉浮者，小肠脉也；沉者，心之脉也。余皆仿此，斯乃脉位之纲维，诊候之法式也。

三难曰：脉有大过，有不及，有阴阳相乘，有覆有溢，有关有格，何谓也？然：关之前者，阳之动，脉当见九分而浮。过者法曰大过，减者法曰不及。遂上鱼为溢，为外关内格，此阴乘之脉也。

吕曰：过者，谓脉过九分出一寸，名曰大过。减者，脉不及九分至八分、七分、六分也，此为不及之脉也。遂上鱼者，出一寸至鱼际也，一名溢脉，一名外关之脉，一名内格之脉，一名阴乘之脉，一脉有四名也。

关以后者，阴之动也，脉当见一寸而沉。过者法曰大过，减者法曰不及。遂入尺为覆，为内关外格，此阳乘之脉也。

---

〔1〕 叔和：庆安本、濯缨堂本、佚存本、宛委别藏本《难经集注》上有"王"字。

〔2〕 先：庆安本、濯缨堂本、佚存本、宛委别藏本《难经集注》作"光"，误。

〔3〕 者：庆安本、濯缨堂本、佚存本、宛委别藏本《难经集注》无。

〔4〕 皆沉：原误录作"沉皆"，但字旁有移正标志。

吕曰：过者，谓脉出过一寸至一分、二分、三分、四分、五分，此大过之脉也。减者，谓不满一寸，脉见八分、七分，或六分、五分，此不及之脉。遂入尺以言覆[1]脉者，脉从关至尺泽皆见也。此覆行之脉所以言覆者，脉从关至尺泽，脉见一寸，其余伏行不见也。今从关见至尺泽，故言覆行也。一名覆脉，一名内关，一名外格，一名阳乘之脉也。

故曰覆溢，是其真脏之脉，人不病而死也。

吕曰：脉来见[2]如此者，此皆诸病相乘克之脉，非谓外邪中风伤寒之类。脉已见，人虽未病，病即死，不可治也。

四难曰：脉有阴阳之法，何谓也？然：呼出心与肺，吸入肾与肝。呼吸之间，脾受谷味也，其脉在中。

吕曰：心肺在膈上，藏中之阳，故呼其气出。肾肝膈下[3]，藏中之阴，故吸其气入。脾者中州，主养四藏，故曰呼吸以受谷气。

浮者，阳也。

杨曰：按之不足，举之有余，故曰浮。

沉者，阴也。

杨曰：按之有余，举之不足，故曰沉。

故曰阴阳也。心肺俱浮，何以别之？然：浮而大散者，心也。浮而短涩者，肺也。

杨曰：细而迟，往来[4]难且散，或一止，名曰涩也。

肾肝俱沉，何以别之？然：牢而长者，肝也。

杨曰：按之但觉坚极，故曰牢。

---

〔1〕 覆：庆安本、佚存本《难经集注》作两"覆"字。
〔2〕 来见：原误录作"见来"，但字旁有移正标志。
〔3〕 膈下：庆安本、濯缨堂本、佚存本、宛委别藏本《难经集注》上有"在"字。
〔4〕 往来：庆安本、濯缨堂本、佚存本、宛委别藏本《难经集注》作"来往"。

按之濡，举指来实者，肾也。

杨曰：按之不足，举之有余，谓之濡也。大而长微强，按之隐指幅幅然者，谓之实。

脾者中州，故其脉在中。

杨曰：脾王于季夏，主养四藏，其脉来大小浮沉。故依四时，王脉俱至四季一十八日，即变宽缓，是脾之王气也。上有心肺，下有肾肝。故曰在中也。

是阴阳之法也。脉有一阴一阳、一阴二阳、一阴三阳。有一阳一阴、一阳二阴、一阳三阴。如此之言，寸口有六脉俱动耶？然：此言者，非有六脉俱动也，谓浮沉长短滑涩也。

杨曰：过于本位谓之长，不及本位谓之短也。

浮者，阳也。滑者，阳也。长者，阳也。

杨曰：按之往来流利辗转替替然，谓之滑。

沉者，阴也。短者，阴也。涩者，阴也。所谓一阴一阳者，谓脉来沉而滑也。一阴二阳者，谓脉来沉滑而长者[1]。一阴三阳者，谓脉来浮[2]滑而长，时一沉也。所言一阳一阴者，谓脉来浮而涩也。一阳二阴者，谓脉来长而沉涩也。一阳三阴者，谓脉来沉涩而短，时一浮也。各以其经所在，名病逆顺也。

杨曰：随春夏秋冬，观其六脉之变，则知病之逆顺也。

五难曰：脉有轻重，何谓也？然：初持脉如三菽[3]之重，与皮毛相得者[4]，肺部也。如六菽之重，与血脉相得者，心部也。

吕曰：菽者，豆也。言脉之轻重，如三豆之重，在皮毛之间。皮毛者，肺气所行也，言肺部也。心主血脉，次于肺，如六

---

〔1〕 者：庆安本、濯缨堂本、佚存本、宛委别藏本《难经集注》作"也"。
〔2〕 浮：原本及佚存本、宛委别藏本《难经集注》误作"沉"，据庆安本、濯缨堂本改。
〔3〕 菽：庆安本、濯缨堂本、佚存本、宛委别藏本《难经集注》作"叔"。
〔4〕 者：此下误衍一"者"字，后在其右上角加三点"ミ"以示删之。

豆重。

如九菽之重，与肌肉相得者，脾部也。

吕曰：脾在中央，主肌肉，故次心，如九豆之重也。

如十二菽之重，与筋平者，肝部也。

吕曰：肝主筋，又在脾下，故次之。

按之至骨，举指来疾者[1]，肾也。故曰轻重也。

吕曰[2]：肾主骨，其脉沉至骨，故曰肾也。

六难曰：脉有阴盛阳虚，阳盛阴虚，何谓也？然：浮之损小，沉之实大。故曰阴盛阳虚。沉之损小，浮之实大，故曰阳盛阴虚。是阴阳虚实意也。

吕曰：阳脉是寸口，本浮而实。今轻手浮而得之，更损减而小，故曰阳虚。重手按之，沉，反更实大，沉者阴，故言阴实也。

七难曰：《经》言"少阳之至，乍小乍大，乍短乍长。阳明之至，浮大而短。太阳之至，洪大而长。太阴之至，紧大而长。少阴之至，紧细而微。厥阴之至，沉短而敦。此六者，是平脉邪将病脉邪"。然皆王脉也，其气以何月，各王[3]几日？然：冬至之后得甲子，少阳王；复得甲子，阳明王；复得甲子，太阳王；复得甲子，太阴王；复得甲子，少阴王；复得甲子，厥阴王。王各六十日，六六三百六十日，以成一岁。此三阳三阴之王时日大要也。

吕曰：少阳王正月、二月，其气尚微少，故其脉来进退无常。阳明王三月、四月，其气始萌未盛，故其脉来浮大而短也。

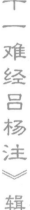

---

[1] 疾者：原误录作"者疾"，但字旁有移正标志。

[2] 吕曰：本条吕氏注，庆安本、濯缨堂本、佚存本、宛委别藏本《难经集注》均在"按之至骨……肾也"之下。

[3] 王：原误录作"至"，后小字改正之。

太阳王五月、六月，其气大盛，故其脉来洪大而长。太阴王七月、八月，乘夏余阳，阴气未盛，故其脉来紧大而长。少阴王九月、十月，阳气衰而阴气盛，故其脉来紧细而微也。厥阴王十一月、十二月，阴气盛极，故言厥阴，其脉来沉短而[1]敦。敦者，沉重也。四时经一阴一阳，八王。此《难经》三阳在前，三阴在后。其王所以不同者，其移各异也。《难经》谓从正月至六月，春夏半岁，浮阳用事，故言三阳王在前。从七月至十二月，秋冬半岁，沉阴用事，故言三阴在后。谓四时阴阳夫妇之王也。

八难曰：寸口脉平而死者，何谓也？然：诸十二经脉者，皆系于生气之原，所谓生气之原者，谓十二经之根本也，谓肾间动气[2]，此五藏六府之本。十二经脉之根、呼吸之门、三焦之原，一名守邪之神。故气者，人之根本也。根绝则茎叶枯矣，寸口脉平而死者，生气独绝于内也。

吕曰：寸口脉平而死者，非应四时脉，其脉状若平和也。又曰：十二经皆系于生气之原。所谓生气之原者，为十二经之[3]本原也。夫气冲之脉者，起于两肾之间，主气，故言肾间动气。狭[4]任脉上至咽喉[5]，通喘息，故云呼吸之门，上系手三阴三阳为支，下系足三阴三阳为根。故圣人引树以设喻也。其三气之原者，是三焦之府，宣行荣卫，邪不妄入，故曰守邪之神也。人以尺脉为根本，寸脉为茎叶。寸脉虽平，尺脉绝；上部有脉，下部无脉者，死也。

杨曰：寸口脉平者，应四时也。所云死者，尺中无脉也。尺

〔1〕 而：庆安本、濯缨堂本、佚存本、宛委别藏本《难经集注》作"以"。

〔2〕 肾间动气：庆安本、濯缨堂本、佚存本、宛委别藏本《难经集注》下有"也"字。

〔3〕 之：庆安本、濯缨堂本、佚存本、宛委别藏本《难经集注》无。

〔4〕 狭：佚存本、宛委别藏本《难经集注》同。庆安本、濯缨堂本作"挟"。

〔5〕 咽喉：庆安本、濯缨堂本、佚存本、宛委别藏本《难经集注》作"喉咽"。

脉者，人之根本。根本既绝，则茎叶枯焉。然则以尺脉为根本，寸脉为茎叶，故引树以为譬〔1〕也。

九难曰：何以别藏府〔2〕之病耶？然：数者，府也。迟者，藏也。

杨曰：去来急促，一息过五至，名数也。呼吸三至，去来极迟，故曰迟也。

数则为热，迟则为寒。诸阳为热，诸阴为寒。故以别知藏府之病也。

吕曰：府者阳，故曰〔3〕脉数〔4〕。藏者阴，故其脉来迟。

杨曰：阳脉行疾，故病乃数。阴脉行迟，故病乃迟。此直云病在藏府，不显其名，则病莫知准的。若数而弦〔5〕者，病在胆。迟而弦者，病在肝。余藏府悉依本状，而迟数皆做此也。

十难曰：一脉为十变者，何谓也？然：五邪刚柔相逢之意也。假令心脉急甚者，肝邪干心也。

吕曰：夏心主，脉见浮大而散，今反弦。弦者，肝脉来干心也。

杨曰：干，犹乘也。

心脉微急者，胆邪干小肠也。

吕曰：小肠，心之府。脉〔6〕当浮大而洪，长而微弦者，胆脉也。

心脉大甚者，心邪自干心也。

---

〔1〕 譬：原误录作"喻"，后朱笔改正之。
〔2〕 藏府：原误录作"府藏"，但字旁有移正标志。
〔3〕 曰：庆安本、濯缨堂本、佚存本、宛委别藏本《难经集注》作"其"。
〔4〕 数：原稿"数"之上朱笔补一"来"字。
〔5〕 弦：原稿"弦"字缺末笔。下同。
〔6〕 脉：原误录作"也"，后小字改正之。

吕曰：心脉虽洪大，当以胃气为本。今无胃甚[1]，故其脉大甚也。此为心自病。故言自干心也。

心脉微大者，小肠邪自干小肠也。

吕曰：小肠，心之府。微大者，其脉小，为小肠自病，故言自干也。

心脉缓甚者，脾邪干心也。

吕曰：缓者，脾脉乘心，故令心脉缓也。

心脉微缓者，胃邪干小肠也。

吕曰：胃脉小缓见于心部。小肠，心府。故言干之。

心脉涩甚者，肺邪干心也。

吕曰：涩，肺脉。故言干心也。

心脉微涩者，大肠邪干小肠也。

吕曰：微涩，大肠脉。小肠，心府。故曰干也。

心脉沉甚者，肾邪干心也。

吕曰：沉者，肾脉。故言干也。

心脉微沉者，膀胱邪干小肠也。

吕曰：微沉者，膀胱脉也。小肠，心府。故言干也。

五藏各有刚柔邪，故令一脉辄变为十也。

吕曰：此皆夏王之时，心脉见如此者，为失时脉。

杨曰：刚柔，阴阳也。邪者，不正之名。非有身王气，而水来干身为病者，通为之邪也。

十一难曰：《经》言脉不满五十动而一止。

吕曰：《经》言"一藏五十动，五藏二百五十动，谓之平脉"。不满五十动者，无有五十动也，是以一藏无气也。

一藏无气者，何藏也？然人吸者随阴入，呼者因阳出。今吸

---

〔1〕甚：佚存本、宛委别藏本《难经集注》同。庆安本、濯缨堂本作"气"。

不能至肾至肝而还。故知一藏无气者，肾气先尽也。

　　杨曰：按《经》言：持其脉口，数其至也。五十动而不一代者，五藏皆受气，是为平和无病之人矣。四十动而一代者，一藏无气，四岁死。三十动而一代者，二藏无气，三岁死。二十动而一代者，三藏无气，二岁死。十动而一代者，四藏无气，一岁死。不满十动而一代者，五藏无气也，七日死。《难经》言止。《本经》言代。按止者，按之觉于指下[1]而中止，名止。代者，还尺中停久方来，名曰代也。止、代虽两经不同，据其脉状，亦不殊别，故两存之。

　　十二难曰：《经》言"五藏脉已绝于内，用针者反实其外。五藏脉已绝于外，用针者反实其内"。内外之绝，何以别之？然：五藏脉已绝于内者，肾肝气已绝于内也，而医反补其心肺；五藏脉已绝于外者，其心肺脉已绝于外也，而医反补其肾肝。阳绝补阴，阴绝补阳，是谓实实虚虚。损不足，益有余。如此死者，医杀之耳。

　　吕曰：心肺所以在外者，其藏在隔[2]上。上气外为荣卫，浮行皮肤血脉之中，故言绝于外也。肾肝所以在内者，其藏在膈下。下气内养筋骨，故言绝于内也。

　　十三难曰：《经》言"见其色而不得其脉，反得相胜之脉者，即死。得相生之脉者，病即自已"。色之与脉，当参相应，为之奈[3]何？然：五藏有五色，皆见于面。亦当与寸口尺内相应。假令色青，其脉当弦而急。

　　吕曰：色青，肝也。弦急者肝脉，是谓相应也。

---

〔1〕　下：原误录作"上"，后小字改正之。
〔2〕　隔：佚存本、宛委别藏本《难经集注》同。庆安本、濯缨堂本作"膈"。
〔3〕　奈：佚存本、宛委别藏本《难经集注》同。庆安本、濯缨堂本作"柰"。

色赤，其脉浮大而散。

吕曰：色赤，心也。浮大而散心脉也，是谓相应。

色黄，其脉中缓而大。

吕曰：色黄者，脾也。中缓而大脾脉也。

色白，其脉浮[1]涩而短。

吕曰：白者，肺也。浮涩而短肺脉也。

色黑，其脉沉涩[2]而滑。

吕曰：色黑者，肾色也。肾主水，水性沉。肾亦在五藏之下，故其脉沉涩[3]而滑。

此所谓五色之与脉，当参相应也。

吕曰：此正经自病不中他邪故也。

脉数，尺之皮肤亦数。脉急，尺之皮肤亦急。脉缓，尺之皮肤亦缓。脉涩，尺之皮肤亦涩。脉滑，尺之皮肤亦滑。

吕曰：此谓阴阳藏府，浮沉滑涩相应也。

五藏各有声色臭味，当与寸口尺内相应。其不相应者病也。假令色青，其脉浮涩而短，若大而缓为相胜；浮大而散，若小而滑为相生也。

吕曰：色青者肝也，浮涩而短者肺也，肺胜肝为贼邪。若大而缓为脾脉也。肝胜脾，故言相胜也。浮大而散心脉也，心为肝之子。若小而滑肾脉也，肾为肝之母，肝为肾之子。子母相生，故为相生也。

《经》言"知一为下工，知二为中工，知三为上工。上工者十全九，中工者十全八，下工者十全六"。此之谓也。

吕曰：五藏一病辄有五。今经载肝家一藏为例耳。解一藏为下工，解二藏为中工，解五藏为上工。

---

〔1〕 脉浮：原误录作"浮脉"，但字旁有移正标志。
〔2〕 涩：佚存本、宛委别藏本《难经集注》同。庆安本、濯缨堂本作"濡"。
〔3〕 涩：庆安本、濯缨堂本、佚存本、宛委别藏本《难经集注》作"濡"。

 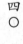

十四难曰：脉有损至，何谓也？然：至之脉，一呼再至曰平。

吕曰：平者，谓平调之脉也。

三至曰离经。

吕曰：《经》言"再至曰平，三至曰离经"，不知《经》言也，其人必病。

四至曰夺精[1]。

吕曰：其人病困夺精者，鼻目唇口精候夺色诊见也。

五至曰死[2]。

吕曰：其人病证候已见，脉复加一至，定当死也。

六至[3]曰命绝，此死之脉。

吕曰：不出日死。

何谓损？一呼一至曰离经，二呼一至曰夺精，三呼一至曰死，四呼一至曰命绝，此谓损之脉也。至脉从下上，损脉从上下也。

吕曰：至脉从下上者，谓脉动稍增上至六，至多而呼七[4]。损脉从上下者，谓脉动稍减至一，呼多而至少也。

损脉之为病奈[5]何？然：一损损于皮毛，皮聚而毛落。二损损于血脉，血脉虚少，不能荣于五藏六府。三损损于肌肉，肌肉消瘦，饮食不为肌肤。四损损于筋，筋缓不能自收持。五损损于骨，骨痿不能起于床。反此者至于收病也[6]。

吕曰：收者，取也。《经》但载损家病，不载至家病。至家

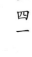
---

〔1〕 精：《普济方·辨损至脉法》卷四作"经"，下同。

〔2〕 死：《普济方·辨损至脉法》卷四作"困"，下同。

〔3〕 至：原误录作"曰"，后墨笔描正、朱笔再改。

〔4〕 七：庆安本、佚存本、宛委别藏本《难经集注》同。濯缨堂本《难经集注》作"少"，是。

〔5〕 奈：庆安本、濯缨堂本、佚存本、宛委别藏本《难经集注》均作"柰"。

〔6〕 至于收病也：《普济方·辨损至脉法》卷四作"至脉之病也"。

者，诸阳六府病。六府病，苦头痛身热，忽时[1]不利，与损家病异。今反载损家病证，故损脉于此受病，非是至家病也。

从上下者，骨痿不能起于床者死。

吕曰：从肺损至骨，五藏俱尽，故死。肺在上也。

从下上者，皮聚而毛落者死。

吕曰：从肾损之肺，亦复五藏俱尽，故死也。此是损家然病证，非至家病证。肾在下故也。

治损之法奈[2]何？然：损其肺者，益其气。

吕曰：肺主气。今损故当以针药益其气也。

损其心者，调其荣卫。

吕曰：心者，荣卫之本。今损当以针药调之。

损其脾者，调其饮食，适寒温[3]。

吕曰：脾主饮食。今其气衰损，谷不消化。故当调适寒温也。

损其肝者，缓其中。

吕曰：肝主怒，其气急。故以针药以缓其中。

损其肾者，益其精。此治损之法也。

吕曰：肾主精。今损故以针药补益其精气。

脉有一呼再至，一吸再至；有一呼三至，一吸三至；有一呼四至，一吸四至；有一呼五至，一吸五至；有一呼六至，一吸六至。有一呼一至，一吸一至；有再呼一至，再吸一至；有呼吸再至。脉来如此，何以别知其病也？然：脉来一呼再至，一吸再至，不大不小曰平。一呼三至，一吸三至，为适得病。前大后小，即头痛目眩。前小后大，即胸满短气。一呼四至，一吸四

---

〔1〕 时：庆安本、濯缨堂本、佚存本、宛委别藏本《难经集注》作"特"。

〔2〕 奈：庆安本、濯缨堂本、佚存本、宛委别藏本《难经集注》同。校者案，"奈何"之"奈"诸本或作"柰"、或作"奈"。唯北厓主人抄本皆作"奈"，是。

〔3〕 适寒温：佚存本、宛委别藏本《难经集注》同。庆安本、濯缨堂本《难经集注》、《普济方·辨损至脉法》卷四作"适其寒温"。

至。病欲其甚[1]。脉洪大者，苦烦满。沉细者，胸[2]中痛。滑者伤热，涩者中雾露。一呼五至，一吸五至，其人当困。沉细夜加，浮大昼加。不大不小，虽困可治。有大小者，难治[3]。一呼六至，一吸六至，为死脉也。沉细夜死，浮大昼死。一呼一至，一吸一至，名曰损。人虽能行，犹当著床。所以然者，血气皆不足故也。再呼一至，呼吸再至，名曰无魂。无魂者，当死也。人虽能行，名曰行尸。上部有脉，下部无脉，其人当吐，不吐者死。上部无脉，下部有脉[4]，虽困无能为害也。所以然者，譬如人之有尺，树之有根，枝叶虽枯槁，根本将自生。脉有根本，人有元气，故知不死[5]。

杨曰：上部寸口，下部尺中也。

十五难曰：《经》言"春脉弦，夏脉钩，秋脉毛，冬脉石，是王脉耶"，将病脉也？然：弦钩毛石者，四时之脉也。春脉弦者，肝东方木也。万物始生，未有枝叶，故其脉之来，濡弱而长，故曰弦。

吕曰：春，万物始生，未有枝叶，形状正直如弦，故脉法之也。

夏脉钩者，心南方火也。万物之所盛，垂枝布叶，皆下曲如钩。故其脉之来疾去迟，故曰钩。

吕曰：心脉法火，曲如钩。又阳盛，其脉来疾。阴虚，脉去迟也。脉从下上至寸口疾，还尺中迟，寸口滑不泄，故今其脉环

---

〔1〕病欲其甚：庆安本、濯缨堂本、佚存本、宛委别藏本《难经集注》作"病欲甚"。

〔2〕胸：庆安本、佚存本、宛委别藏本《难经集注》同。濯缨堂本《难经集注》作"腹"，是。

〔3〕有大小者难治：庆安本、濯缨堂本、佚存本、宛委别藏本《难经集注》作"其有大小者为难治"。

〔4〕脉：原误录作"部"，后朱笔改正之。

〔5〕不死：原误录作"死不"，但字旁有移正标志。

《八十一难经吕杨注》辑校与研究

一四三

曲如钩。

秋脉毛者，肺西方金也。万物之所终，草木华叶，皆秋而落，其枝独在，若毫毛也。故其脉之来，轻虚以浮，故曰毛。

吕曰：肺浮在上，其气主皮毛。故今其脉浮如毛也。

冬脉石者，肾北方水也。万物之所藏也，盛冬之时，水凝如石。故其脉之来，沉濡而滑，故曰石。

吕曰：肾脉法水。水凝如石，又伏行温于骨髓，故其脉实牢如石也。

此四时之脉也，如有变奈[1]何？然：春脉弦，反者为病。何谓反？然：其气来实强，是谓太过，病在外。

吕曰：实强者，阳气盛也。少阳当微弱，今更实强，谓太过。阳主表，故今其病在外也。

气来虚微，是谓不及，病在内。

吕曰：厥阴之气养于筋，其脉弦。今更虚微，故曰不及。阴处中，故今其病在内。

气来厌厌聂聂，如循榆叶，曰平。

吕曰：春少阴、厥阴俱合主[2]。其脉之来，如春风吹榆叶，濡弱而调，故曰平脉也。

益实而滑，如循长竿，曰病。

吕曰：此谓弦多胃气少也。

急而劲益强，如新张弓弦，曰死。

吕曰：此谓但弦，无胃气也。

春脉微弦曰平，弦多胃气少曰病，但弦无胃气曰死，春以胃气为本。

吕曰：胃主[3]水谷，故人禀胃气。

---

〔1〕奈：庆安本、濯缨堂本《难经集注》同。佚存本、宛委别藏本作"柰"。
〔2〕主：庆安本、佚存本、宛委别藏本《难经集注》同。濯缨堂本作"王"。
〔3〕主：原误录作"在"，后小字改正之。

夏脉钩，反者为病。何谓反？然：其气来实强，是谓太过，病在外。

吕曰：实强者，太阳受气盛也。太阳者，浮散。今反实强，故曰太过也。

气来虚微，是谓不及，病在内。

吕曰：手少阴主血脉，其气尚平实。今反见虚微，故曰不及也。

其脉来，累累如环，如循琅玕，曰平。

吕曰：心满实。累累如人指循琅玕者，是金银镮钏之物劲也。此皆实之类也，故云平。

来而益数，如鸡举足者，曰病。

吕曰：心脉但当浮散，不当数也。鸡举足者，谕其数也。

前曲后居，如操带钩，曰死。

吕曰：后居谓之后直，如人革带之钩，前曲后直也。是谓但钩无胃气。

夏脉微钩曰平，钩多胃气少曰病，但钩无胃气曰死，夏以胃气为本。

吕曰：胃者，中州。主养于四藏也。

秋脉微毛，反者为病。何谓反？然：气来实强，是谓太过，病在外。

吕曰：肺脉者当微毛，今更实强，故曰病在外。

气来虚微，是谓不及，病在内。

吕曰：肺脉轻，虚浮如毛。今按之益虚微，是无胃气，故病在内。

其脉来，蔼蔼如车盖，按之益大，曰平。

吕曰：车盖，乃小车之盖。轻浮，蔼蔼然也。按之益大，有胃气，故曰平也。

不上不下，如循鸡羽，曰病。

吕曰：如循鸡羽者，是其气虚微，胃气少，故曰病。

按之消索，如风吹毛，曰死。

吕曰：此无胃气也。

秋脉微毛为平，毛多胃气少曰病，但毛无胃气曰死，秋以胃气为本。

吕曰：四藏皆须禀胃气也。

冬脉石，反者为病，何谓反？然：其气来实强，是谓太过，病在外。

吕曰：冬脉当沉濡。今反实强，故曰太过。太过者，阳脉病，故言病在外也。

气来虚微，是谓不及，病在内。

吕曰：冬脉沉濡，今反虚微，故言不及。不及者，阴病在内也。

脉来上大下兑，濡滑如雀之啄，曰平。

吕曰：上大者，足太阳。下兑者，足少阴。阴阳得所，为胃气强，故谓之平。雀啄，谓本大末兑也。

啄啄连属，其中微曲，曰病。

吕曰：啄啄者，不息，故谓之连属。其中微曲，是脾来乘肾，脉缓而曲，故病。

来如解索，去如弹石，曰死。

吕曰：解索谓虚缦无根本也。来迟去疾，故曰弹石也。

冬脉微石曰平，石多胃气少曰病，但石无胃气曰死，冬以胃气为本。胃者，水谷之海也。主禀四时，故皆以[1]胃气为本。是谓四时之变病，死生之要会也。脾者，中州也。其平和不可得见，衰乃见耳。来如雀之啄[2]，如水之下漏，是脾之衰见也。

---

〔1〕 皆以：原误录作"以皆"，但字旁有移正标志。

〔2〕 啄：原脱此字，后于句末小字补之。

《八十一难经吕杨注》辑校与研究

吕曰：脾寄王四季，故不言〔1〕王，言平和。脉不见，其衰病见耳。其脉见如屋之漏，如雀之啄，如水之下漏，皆肾来乘脾，故使衰病。肝乘脾则死，肾不胜脾，故但病也。

十六难曰：脉有三部九候。

吕曰：三部者，寸关尺也。九候者，上部三候，中部三候，下部三候，三三如九也。

有阴阳。

吕曰：寸口者，阳脉见九分而浮。尺部者，阴脉见一寸而沉。

有轻重。

吕曰：肺如三菽之重，是谓轻。肾脉按之至骨，如十五菽之重，是谓重也。

有六十首。

吕曰：首，头首也。盖三部从头者，脉辄有六十首。

一脉变为四时。

吕曰：是手〔2〕太阴之动，以决四时逆顺吉凶之法也。

离圣久远，各自是其法，何以别之？

吕曰：言三部是一法，九候是一法，阴阳是一法，轻重是一法，六十首是一法。言法象无多，难可分别，故言之此难也。

然：是其病有内外证。

吕曰：法象无多，或变为四时，难可分别。故以中外别其病，以名之难也。

其病为之奈〔3〕何？然：假令得肝脉。其外证善洁、面青、善怒。

---

〔1〕 不言：原误录作"言不"，但字旁有移正标志。
〔2〕 手：原脱此字，后小字补之。
〔3〕 奈：庆安本、濯缨堂本《难经集注》同。佚存本、宛委别藏本作"柰"。

吕曰^{〔1〕}：足少阳胆者，府也。故有病则见于外也。又胆为清净之府，故善洁也。主于外，见面青也。又胆为中正之官，主决断，故善其怒也。

其内证齐左有动气，按之牢若痛。其病四肢满闭。癃溲便难转节^{〔2〕}，有是者肝也，无是者非也。

吕曰：外证者，府之候。胆者清净之府，故面青善洁。若衣被饮食不洁者，其人便欲怒。胆色青，故面青怒也。其内证者，肝之证。肝者，东方为青龙，在左方。故肝之证在齐左。

假令得心脉，其外证面赤、口干、喜笑。其内证齐上有动气，按之牢若痛。其病烦心，心痛，掌中热而哕。有是者心也，无是者非也。

吕曰：外证者，小肠手太阳脉为热，故令口干。阳主燥，故喜笑也。其内证者心，心在前为朱雀，故证在齐上也。

假令得脾脉，其外证面黄善噫^{〔3〕}，善思^{〔4〕}。其内证，当齐有动气，按之牢若痛。其病腹胀满，食不消，体重节痛，怠堕嗜卧，四肢不收。有是者脾也，无是者非也。

吕曰：外证，足阳明胃脉之证。胃气实，谷气消，即多所思，欲饮食。胃气虚^{〔5〕}，食不消，气力虚羸，其人感思虑。内证者，脾也。脾在中央，故证当齐。齐者，又阴阳之中，故其脉在

---

〔1〕 吕曰：庆安本、濯缨堂本、佚存本、宛委别藏本《难经集注》均无此2字，唯北厘主人定之为吕氏注。详此注与下条"吕曰"云云略相雷同，遽定其为吕广注似有未妥。笔者以为该注当出于丁德用而非吕广，理由是通览《十六难》关于内外证之注，丁德用每每步趋吕广之注，而虞庶在这个问题上，则断然与吕注分道扬镳，明确指出"越人言其外证者，取其形见于外也，吕氏所注，多不该经旨"。详考此注，将"善洁"、"面青"、"善怒"无一例外地归结为胆府外证，无一步越出下一条吕注樊篱。而虞庶总结此难时则曰："推寻至此，惟肝脉平证'善洁'二字是表证。"

〔2〕 节：佚存本、宛委别藏本《难经集注》同。庆安本、濯缨堂本作"筋"，是。

〔3〕 噫：原误录作"嘻"，后墨笔改正之。

〔4〕 善思：庆安本、濯缨堂本、佚存本、宛委别藏本《难经集注》有下"善味"2字。

〔5〕 虚：此上误衍一"弱"字，后在其右上角加三点"ミ"以示删之。

脾也。

假令得肺脉，其外证面白善嚏，悲愁不乐，欲哭。其内证，齐右有动气，按之牢若痛。其病喘咳，洒淅寒热。有是者肺也，无是者非也。

吕曰：外证者，大肠脉也。乃手阳明之脉，为肺之府。气通于鼻，故善嚏。肺主秋。秋，愁也。故其病悲哭。内证者，肺之证。肺主皮毛，有寒则洒淅咳嚏。肺在西方，为白虎，主右方，故证在齐右。

假令得肾脉，其外证面黑，喜恐欠。其内证，齐下有动气，按之牢若痛。其病逆气，少腹急痛，泄如下重，足胫寒而逆。有是者肾也，无是者非也。

吕曰：外证，足太阳膀胱脉也。其人善欠者，其人善恶寒。若胫寒，身体洒洒而寒，故其善欠。肾与手少阳，俱主候心，故善恐。其内证者，肾王于冬，主北方元[1]武，故证在齐下。

十七难曰：《经》言"病或有死，或有不治自愈，或连年月不已"。其死生存亡，可切脉而知之耶？然：可尽知也。诊病若闭目不欲见人者，脉当得肝脉强急而长。

杨曰：强急犹弦急。

而反得肺脉浮短而涩者，死也。

杨曰：肝为木，肺为金。肝病得肺脉，真鬼来克。金胜木，故必死也。

病若开目而渴，心下牢者，脉当得紧实而数。反得沉濡而微者，死也。

杨曰：心病得肾脉。水胜火，故死也。按之短实而数，有似切绳，谓之紧也。按之短小不动摇，若有若无，轻手乃得，重手

---

〔1〕 元：宛委别藏本《难经集注》同。庆安本、濯缨堂本、佚存本作"玄"。

不得，谓之微也。

病若吐血，复鼽衄血者，脉当沉细而反浮大而牢者，死也。病若谵言妄语，身当有热，脉当洪大，而手足厥逆，脉沉细而微者，死也。

杨曰：按之迟但小谓之细[1]。

病若大腹而泄者，脉当微细而涩，反紧大而滑者，死也。

杨曰：凡此五者，病脉相反，故为必死。经云："五逆者死"，此之谓也。

十八难曰：脉有三部，部有四经。手有太阴、阳明，足有太阳、少阴，为上下部，何谓也？然：手太阴、阳明金也，足少阴、太阳水也。金生水，水流下行而不能上，故在下部也。

杨曰：手太阴，肺脉也。肺为诸藏上盖，其治在右方，故在右手上部也。手阳明大肠脉，是肺之府，故随肺居上部也。足少阴肾脉，肾为水，肺之子。水流趣于肾，又最居于下，故为左手下部也。足太阳膀胱，为肾之府，故随肾居下部焉。《经》言"下[2]有三部，部有四经"者，谓总两手而言之也。两手各有三部，部各有二经，两手上部合四也。中下二部，亦复如此。三四十二，则十二经也。肺金居上而下生肾水，故肺肾在左右手上下部也。

足厥阴、少阳木也，生手太阳、少阴火。火炎上行而不能下，故为上部。

杨曰：足厥阴，肝脉也。肝治在左方，故为左手之下部。足少阳胆者，为肝之府，故随肝居下部也。手太阳，小肠脉，为心之府，故随心居上部焉[3]。

手心主、少阳火，生足太阴、阳明土。土主中宫，故在中部也。

---

〔1〕 细：原误录作"微"，后朱笔改正之。
〔2〕 下：庆安本、濯缨堂本、佚存本、宛委别藏本《难经集注》作"脉"，是。
〔3〕 焉：原误录作"也"，后朱笔改正之。

杨曰：手心主心包络脉也，手少阳三焦脉也，故合为左手中部。足太阴脾脉也，足阳明胃脉也，故合为右手中部，此经作如此分别。若依《脉经》配二部，又与此不同也。

此皆五行子母更相生养者也。脉有三部九候，各何所主之？然：三部者，寸关尺也。九候者，浮中沉也。

杨曰：寸口，阳也。关，中部也。尺中，阴也。此三部各有浮中沉三候，三三九候也。故曰九。浮为阳，沉为阴，中者胃气也。

上部法天，主胸以上至头之有疾也。

杨曰：所谓自膈以上为上焦也。

中部法人，主膈以下至齐之有疾也。

杨曰：所谓自膈以下为中焦也。

下部法地，主齐以下至足之有疾也。

杨曰：所谓自齐以下至足为下焦也。

审而刺之者也。

杨曰：用针者，必当审详三部九候，病之所在。然后各依其源而刺之也。

人病有沉滞久积聚，可切脉而知之耶。然：诊在右胁有积气，得肺脉结。脉结甚则积甚，结微则气微。诊不得肺脉，而右胁有积气者何也？然：肺脉虽不见，右手脉当沉伏。

杨曰：往来缓而时一止复来，谓之结也。脉结甚者，是诊脉之状也。结甚者此结训积。犹言脉结甚则积甚，脉积[1]微则积微。其言积隐也。又曰：诊虽不得肺脉浮短而涩，但左[2]手脉当沉伏，即右胁有积气矣。肺治在右也，极重积[3]著骨乃得，故谓伏脉也。

---

〔1〕 积：佚存本、宛委别藏本《难经集注》同。庆安本、濯缨堂本作"结"，是。

〔2〕 左：庆安本、濯缨堂本、佚存本、宛委别藏本《难经集注》同。然据医理当作"右"。

〔3〕 积：庆安本、濯缨堂本、佚存本、宛委别藏本《难经集注》作"指"，是。

其外癅疾，同法耶，将异也？然：结者，脉来去时一止无常数，名曰结也。伏者，脉行筋下也。浮者，脉在肉上行也。左右表里法皆如此。假令脉结伏者，内无积聚。脉浮结者，外无癅疾。有积聚脉不结伏，有癅疾脉不浮结，为脉不应病，病不应脉，是为死病也。

杨曰：脉与病不相应为逆者，难治。故曰是死之[1]病也。

十九难曰：《经》言"脉有逆顺，男女有常而反"者，何谓也？然：男子生于寅，寅为木，阳也；女子生于申，申为金，阴也。

杨曰：元气起于子，人之所生也。男从子左行三十之巳，女从子右行二十，俱至于巳，为夫妇怀妊[2]也。古者男子三十，女年[3]二十，然后行嫁娶，法于此也。十月而生，男从巳至寅左行为十月，故男行年起于丙寅；女从巳右行至申为十月，故女行年起于壬申。所以男子生于寅，女子生于申。

故男脉[4]在关上，女脉在关下。是以男子尺脉恒弱，女子尺脉恒盛，是其常也。

杨曰：男子阳气盛，故尺脉弱；女子阴气盛，故尺脉强。此是其常性。

反者，男得女脉，女得男脉也，其为病何如？然：男得女脉为不足，病在内。左得之病则在左，右得之病则在右，随脉言之也。女得男脉为太过，病在四肢。左得之病则在左，右得之病则在右，随脉言之。此之谓也。

杨曰：男得女脉为阴气盛，阴主内，故病在内。女得男脉为阳气盛，主四肢，故病在四肢也。

---

〔1〕 之：庆安本、濯缨堂本、佚存本、宛委别藏本《难经集注》均无此字，当系北厓主人抄录时新增也。
〔2〕 妊：原误录作"孕"，后墨笔改正之。
〔3〕 年：原误录作"者"，后墨笔改正之。
〔4〕 男脉：原误录作"脉男"，但字旁有移正标志。

二十难曰：《经》言"脉有伏匿"，伏匿于何藏而言伏匿耶？然：谓阴阳更相乘、更相伏也，脉居阴部而反阳脉见者，为阳乘阴也。

杨曰：谓尺中浮滑而长。

脉虽时沉涩而短，此谓阳中伏阴也。脉居阳部而反阴脉见者，为阴乘阳也。

杨曰：尺中已浮滑而长，又时时沉涩而短，故曰阳中伏阴。寸口关中沉短而涩也。

脉虽时浮滑而长，此谓阴中伏阳也。

杨曰：寸关已沉短而涩，涩而时时浮滑而长，故曰阴中伏阳也。

重阳者狂，重阴者癫。脱阳者见鬼，脱阴者目盲。

杨曰：重阴[1]者，阳气并于上也。谓关以前既浮滑而长，兼实强，复喘数，是谓重阳也。重阴者，谓尺中既沉短而涩，而又盛实，是谓重阴。脱阳者，无阳气也，谓关以前细甚微[2]也，故目中妄见而睹鬼物焉。脱阴者，谓尺中微细甚也。阴者，精气也。精气脱故盲。盲脱之言失也，谓亡失阴阳之气也。

二十一难曰：《经》言"人形病脉不病曰生，脉病形不病曰死"，何谓也？然：人形病脉不病，非有不病者也，谓息数不应脉数也，此大法。

吕曰：形病者，谓五藏损形体羸瘦。气微，脉又[3]迟，与息不相应。其脉不相应，为形病也。脉病者，谓数诸至。脉已病，人虽未头痛寒热，方病不久病，病不[4]死。

---

〔1〕 阴：庆安本、濯缨堂本、佚存本、宛委别藏本《难经集注》同。然据医理当作"阳"。

〔2〕 甚微：庆安本、濯缨堂本、佚存本、宛委别藏本《难经集注》作"微甚"。

〔3〕 又：庆安本、濯缨堂本、佚存本、宛委别藏本《难经集注》均作"反"，义长。

〔4〕 不：庆安本、濯缨堂本、佚存本、宛委别藏本《难经集注》均作"则"，是。

二十二难曰：《经》言"脉有是动，有所生病"，一脉辄变为二病者何也？然：《经》言"是动者，气也。所生病者，血也"。邪在气，气为是动。邪在血，血为所生病。气主呴之，血主濡之。气留而不行者，为气先病也。血壅而不濡者，为血后病也。故先为是动，复〔1〕所生病也。

杨曰：《经》言"手太阴之脉，起于中焦，下络大肠，还循胃口，上膈属肺。从肺系横出腋下，循臑内，行少阴、心主之前，下肘肾〔2〕内上骨下廉，入寸口，上循鱼际，出大指之端；其肢〔3〕者，从腕后直出次指内廉，出其端。是动则病肺胀满，膨膨而喘咳，故缺盆中痛，甚则交两手而瞀，是为肾〔4〕厥。是主肺所生病者，咳，上气喘渴，心烦，胸满，臑肾〔5〕内前廉痛厥，掌中热"。气盛有余，则肩背痛也，汗出中风，小便数而欠。气虚则肩背痛、寒，少气不足以息，弱〔6〕色变。略举此一经为例，余经皆可知也。凡人所以得主命者，气与血也。气为阳，阳为卫。血为阴，阴为荣。二气常流，所以无病也。邪中于阳，阳为气，故气先病。阳气在外故也。若在阳不治，则入于阴中，阴为血，故为血后病。血在内故也。气实则热，气虚则寒。血实则为寒，血虚则为热。阴阳之道理其然也。凡一藏之病，有虚有实，有寒有热，有内有外，皆须知藏府之所在，识经络之流行，随其本原以

〔1〕复：庆安本、濯缨堂本、佚存本、宛委别藏本《难经集注》均作"后"，是。
〔2〕肾：佚存本、宛委别藏本《难经集注》同。庆安本、濯缨堂本作"臂"，是。
〔3〕肢：庆安本、濯缨堂本、佚存本、宛委别藏本《难经集注》均作"支"，是。
〔4〕肾：佚存本、宛委别藏本《难经集注》同。庆安本、濯缨堂本作"臂"，是。
〔5〕肾：佚存本、宛委别藏本《难经集注》同。庆安本、濯缨堂本作"臂"，是。
〔6〕弱：庆安本、濯缨堂本、佚存本、宛委别藏本《难经集注》均作"溺"，是。

求其疾，则病形可辨，而针药无失矣。如其不委斯道，则虽命药投针，病难愈也。故黄帝曰："夫十二经脉者，所以调虚实，处百病，决生死，不可不通哉"，此之谓也。

二十三难曰：手足三阴三阳脉之度数，可晓以不？然：手三阳之脉，从手至头长五尺，五六合三丈。

杨曰：一手有三阳，两手合为六阳，故曰"五六合三丈"也。

手三阴之脉，从手至胸中，长三尺五寸。三六一丈八尺，五六三尺，合二丈一尺。

杨曰：两手各有三阴，合为六阴。故曰"三六一丈八尺"。

足三阳之脉，从足至头，长八尺。六八四丈八尺。

杨曰：两足各有三阳，故曰"六八四丈八尺"也。按此脉度数，七尺五寸，中人之形。而云长八尺，理则难解。然足之[1]六阳，从足指而向上行，由其纡曲，故曰八尺也。

足三阴之脉，从足至胸，长六尺五寸。六六三丈六尺，五六三尺，合三丈九尺。

杨曰：两足各有六阴，故曰六六三丈六尺也。按足太阴、少阴，皆至舌下。足厥阴至于顶上。今言至胸中者，盖据其相按[2]之次也。

人两足跷脉，从足至目，长七尺五寸。二七一丈四尺，二五一尺，合一丈五尺。

杨曰：人长七尺五寸，而跷脉从踝至目，不得有七尺五寸也。今经言七尺五寸者，是脚脉上于头而行焉。至目者[3]，举其

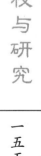

---

〔1〕 之：原脱此字，后小字补之。

〔2〕 按：佚存本、宛委别藏《难经集注》同。庆安本、濯缨堂本作"接"，是。

〔3〕 至目者：庆安本、濯缨堂本、佚存本、宛委别藏《难经集注》上有"言"字。

纲维也。

督脉、任脉，各长四尺五寸。二四八尺，二五一尺，合九尺。凡脉长一十六丈二尺，此所谓十二经脉长短之数也。

杨曰：督脉起于脊膂，上于头，下于面，至口齿缝。计则不止长四尺五寸。今言四尺五寸者，当取于上极于风府而言之也。手足合十二脉，为二十四脉。并督[1]任两跷又四部，合为二十八脉，以应二十八宿。凡长一十六丈二尺。荣卫行周此数，则为一度也。故曰长短之数也。

经脉十二，络脉十五，何始何穷也？然：经脉者，行血气，通阴阳，以荣于身者也。其始从中焦注手太阴、阳明，阳明注足阳明、太阴，太阴注手少阴、太阳，太阳注足太阳、少阴，少阴注手心主少阳，少阳注足少阳、厥阴，厥阴复还注手太阴。别络十五，皆因其原。如环无端，转相溉灌，朝于寸口人迎，以处百病而决死生也。

杨曰[2]：经脉十二，络脉十五，凡二十七[3]气，以法三九之数。天有九星，地有九州，人有九窍是也。其经络流行，皆朝会于寸口人迎。所以诊寸口人迎，则知其经络之病，死生之候矣。又曰：行手太阳[4]讫，即注手阳明。行手阳明讫，即注足阳明。轮[5]转而行，余皆仿此[6]。

《经》曰："明知终始，阴阳定矣"，何谓也？然：终始者，脉

────────────

〔1〕 督：此下误衍一"脉"字，后在其右上角加两点"ゝ"以示删之。

〔2〕 杨曰：《难经集注》各本本条"杨曰"两见，皆是"行手太阳讫"前而"经脉十二络脉十五"后，北厘本反之。校者案，此厘主人抄本本页页眉处有"此二条前后当乙之"八个朱笔题字。

〔3〕 二十七：此下误衍一"脉"字，后在其右上角加三点"彡"以示删之。

〔4〕 太阳：庆安本、濯缨堂本、佚存本、宛委别藏本《难经集注》同。据医理当作"太阴"。

〔5〕 轮：庆安本、濯缨堂本、佚存本、宛委别藏本《难经集注》作"输"，是。

〔6〕 此：庆安本、濯缨堂本、佚存本、宛委别藏本《难经集注》下有"也"字。

之纪也。寸口、人迎阴阳之气，通于朝使，如环无端，故曰始也。

杨曰：经脉流行，应于天之度数。周而复始，故曰如环无端也。

终者，三阴三阳之脉绝，绝则死，死各有形，故曰终也。

杨曰：阴阳气绝，其候亦见于寸口、人迎，见则死矣。其死各有形诊，故曰终也。

二十四难曰：手足三阴三阳气已绝，何以[1]为候，可知其吉凶不？然：足少阴气绝即骨枯[2]。少阴者，冬脉也。伏行而温于骨髓，故骨髓不温，即肉不著骨，骨肉不相亲，即肉濡而却。肉濡而却，故齿长而枯，发[3]无润泽者，骨先死。戊日笃，己日死。

杨曰：足少阴，肾脉也。肾主冬，故曰[4]冬脉也。肾主内荣骨髓，故曰[5]伏行而温于骨髓。肾气既绝，则不能荣骨髓，故肉濡而却。却，结缩也，谓齿龈之肉结缩。而故齿渐长[6]而枯燥也，谓齿干燥色不泽也。肾为津液之主。今无津液，故使发不润也[7]。戊己，土也。肾，水也。土能克水，故云"戊日笃，己日死"也。

足太阴气绝，则脉不荣其口唇[8]。口唇者，肌肉之本也。脉不荣，则肌肉不滑泽。则肉满[9]。肉满则唇反，唇反则肉先死。甲日笃，乙日死。

杨曰：足太阴，脾脉也。脾主肌肉。其气既绝，故肌肉粗涩

---

〔1〕 以：原误录作"谓"，后墨笔改正之。
〔2〕 骨枯：《普济方·五脏相涉》卷一作"枯墨"。
〔3〕 枯发：《普济方·五脏相涉》卷一作"发枯"。
〔4〕 曰：庆安本、濯缨堂本、佚存本、宛委别藏本《难经集注》作"云"。
〔5〕 曰：庆安本、濯缨堂本、佚存本、宛委别藏本《难经集注》作"云"。
〔6〕 渐长：原误录作"长渐"，但字旁有移正标志。
〔7〕 也：庆安本、濯缨堂本、佚存本、宛委别藏本《难经集注》作"焉"。
〔8〕 口唇：原误录作"唇口"，但字旁有移正标志。
〔9〕 则肉满：庆安本、濯缨堂本、佚存本、宛委别藏本《难经集注》上有"肌肉不滑泽"5字。

而唇反。甲乙，木也。脾，土也。木能克土，故云"甲日笃，乙日死"也。

足厥阴气绝，即筋缩引卵与舌卷。厥阴者，肝脉也。肝者，筋之合也。筋者，聚于阴器，而络于舌本，故脉不荣，则筋缩急，即引卵与舌[1]，故舌卷卵缩。此[2]筋先死，庚日笃，辛日死。

杨曰：足厥阴，肝脉也。肝主筋，其气即[3]绝，故筋缩急而舌卷卵缩。庚辛，金也。肝，木也。金能克木，故云"庚日笃而辛日死"也。

手太阴气绝，即皮毛焦。太阴者，肺也。行气温于皮毛者也。气弗荣，则皮毛焦。皮毛焦，则津液去。津液去，即皮节伤。皮节伤，则皮枯毛折。毛折者，则毛先死。丙日笃，丁日死。

杨曰：手太阴，肺脉也。肺主行气，故曰"温皮毛"。丙丁，火也。肺，金也。火能克金，故云"丙日笃，丁日死"也。

手少阴气绝，则脉不通。脉不通，则血不流。血不流，则色泽去。故面黑如梨[4]。此血先死，壬日笃，癸日死。

杨曰：《经》云"手三阴"。今此推释太阴、少阴，而心主一经不言之何也？然：心主者，心包络之脉也。少阴者，心脉也。二经同候于心，故言少阴绝则心主亦绝，其诊既同，故不别解也。《本经》云"面黑如漆柴"，此云如梨。漆柴者，恒山苗也。其草色黄黑，无润泽，故以为喻。梨者，即人之所食之果也，亦取其黄黑也[5]。言人即无血，则色黄黑。似此二物无光华也。壬癸，水也。心，火也。水能[6]克火。故云"壬日笃，癸日死"也。

---

〔1〕即引卵与舌：濯缨堂本《难经集注》上有"筋缩急"3字。庆安本、佚存本、宛委别藏本"筋缩急"三字补刻于本条之末。唯北厓主人抄本删之。

〔2〕此：庆安本、濯缨堂本、佚存本、宛委别藏本《难经集注》同。北厓主人抄本"此"字右侧朱笔点过，同行正上方朱笔眉批"刊本无'此'字，作空格"8字。

〔3〕即：庆安本、濯缨堂本、佚存本、宛委别藏本《难经集注》作"既"。

〔4〕梨：《普济方·五脏相涉》卷一作"黧"。

〔5〕也：庆安本、濯缨堂本、佚存本、宛委别藏本《难经集注》作"焉"。

〔6〕能：庆安本、濯缨堂本、佚存本、宛委别藏本《难经集注》无。

三阴气俱绝者，则目眩转目瞑。目瞑者为失志，失志者则志先[1]死，死即目瞑也。

杨曰：三阴者，是手、足三阴脉也。此五藏之脉也。五藏者，人之根本也。故三[2]阴俱绝，则目瞑。瞑，闭也。言根绝于内，而华诸于外。目者，人之光华也。眩，乱也，言目乱不识人也。肾藏精与志，精气已竭，故曰失志也。三阴绝，皆止得一日半死也。

六阳气俱绝[3]，则阴与阳相离。阴阳相离，则凑[4]理泄，绝汗乃出，大如实[5]珠，转出不流，即气先死。旦占夕死，夕占旦死。

杨曰：此六阳气绝，不出日死。六阳气绝之状，今略条之。《经》云：太阳脉绝者，其绝也：戴眼反折，瘈疭，其色白，绝汗乃出，出则终矣。少阳脉绝者，其绝也：耳聋，百节尽纵，目环绝系，绝系一日半死，其色青者乃死。阳明脉绝者，其绝也：口耳张，善惊，妄言，色黄，其上下经盛而不仁则终矣。此是三阳绝之状也。前云"六阳"，今《经》曰"三阳绝"状者，手足诸阳脉绝，其绝状并同，所以不别出。阴与阳相离者，阴阳隔绝，不相朝使也。腠理泄者，阳气已下，毛孔皆开，所以然也。绝汗，乃汗出如珠。言身体汗出著肉，如缀珠而不流散，故曰贯珠也。旦占夕死，夕占旦死者，正得半日也，惟少阳绝得一日半矣。

经络大数第二[6]

二十五难曰：有十二经，五藏六府，十一耳。其一经者，何

---

〔1〕志先：原误录作"先志"，但字旁有移正标志。
〔2〕三：原误录作"云"，后墨笔改正之。
〔3〕俱绝：庆安本、濯缨堂本、佚存本、宛委别藏本《难经集注》下有"者"字。
〔4〕凑：庆安本、濯缨堂本、佚存本、宛委别藏本《难经集注》作"腠"，是。
〔5〕实：庆安本、濯缨堂本、佚存本、宛委别藏本《难经集注》作"贯"，是。
〔6〕第二：庆安本、濯缨堂本、佚存本、宛委别藏本《难经集注》下有"凡二首"小字注。

等经也？然：一经者，手少阴与心主别脉也。心主与三焦为表里，俱有名而无形，故言经有十二也。

杨曰：手少阴，真心脉也。手心主，心包络脉也。二脉俱是心脉，而少阴与少阳[1]合。心主与三焦脉合，三焦有位而无形，心主有名而无状[2]，故二经为表里也。五藏六府各一脉为十一脉，心有两脉，合成十二经也[3]。据此而言，六府亦止五府耳。

二十六难曰：经有十二，络有十五。余三络者，是何等络也？然：有阳络，有阴络，有脾之大络。阳络者，阳跷之络也。阴络者，阴跷之络也。故络有十五焉。

杨曰：十二经各有一络，为十二络耳。今云十五络者，有阴阳之二络，脾之大络，合为十五络也。人有阴阳两跷，在两足内外。男子以足外者为经，足内者为络。女子以足内者为经，足外者为络。故有阴阳跷二络也。《经》云："男子数其阳，女子数其阴，当数者为经，不当数者为络"，此之谓也。脾之大络，名曰大包，此则脾有二络也。凡经脉为表里，支而横者为络，络[4]之别者为孙也。

奇经八脉第三[5]

二十七难曰：脉有奇经八脉者，不拘于十二经，何谓也？然：有阳维，有阴维，有阳跷，有阴跷，有冲，有督，有任，有

---

〔1〕 少阳：庆安本、濯缨堂本、佚存本、宛委别藏本《难经集注》同，据医理当作"小肠"。
〔2〕 状：庆安本、濯缨堂本、佚存本、宛委别藏本《难经集注》作"藏"。
〔3〕 也：庆安本、濯缨堂本、佚存本、宛委别藏本《难经集注》作"焉"。
〔4〕 络：原脱此字，后小字补之。
〔5〕 第三：庆安本、濯缨堂本、佚存本、宛委别藏本《难经集注》下有"凡三首"小字注。

带之脉。凡此八脉者，皆不拘于经，故曰奇经八脉也。经有十二，络有十五，凡二十七气，相随上下，何独不拘于经也？然：圣人图设沟渠，通利水道，以备不然。天雨降下，沟渠溢满，当此之时，滂沛[1]妄行，圣人不能复图也。此络脉满溢，诸经不能复拘也。

　　杨曰：奇，异也。此之八脉，与十二经不相拘制，别道而行，与正经有异，故曰奇经也。其数有八，故曰八脉也。

　　二十八难曰：其奇经八脉者，既不拘于十二经，皆何起何继也？然：督脉者，起于[2]下极之俞，并于脊里，上至风府，入于脑。

　　吕曰：督脉者，阳脉之海也。杨曰：督之为言都也。是人阳脉之都纲，人脉比于水。故吕氏曰阳脉之海。此为奇经之一脉也。下极者，长强也。

　　任脉者，起于中极之下，以上毛际，循腹里，上关元，至喉咽。

　　杨曰：任者，妊也。此是人之生养之本，故曰位[3]中极之下，长强之上[4]。此奇经之二脉也。

　　冲脉者，起于气冲，并足阳明之经，夹齐上行，至胸中而散也。

　　吕曰：冲脉者，阴脉之海。杨曰：《经》云"冲脉者，十二经之海也"。如此则不独为阴脉之海。恐吕氏误焉。冲者，通也。言此脉下至于足，上至于头，通受十二[5]经之气血，故曰冲也[6]。此奇经之三脉也。

---

　　〔1〕滂沛：庆安本、濯缨堂本、佚存本、宛委别藏本《难经集注》作"霶霈"。
　　〔2〕于：原脱此字，后小字补之。
　　〔3〕位：《普济方·辨奇经八脉法》卷二作"任脉"，是。
　　〔4〕长强之上：《普济方·辨奇经八脉法》卷二下有"也"字。
　　〔5〕十二：此下误衍一"气"字，后在其右上角加三点"ミ"以示删之。
　　〔6〕冲也：庆安本、濯缨堂本、佚存本、宛委别藏本《难经集注》作"冲焉"。《普济方·辨奇经八脉法》卷二作"气冲"。

带脉者，起于季胁，回身一周。

杨曰：带之为言束也。言总束诸脉，使得调柔也。季胁在胁下，下接于髋[1]骨之间是也。回，绕也。绕身一周，犹如束带[2]焉。此奇经之四脉也。

阳跷脉者，起于跟中，循外踝上行，入风池。

杨曰：跷，捷疾也。言此脉是人行走之机要，动足之所由，故曰阳[3]跷脉焉。此奇经之五脉也。

阴跷脉者，亦起于跟中，循内踝，上行至咽喉，交贯冲脉。

杨曰：其义与阳跷同也。此奇经之六脉也。

阳维阴维者，维络于身，溢畜不能环流，灌溉[4]诸经者也。故阳维起于诸阳会也，阴维起于诸阴交也。

杨曰：维者，维持之义也。此脉为诸脉之纲维，故曰维脉也。此有[5]阴阳二络[6]，为奇经之八脉也[7]。

比于圣人，图设沟渠，沟渠满溢，流于深湖，故圣人不能拘通也。而人脉隆圣[8]，入于八脉，而不环周，故十二经亦不能拘之。其受邪气，畜则肿热，砭射之也。

杨曰：九州之内，有十二经水，以流泄地气。人有十二经脉以应之。亦所以流灌身形之血气，以奉生身[9]，故比之于沟渠也。

---

〔1〕髋：庆安本、佚存本、宛委别藏本《难经集注》同。濯缨堂本作"髋"。

〔2〕束带：《普济方·辨奇经八脉法》卷二作"腰带"。

〔3〕阳：庆安本、濯缨堂本、佚存本、宛委别藏本《难经集注》无。

〔4〕灌溉：《普济方·辨奇经八脉法》卷二作"溉灌"。

〔5〕有：《普济方·辨奇经八脉法》卷二作"是"。

〔6〕络：庆安本、濯缨堂本、佚存本、宛委别藏本《难经集注》作"脉"。

〔7〕为奇经之八脉也：《普济方·辨奇经八脉法》卷二作"是为奇经之七、八脉也"。

〔8〕圣：佚存本、宛委别藏本《难经集注》同。庆安本、濯缨堂本作"盛"，是。

〔9〕之血气以奉生身：《普济方·辨奇经八脉法》卷二作"犹若气血以养生身"，不从。

二十九难曰：奇经之为病何谓[1]？然：阳维维于阳，阴维维于阴。阴阳不能自相维，则怅然失志，溶溶不能自收持。

吕曰：怅然者，其人惊。惊即[2]维脉缓，故令人身不能收持。惊则[3]失志，善忘恍惚也。

阴跷为病[4]，阳缓而阴急。阳跷为病，阴缓而阳急。

吕曰：阴跷在内踝上[5]，病则[6]其脉从[7]内踝以上急，外踝以上缓也。阳跷在外踝上[8]，病则[9]其脉从[10]外踝以上急，内踝以上缓也。

冲[11]之为病，逆气而里急。

吕曰：冲脉从关元，上[12]至咽喉，故其脉为病，逆气而里急。

督[13]之为病，脊强而厥。

吕曰：督脉在脊，病则其脉急，故令其[14]脊强也。

任[15]之为病，其内苦[16]结。男子为七疝，女子为瘕聚。

吕曰：任脉起于胞门、子户，故其脉结，为七疝、瘕聚之病。

---

〔1〕谓：庆安本、濯缨堂本、佚存本、宛委别藏本《难经集注》作"如"。
〔2〕即：《普济方·辨奇经八脉法》卷二下有"病"字。
〔3〕则：《普济方·辨奇经八脉法》卷二作"即"。
〔4〕阴跷为病：《普济方·辨奇经八脉法》卷二先"阳跷为病"句后"阴跷为病"句，且分列吕氏阴阳二跷之注于两句下。
〔5〕上：《普济方·辨奇经八脉法》卷二无。
〔6〕则：《普济方·辨奇经八脉法》卷二作"即"。
〔7〕从：《普济方·辨奇经八脉法》卷二作"当从"。
〔8〕上：《普济方·辨奇经八脉法》卷二无。
〔9〕则：《普济方·辨奇经八脉法》卷二作"即"。
〔10〕从：《普济方·辨奇经八脉法》卷二作"当从"。
〔11〕冲：《普济方·辨奇经八脉法》卷二作"冲脉"。
〔12〕上：《普济方·辨奇经八脉法》卷二无。
〔13〕督：《普济方·辨奇经八脉法》卷二作"督脉"。
〔14〕其：《普济方·辨奇经八脉法》卷二无。
〔15〕任：《普济方·辨奇经八脉法》卷二作"任脉"。
〔16〕苦：此下误衍一"急"字，后在其右上角加三点"ミ"以示删之。

带[1]之为病，腹满[2]，腰溶溶若坐水中。

吕曰：带脉者，回带人之身体。病则其腹[3]缓，故令腰溶溶也。

阳维为病，苦寒热。阴维为病，苦心腹[4]。

吕曰：阳为卫[5]，故寒热。阴为营[6]，营为血，血者心，故心痛也[7]。

此奇经八脉之为病也。

杨曰：一本云冲脉者，起于关元，循腹里，直上于[8]咽喉中。任脉者，起于胞门、子户，夹齐[9]上行，至胸[10]中。二本虽不同，亦俱有所据。并可依用，故并载之。吕氏注与经不同者，由此故也。

荣卫三焦第四[11]

三十难曰：荣气之行，常与卫气相随不？然：《经》言："人受气于谷，谷入于胃，乃传与五藏六府，五藏六府皆受于气。其清者为荣，浊者为卫，荣行脉中，卫行脉外，荣周不息。五十而复大会，阴阳相贯，如环之无端。"故知荣卫相随也。

---

〔1〕带：《普济方·辨奇经八脉法》卷二作"带脉"。
〔2〕腹满：《普济方·辨奇经八脉法》卷二作"苦腹满"。
〔3〕腹：《普济方·辨奇经八脉法》卷二作"脉"，义长。
〔4〕腹：庆安本、濯缨堂本、佚存本、宛委别藏本《难经集注》作"痛"。
〔5〕阳为卫：《普济方·辨奇经八脉法》卷二下有"卫为气，气主肺"六字，义长。
〔6〕营：庆安本、濯缨堂本、佚存本、宛委别藏本《难经集注》作"荣"，下同。
〔7〕血者心故心痛也：《普济方·辨奇经八脉法》卷二作"血主心故痛"。
〔8〕于：《普济方·辨奇经八脉法》卷二作"至"。
〔9〕夹齐：《普济方·辨奇经八脉法》卷二作"脐"。
〔10〕胸：《普济方·辨奇经八脉法》卷二误作"胃"。
〔11〕第四：庆安本、濯缨堂本、佚存本、宛委别藏本《难经集注》下有"凡二首"小字注。

杨曰：营行作荣。荣者，荣华之义也。言人百骸九窍所以得荣华者，由此血气也。营者，经营也。言十二经脉常行不已，经纪人生[1]，所以得长生也。二义皆通焉。卫者，护也。此是人之慓悍之气，行于经脉之外，昼行于身，夜行于藏。卫护人身，故曰卫气。凡人阴阳二气，皆会于头手足，流转无穷，故曰如环之无端也。心荣血，肺卫气。血流据气，气动依血，相凭而行，故知荣卫相随也。

三十一难曰：三焦者，何禀何生？何始何终？其治常在何许，何[2]晓以不？然：三焦者，水谷之道路，气之所终始也。

杨曰：焦，元也。天有三元之气，所以生成万物。人法天地，所以亦有三元之气，以养其[3]身形。三焦皆有其位，而无正藏也。

上焦者，在心下下膈，在胃上口，主内而不出。其治在膻中玉堂下一寸六分，直两乳间陷者是。

杨曰：自膈以上，名曰上[4]焦。主出阳气，温于皮肤分肉之间。若雾露之溉焉，胃上口穴在鸠尾下二寸五分也。

中焦者，在胃中脘，不上不下。主腐熟水谷，其治有[5]齐傍。

杨曰：自齐以上，名曰中焦。变化水谷之味，生血以荣[6]五藏六府，及于身体。中脘穴在鸠尾下四寸也。

下焦者，当膀胱上口，主分别清浊，主出而不内以传导也。

〔1〕生：庆安本、濯缨堂本、佚存本、宛委别藏本《难经集注》作"身"，是。
〔2〕何：庆安本、濯缨堂本、佚存本、宛委别藏本《难经集注》作"可"。
〔3〕其：庆安本、濯缨堂本、佚存本、宛委别藏本《难经集注》作"人"。
〔4〕上：原误录作"三"，后墨笔改正之。
〔5〕有：庆安本、佚存本、宛委别藏本《难经集注》同。濯缨堂本作"在"，是。
〔6〕荣：庆安本、佚存本、宛委别藏本《难经集注》同。濯缨堂本作"营"。

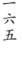

其治在齐下一寸。

　　杨曰：自齐以下，名曰下焦。齐下一寸，阴交穴也。主通利溲便以时下而传。故曰"出而不内"也。

　　故名曰三焦，其府在气街。一本曰冲。

　　杨曰：气街者，气之道路也。三焦既是行气之主，故云府在气街。街，衢也。衢者，四达之道焉。"一本曰冲"此非扁鹊之语，盖吕氏再录之言。别本有此言，于义不可用也。

藏府配像第五[1]

　　三十二难曰：五藏俱等，而心肺独在膈上者何[2]也？然：心者血，肺者气。血为荣，气为卫，相随上下，谓之荣卫。通行经络，营周于外。故令心肺在膈上也。

　　杨曰：自齐以上通为阳，自齐以下通为阴。故《经》曰："腰以上为天，腰以下为地"，天阳地阴，即其义也。今心肺既居膈上而行荣卫，故云"荣周于外"。

　　三十三难曰：肝青象木，肺白象金。肝得水而沉，木得水而浮。肺得水而浮，金得水而沉。其意何也？然：肝者，非为纯木也。乙，角也。庚之柔。大言阴与阳，小言夫与妇。释其微阳而吸其微阴之气，其意乐金，又行阴道多，故令肝得水而沉也。

　　杨曰：四方皆一阴一阳。东方甲乙木。甲为阳，乙为阴，余皆如此。又甲为木，乙为草，丙为火，丁为灰，戊[3]为土，已为粪，庚为金，辛为石，壬为水，癸为池。又乙带金气，丁带水

---

　　〔1〕 第五：庆安本、濯缨堂本、佚存本、宛委别藏本《难经集注》下有"凡六首"小字注。
　　〔2〕 何：此下误衍一"谓"字，后在其右上角加三点"ミ"以示删之。
　　〔3〕 戊：原误录作"戌"，后墨笔改正之。

气，己带木气，辛带火气，癸带土气。此皆五行王相配偶，故言肝者，非为纯木也。阴阳交错故也。木生于亥而王于卯，故云行阴道多。东方甲乙木，畏西方庚辛金，故释其妹乙，嫁庚为妇，故曰庚之柔[1]阴也。乙带金气以归，故令肝得水而沉也。

肺者，非为纯金也。辛，商也。丙之柔。大言阴与阳，小言夫与妇。释其微阴，婚而就火。其意乐火，又行阳道多，故令肝[2]得水而浮也。

杨曰：金生于巳，王于酉，故云行阳道多。西方庚辛金，畏南方丙丁火，故释其妹辛，嫁丙为妇，故曰丙之柔。辛带火气以归，故令肺得水而浮也。

肺熟而复沉，肝熟而复浮者何也？故知辛当归庚，乙当归甲也。

杨曰：肝生沉而熟浮，肺生浮而熟沉。此是死则归本之义。熟喻死矣。如人夫妇有死亡者，未有子息，冬[3]归其本。极阴变阳，寒盛生熟[4]，壅久成通，聚而必散，故其然也。义之反覆，故浮沉改变也。

三十四难曰：五藏各有声色臭味，可晓知以不？然：《十变》言肝色青，其臭臊，其味酸，其声呼，其液泣；心色赤，其臭焦，其味苦，其声言，其液汗；脾色黄，其臭香，其味甘，其声歌，其液涎；肺色白，其臭腥，其味辛，其声哭，其液涕；肾色黑，其臭腐，其味咸，其声呻，其液唾。是五藏声色臭味也。

杨曰：五藏相通各有五，五五合为二十五，以相生养也。

五藏有七神，各何所藏耶？然：藏者，人之神气所舍藏也。

---

〔1〕 柔：庆安本、濯缨堂本、佚存本、宛委别藏本《难经集注》下有一"柔"字。
〔2〕 肝：庆安本、濯缨堂本、佚存本、宛委别藏本《难经集注》作"肺"，是。
〔3〕 冬：庆安本、濯缨堂本、佚存本、宛委别藏本《难经集注》作"各"，是。
〔4〕 熟：佚存本、宛委别藏本《难经集注》同。庆安本、濯缨堂本作"热"，是。

故肝藏魂，肺藏魄，心藏神，脾藏意与智，肾藏精与志也。

杨曰：肝、心、肺各一神，脾肾各二神。五藏[1]合有七神。

三十五难曰：五藏各有所，府皆相近，而心、肺独去大肠、小肠远者，何谓也？《经》言："心荣肺卫，通行阳气，故居在上。大肠、小肠传阴气而下，故居在下。"所以相去而远也。又诸府者，皆阳也，清净之处。今大肠、小肠、胃与膀胱，皆受不净，其意何也？然：诸府者，谓是非也。

杨曰：为[2]是非者，言诸府各别其所传化，此为是也。小肠为府，此为非也。何为如此？然：小肠者，虽配心为表，其治则别，其气则通。其气虽通，其所主又异。所以虽曰心病，而无心别位，故曰非也。

《经》言"小肠者，受盛之府也。大肠者，传泻行道之府也。胆者，清净之府也。胃者，水谷之府也。膀胱者，津液之府也。"

杨曰：此各有此[3]传也。

一府犹无两名，故知非也。小肠者，心之府。大肠者，肺之府。胃者，脾之府。胆者，肝之府。膀胱者，肾之府。

杨曰：此是小肠与心通气也。余并同矣。

小肠谓赤肠，大肠谓白肠，胆者谓青肠，胃者谓黄肠，膀胱者谓黑肠，下焦所治也。

杨曰：肠者，取其积贮热[4]治之义也，故以名之。然六府五藏之正色也。

---

〔1〕 五藏：此下误衍一"各"字，后在其右上角加三点"ミ"以示删之。

〔2〕 为：庆安本、濯缨堂本、佚存本、宛委别藏本《难经集注》作"谓"，是。校者案，北厓主人抄本本页页眉处有"谓"、"刊"二朱笔题字，其意为：（"为"）刊本作"谓"。同书《二十四难》"足厥阴气绝"条处，相同笔体的朱笔眉批也提到了"刊本"云云，本书之朱笔批注疑出范行准先生之笔。

〔3〕 此："此"或是"所"之讹。

〔4〕 热：佚存本、宛委别藏本《难经集注》同。庆安本、濯缨堂本作"熟"。

三十六难曰：藏各有一耳，肾独有两者何也？然：肾两者，非皆肾也。其左者为肾，右者为命门。命门者，诸神精之所舍，原气之所系也。故男子以藏精，女子以系胞。故知肾有一也。

杨曰：肾虽有两而一非肾，故《脉经》曰："左手尺中为肾脉，右手尺中为神门脉"，此其义也。肾者，人生之根本。神门者，元气之宗始。故云"精神之所舍也"，神门亦命门也。

三十七难曰：五藏之气，于何发起，通于何许，可晓以不？然：五藏者，当上关于九窍也。故肺气通于鼻，鼻和则知香臭矣。肝气通于目，目和则知黑白[1]矣。脾气通于口，口和则知谷味矣。心气通于舌，舌和则知五味矣。肾气通于耳，耳和则知五音矣。

杨曰：七窍者，五藏之门户。藏气平调，则门户和利矣。

五藏不和，则九窍不通。

杨曰：五藏失和于内，九窍壅塞于外也。今上有七窍而云九者，二窍幽隐，所以不言。肾气上通于耳，下通于二阴。故云九窍也。

六腑不和，则留结为痈。

杨曰：六府，阳气也。阳气不和，则结痈肿之属，故云为痈也。邪乘气来，先游于府也。

邪在六府，则阳脉不和。阳脉不和，则气留之。气留之，则阳脉盛矣。邪在五藏，则阴脉不和。阴脉不和，则血留之。血留之，则阴脉盛矣。阴气太盛，则阳气不得相营也，故曰格。阳气太盛，则阴气不得相营也，故曰关。阴阳俱盛，不得相营也，故曰关格。关格者，不得尽其命而死矣。

---

〔1〕 黑白：庆安本、濯缨堂本、佚存本、宛委别藏本《难经集注》作"白黑"。

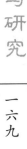

杨曰：人之所有者，血与气也〔1〕。气为阳，血为阴。阴阳俱盛，或俱虚，或更盛，或更虚，皆为病也。

《经》言："气独行于五藏，不营于六府"者何也？然：气之所行也，如水之流不得息也，故阴脉营于五藏，阳脉营于六府，如环之无端，莫知其纪，终而复始，其不覆溢。人气内温于藏府，外濡于腠理。

杨曰：覆溢者，谓上鱼入尺也。若不如此，当行不止，故云终而复始也〔2〕。

藏府度数第六〔3〕

三十八难曰：藏唯有五，府独有六者何也？然：所以府有六者，谓三焦也。有原气之别焉，主持诸气有名而无形，其经属手少阳，此外府也。故言府有六也〔4〕。

杨曰：三焦无内府，惟有经脉名手少阳，故曰外府〔5〕。

三十九难曰：《经》言"府有五，藏有六"者何也？然：六府者，正有五府也。然五藏亦有六藏者，谓肾有两藏也。其左为肾，右为命门。命门者，谓精神之所舍也。男子以藏精，女子以系胞。其气与肾通，故言藏有六也。府有五者何也？然：五藏各一府，三焦亦是一府。然不属于五藏，故言府有五焉。

---

〔1〕 血与气也：庆安本、濯缨堂本、佚存本、宛委别藏本《难经集注》作"气与血也"。

〔2〕 也：庆安本、濯缨堂本、佚存本、宛委别藏本《难经集注》作"焉"。北厓主人抄本"也"字为人朱笔抹掉，同行正上方页眉处朱笔书一"焉"字。

〔3〕 第六：庆安本、濯缨堂本、佚存本、宛委别藏本《难经集注》下有"凡十首"小字注。

〔4〕 也：庆安本、濯缨堂本、佚存本、宛委别藏本《难经集注》作"焉"。

〔5〕 外府：庆安本、濯缨堂本、佚存本、宛委别藏本《难经集注》下有"也"字。

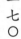

杨曰：五藏六府，皆五[1]有五六之数，或俱五，或俱六，或一五，或一六，并应天地之数也。若以正藏府言之，则藏府俱有五也。藏五以应地之五岳，府五以应天之五星。若以俱六言之，则藏六以应六律，府六以应乾数。若以藏五府六言之，则藏五以应五行，府六以应[2]六气。若以[3]府五藏六言之，则藏六以法六阴，府五以法五常。所以藏府俱五者，手心主非藏，三焦非府也。藏府俱六者，合手心主及三焦也，其余例可知也。

四十难曰：《经》言"肝主色，心主臭，脾主味，肺主声，肾主液。鼻者，肺之候，而反知香臭。耳者，肾之候，而反闻声"。其意何也？然：肺者，西方金也。金生于己[4]。己者，南方火也。火者心，心主臭，故令鼻知香臭。肾者，北方水也。水生于申。申者，西方金也[5]。金者肺，肺主声，故令耳闻声。

杨曰：五行有相因成事，有当体成事者。至如肺、肾二藏，相因成也。其余三藏，自成之也。

四十一难曰：肝独有两叶，以何应也？然：肝者，东方木也。木者，春也。万物始生，其尚幼小，意无所亲，去太阴尚近，离太阳不远，犹有两心，故有两叶，亦应木叶也。

杨曰：肝者，据大叶言之，则是两叶也。若据小叶言之，则多叶矣。解在后章。

〔1〕 五：佚存本、宛委别藏本《难经集注》同。庆安本、濯缨堂本作"互"，是。
〔2〕 应：庆安本、濯缨堂本、佚存本、宛委别藏本《难经集注》作"法"。
〔3〕 若以：此下误衍一"藏"字，后在其右上角加三点"ミ"以示删之。
〔4〕 己：庆安本、濯缨堂本、佚存本、宛委别藏本《难经集注》作"巳"，是。下同。
〔5〕 也：庆安本、濯缨堂本、佚存本、宛委别藏本《难经集注》无。

四十二难曰：人〔1〕肠胃长短，受水谷多少，各几何？然：胃大一尺五寸，径五寸，长二尺六寸，横屈受水谷三斗五升，其中常留谷二斗，水一斗五升。

杨曰：凡人食入于口而聚于胃。故《经》云："胃者，水谷之海"，胃中谷熟，则传入小肠也。

小肠大二寸半，裡〔2〕八分分之少半，长三丈二尺。受谷二斗四升，水六升〔3〕合，合之大半。

杨曰：小肠受胃之谷，而传入于大肠，分谷三分有二为大〔4〕半，有一为少半。

回肠大四寸，径一寸半，长二丈一尺。受谷一斗，水七升半。

杨曰：回肠者，大肠也。受小肠之谷，而传入于广肠焉。

广肠大八寸，径二寸半，长二尺八寸。受谷九升，三合八分合之一。

杨曰：广肠者，直〔5〕肠也，一名肛门。受大肠之谷而传出。

故肠胃凡长五丈八尺四寸，合受水谷八斗七升六合八分合之一。此肠胃长短受水谷之数也。

杨曰：据《甲乙经》言：肠胃〔6〕长六丈四寸四分，所以与此不同者，《甲乙经》从口至直肠而数之，故长。此经从胃至肠而数之，故短。亦所以互相发明，非有谬焉〔7〕。

---

〔1〕 人：此下误衍一"生"字，后在其右上角加两点"〝"以示删之。

〔2〕 裡：庆安本、濯缨堂本、佚存本、宛委别藏本《难经集注》作"径"，是。

〔3〕 六升：佚存本、宛委别藏本《难经集注》同。庆安本、濯缨堂本下有"三"字，是。

〔4〕 大：庆安本、濯缨堂本、佚存本、宛委别藏本《难经集注》作"太"。

〔5〕 直：庆安本、濯缨堂本、佚存本、宛委别藏本《难经集注》作"胆"。下同。

〔6〕 肠胃：庆安本、濯缨堂本、佚存本、宛委别藏本《难经集注》下有"凡"字。

〔7〕 焉：庆安本、濯缨堂本、佚存本、宛委别藏本《难经集注》作"也"。

肝重四斤四两，左三叶，右四叶，凡七叶，主藏魂。

杨曰：肝者，干也，于五行为木，故其于体状有枝干也。肝神七人。老子曰：名明堂宫，兰台府。从宫〔1〕三千六百人。又云：肝神，六童子，三女人。又肝神名盖蓝。

心重十二两，中有七孔三毛，盛精〔2〕汁三合，主藏神。

杨曰：心，谶也。言所以识谶微，无物不贯也。又云：心，任也。言能任物也。其神九人，太尉公名绛宫大始，南极老人，元先之身。其从宫三千六百人。又曰：心为帝王，身之主也，心神又名响响。

脾重二斤三两，扁广三寸，长五寸。有散膏半斤。主裹血，温五藏。主藏意。

杨曰：脾，俾也。在胃之下。俾助胃气，主化水谷也。其神五人，元先〔3〕玉女子母，其从宫三千六百人。其脾神又名俾俾。

肺重三两〔4〕，六叶两耳，凡八叶。主藏魄。

杨曰：肺，勃〔5〕言其气勃郁也。其神八人，大和君，名曰玉堂宫、尚书府。其从宫三千六百人。又云：肺神十四，童子七，女子〔6〕。肺神又〔7〕名鸣鸠。

肾有两枚，重一斤一两，主藏志。

杨曰：肾，引也。肾属水，主引水气灌注诸脉也。其神六人，

---

〔1〕从宫：庆安本、佚存本、宛委别藏本《难经集注》同，濯缨堂本作"从官"。下同。

〔2〕精：原误录作"津"，后墨笔改正之。

〔3〕元先：庆安本、濯缨堂本、佚存本《难经集注》作"玄光"。宛委别藏本作"元光"。按，"玄"作"元"系避清帝讳。

〔4〕三两：庆安本、濯缨堂本《难经集注》作"三斤三两"，是。佚存本、宛委别藏本作"三两三两"，误。

〔5〕勃：庆安本、濯缨堂本、佚存本、宛委别藏本《难经集注》下有"也"字，是。

〔6〕女子：庆安本、濯缨堂本、佚存本、宛委别藏本《难经集注》同。《史记正义》卷一百五下有"七"字，是。

〔7〕又：此下误衍一"鸣"字，后在其右上角加三点"彡"以示删之。

司徒，司宫、司命、司隶、校尉、廷尉卿。肾[1]神又名儞儞。

胆在肝之短叶间，重三两三铢，盛精汁三合。

杨曰：胆，敢也。言其人有胆气果敢也，其神五人，太乙[2]道君，居紫房宫中。其从宫三千六百人。胆神又名灌灌。

胃重二斤二两，纡曲屈伸，长二尺六寸，大一尺五寸，径五寸，盛谷二斗，水一斗五升。

杨曰：胃，围也。言围受食物也，其神十二人。五元之气，谏议大夫。其胃神名且且。

小肠重二斤十四两，长三丈二尺，广二寸半，径八分分之少半。左回叠积十六曲。盛谷二斗四升，水六升三合合之大[3]半。

杨曰：肠，畅也。言通畅胃气，去滓秽也。其神二人，元梁使者。小肠神名[4]洁洁。

大肠重二斤十二两，长二丈一尺，广四寸，径一寸。当齐右回十六曲。盛谷一斗，水七升半。

杨曰：大肠，即回肠也，以其回曲，因以名之。其神二人，元梁使者。其神名涸涸。

膀胱重九两二铢，纵广九寸，盛溺九升九合。

杨曰：膀，横也。胱，广也。言其体短而横广。又名胞。胞，鞄也。鞄，者[5]空也，以需承水液焉。今人多以两胁下及小腹两边为膀胱，深为谬也。

口广二寸半，唇至齿长九分，齿以后至会厌，深三寸半，大容五合，舌重十两，长七寸，广二寸半。

杨曰：舌者，泄也，言可舒泄于言语也。

---

〔1〕肾：此下误衍一"名"字，后在其右上角加三点"ミ"以示删之。

〔2〕太乙：庆安本、濯缨堂本、佚存本、宛委别藏本《难经集注》作"太一"。

〔3〕大：原误录作"少"，后墨笔改正之。庆安本、濯缨堂本、佚存本、宛委别藏本《难经集注》作"太"。

〔4〕名：庆安本、濯缨堂本、佚存本、宛委别藏本《难经集注》作"又名"。

〔5〕者：佚存本、宛委别藏本《难经集注》同。庆安本、濯缨堂本作"虚"。

咽门重十两，广二寸半，至胃长一尺六寸。

杨曰：咽，嚥也，言可以嚥物也。又谓之嗌，言气之流通阨要之处也。咽为胃之系也。故《经》曰[1]："咽主地气。"胃为土，故云主地气也。

喉咙重十二两，广二寸，长一尺二寸，九节。

杨曰：喉咙，空虚也。言其中空虚，可以通气息焉，即肺之系也，呼吸之道路。故《经》云[2]："喉主天气。"肺应天，故云"主天气"也。喉咙与咽并行，其实无[3]异，而人多感[4]之。

肛门重十二两，大八寸，径二寸大半，长二尺八寸。受谷九升三合八分合之一。

杨曰：肛，钢也。言其处似车钢形，故曰肛门。即广肠也。又名腌肠。

四十三难曰：人不食[5]饮，七日而死者何也？然：人胃中常有留谷二斗，水一斗五升，故平人日再至圊，一行二升半，日中五升，七日五七三十五升，而水谷尽矣。故平人不食饮七日而死者，水谷津液俱尽，即死矣。

杨曰：胃中常留水谷三斗五升，人既不食饮，而日别再圊，使[6]一日五升。七日之中，五七三斗五升。胃中水谷俱尽，无气以生，故死也[7]。圊，厕也。

〔1〕《经》曰：出自《黄帝内经素问·太阴阳明论篇第二十九》。

〔2〕《经》云：出自《黄帝内经素问·太阴阳明论篇第二十九》。

〔3〕无：庆安本、濯缨堂本、佚存本、宛委别藏本《难经集注》同。守山阁本作"两"，是。

〔4〕感：庆安本、濯缨堂本、佚存本、宛委别藏本《难经集注》同。守山阁本作"惑"，是。

〔5〕食：此下误衍一"谷"字，后在其右上角加三点"ミ"以示删之。

〔6〕使：庆安本、濯缨堂本、佚存本、宛委别藏本《难经集注》作"便"，是。

〔7〕也：庆安本、濯缨堂本、佚存本、宛委别藏本《难经集注》作"焉"。北厓主人抄本"也"字为人朱笔抹掉，同行正上方页眉处以朱笔书一"焉"字。

《八十一难经吕杨注》辑校与研究

一七五

四十四难曰：七冲门何在？然：唇为飞门，齿为户门，会厌为吸门，胃为贲门，太仓下口为幽门，大肠、小肠会为阑门，下极为魄门。故曰七冲门也。

杨曰：人有七窍[1]，是五藏之门户，皆出于面。今七冲门者，亦是藏府之所出，而内外兼有证焉。飞门者，脾气之所出也。脾主于唇，为飞门也。飞者，动也。言唇受水谷，动转入于内也。齿为户门者，口齿心气之所出[2]也，在心为志，出口为言，故齿为心之门户，亦取撮伏五谷传入于口也。会厌为吸门[3]者，会厌为五藏音声之门户，故云会厌为吸门也。胃为贲门，贲者，膈也，胃气之所出也。胃出谷气以传于肺，肺在膈上，故以胃为贲门也。太仓下口为幽门者，肾气之所出也。太仓者，胃也。胃之下口，在齐上三寸，既幽隐之处，故曰幽门。大肠、小肠会为阑门。阑门者，遗失之义也，言大小二肠皆输泻于广肠，广肠既受传而出之，是遗失之意也，故曰阑门。下极为魄门，魄门者，下极肛门也。肺气上通喉咙，下通于肛门，是肺气之所出也。肺藏魄，故曰魄门焉。冲者，通也，出也。言藏府之气，通出之所也。

四十五难曰：《经》言"八会"者何也？然：府会太仓，藏会季胁，筋会阳陵泉，髓会绝骨，血会膈俞[4]，骨会太抒[5]，脉太渊[6]。气会三焦外一筋直两乳内也。热病[7]在内者，取其会之气穴也。

杨曰：人藏府筋骨髓血脉气，此八者，皆有会合之穴。若热

---

[1] 七窍：原误录作"窍七"，但字旁有移正标志。
[2] 所出：原误录作"出所"，但字旁有移正标志。
[3] 吸门：此下误衍一"也"字，后在其右上角加三点"彡"以示删之。
[4] 膈俞：庆安本、濯缨堂本、佚存本、宛委别藏本《难经集注》作"鬲俞"。
[5] 太抒：据穴名当作"大杼"。
[6] 脉太渊：佚存本、宛委别藏本《难经集注》同。庆安本、濯缨堂本作"脉会太渊"，是。
[7] 热病：此下误衍一"者"字，后在其右上角加三点"彡"以示删之。

病在于内，则于外取其所会之穴，以去其疾也。季胁，章门穴也。三焦外一筋直两乳内[1]，膻中穴也。余皆可知也。

四十六难曰：老人卧而不寐。少壮寐而不寤者何也？然：《经》言：少壮者，血气盛，肌肉滑，气道通，荣卫之行，不失于常，故昼日精，夜不寤。老人血气衰，气肉不滑，荣卫之道涩，故昼日不能精，夜不能[2]寐也，故知老人不得寐也。

杨曰：卫气者，昼日行于阳。阳者，身体也。夜行于阴。阴者，腹内也。人目开，卫气出则寤；入则寐。少壮者，卫气行，不失于常，故昼得安静而夜得稳眠也。老人者[3]卫气出入，不得应时，故昼[4]不得安静，夜不得寐也。精者，静。静，安也。

四十七难曰：人面独能耐寒者何也？然：人头者，诸阳之会也。诸阴脉皆至颈、胸中而还，独诸阳脉皆上至头耳，故令而[5]耐寒也。

杨曰：按诸阴脉皆至颈、胸中而还，盖取诸阳尽会于头面，诸阴至头面者少，故以言之耳。《经》云：三百六十五脉，悉会于目。如此则阴阳之脉，皆至于面，不独言阳脉自至于头面也。

虚实邪正第七[6]

四十八难曰：人有三虚三实，何谓也？然：有脉之虚实，有

---

〔1〕乳内：庆安本、濯缨堂本、佚存本、宛委别藏本《难经集注》下有"者"字。

〔2〕能：庆安本、濯缨堂本、佚存本、宛委别藏本《难经集注》作"得"。

〔3〕老人者：庆安本、濯缨堂本、佚存本、宛委别藏本《难经集注》作"老者"。

〔4〕昼：此下误衍一"日"字，后在其右上角加三点"ミ"以示删之。

〔5〕而：庆安本、濯缨堂本、佚存本、宛委别藏本《难经集注》作"面"。

〔6〕第七：庆安本、濯缨堂本、佚存本、宛委别藏本《难经集注》下有"凡五首"小字注。

病之虚实，有诊之虚实也。脉之虚实者，濡者为虚，紧牢者为实。

杨曰：按之如切绳之状，谓之紧也。

病之虚实者，出者为虚，入者为实。

杨曰：呼多吸少，吸多呼少。

言者为虚，不言者为实。

杨曰[1]：肺主声，入心为言，故知言者为虚。肝主谋虑，故入心即不言，用为实邪，故知不言者为实也。

缓者为虚，急者为实。

杨曰：皮肉宽缓，皮肤满急也。

诊之虚实者，濡者为虚。

杨曰：皮肤濡缓也。

牢者为实。

杨曰：皮肉牢强也。

痒者为虚。

杨曰：身体虚痒也。

痛者为实。

杨曰：身形有痛处皆为实。

外痛内快，为外实内虚。

杨曰：轻手按之则痛，为外实，病浅故也。重手按之则快，为内虚，病深故也。

内痛外快，为内实外虚。

杨曰：重手按之则痛，为内实，病深故也。轻手按之则快，为外虚，病浅故也。凡人病按之则痛者，皆为实；按之则快者，皆为虚也。

---

〔1〕 杨曰：本条"杨曰"下，庆安本、濯缨堂本、佚存本、宛委别藏本《难经集注》均另有一条"杨曰：藏气虚，精气脱，故多言语也。藏气实，邪气盛，故不欲言语也。"云云。北厔主人抄本不取的原因，概视其为杨康侯所出之故。

故曰虚实也。

杨曰：是三虚三实之证也。

四十九难曰：有正经自病，有五邪所伤，何以别之？然：《经》言"忧愁思虑则伤心"。

吕曰：心为神，五藏之君，聪明才智，皆由心出。忧劳之甚，则伤其心，心伤神弱也。

形寒饮冷则伤肺。

吕曰：肺主皮毛，形寒者，皮毛寒也。饮冷者，伤肺也。肺主受水浆，水浆不可冷饮，肺[1]又恶寒，故曰伤也。

恚怒气逆，上而不下，则伤肝。

吕曰：肝与胆为藏府，其气勇，故主怒，怒则伤也。

饮食劳倦则伤脾。

吕曰：饮食饱，胃气满，脾络恒急，或走马跳跃，或以房劳脉络裂，故伤脾也。

久坐湿地，强力入水，则伤肾。

吕曰：久坐湿地，谓遭忧丧。强力者，谓举重引弩。入水者，谓复溺于水，或妇人经水未过，强合阴阳也。

是正经之自病也。

吕曰：此皆从其藏内自发病，不从外来也。

何谓五邪？然：有中风。

吕曰：肝主风也。

有伤暑。

吕曰：心主暑也。

有饮食劳倦。

吕曰：脾主劳倦也。

---

〔1〕 饮肺：原误录作"肺饮"，但字旁有移正标志。

有伤寒。

吕曰：肺主寒也。

有中湿。

吕曰：肾主湿也。

此之谓五邪。

吕曰：此五病，从外来也。

假令心病，何以知中风得之？然：其色当赤。何以言之？肝主色，自入为青，入心为赤，入脾为黄，入肺为白，入肾为黑。肝为心邪，故知当赤色也。

吕曰：肝主中风，心主伤暑者。今心病中风，故知肝邪往伤心也。

其病身热，胁下满痛。

吕曰：身热者心，满痛者肝，二藏之病证也。

其脉浮大而弦。

吕曰：浮大者心，弦者肝。二藏脉见应也。

何以知伤暑得之？然：当恶臭。何以言之？心主臭，自入为焦臭，入脾为香臭，入肝为臊臭，入肾为腐臭，入肺为腥臭。故知心病伤暑得之也，当恶臭，具[1]病身热而烦，心痛，其脉浮大而散。

吕曰：心主暑，今伤暑，此正经自病，不中他邪。

何以知饮食劳倦得之？然：当喜苦味也。虚为不欲食，实为欲饮[2]，何以言之？脾主味，入肝为酸，入心为苦，入肺为辛，入肾为咸，自入为甘。故知脾邪入心，为喜苦味也。

吕曰：心主伤热，脾主劳倦。今心病以饮食劳倦得之，故知脾邪入心也。

其病身热，而体重嗜卧，四肢不收。

---

〔1〕具：庆安本、濯缨堂本、佚存本、宛委别藏本《难经集注》作"其"。

〔2〕饮：庆安本、濯缨堂本、佚存本、宛委别藏本《难经集注》作"食"。

吕曰：身热者，心也。体重者，脾也。此二藏病证也。

其脉浮大而缓。

吕曰：浮大者，心脉。缓者，脾脉也。

何以知伤寒得之？然：当谵言妄语。何以言之？肺主声，入肝为呼，入心为言，入脾为歌，入肾为呻，自入为哭。故知肺邪入心，为谵[1]言妄语也。

吕曰：心主暑，肺主寒。得之，故知肺邪入心以为病也。

其病身热，洒洒恶寒，甚则喘咳。

吕曰：身热者心，恶寒者肺。此二藏病证也。

其脉浮大而涩。

吕曰：浮大者，心脉。涩者，肺脉也。

何以知中湿得之？然：当喜汗出不可止。何以言之？肾主湿，入肝为泣，入心为汗，入脾为液，入肺为涕，自入为唾。故知肾邪入心，为汗出不可止也。

吕曰：心主暑，肾主湿。今心病以伤湿得之，故知肾邪入心也。

其病身热，而小腹痛，足胫寒而逆。

吕曰：身热者，心。小腹痛者，肾。肾邪入于[2]心，此二藏病证也。

其脉沉濡而大。

吕曰：大者，心脉。沉濡者，肾脉也。

此五邪之法也。

五十难曰：病有虚邪，有实邪，有贼邪，有微邪，有正邪，何以别之？然：从后[3]来者为虚邪。

---

〔1〕谵：此下误衍一"语"字，后在其右上角加三点"ミ"以示删之。

〔2〕入于：庆安本、濯缨堂本、佚存本《难经集注》作"干"。宛委别藏本作"于"。

〔3〕后：原脱此字，后小字补之。

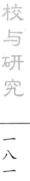

吕曰：心王之时，脉当洪大而长，反得弦小而急，是肝王毕木传于心，夺心之王，是肝徃乘心，故言从后来也。肝[1]为心之母，母之乘子，是为虚邪也。

从前来者为实邪。

吕曰：谓心王得脾脉。心王毕，当传脾。令[2]心王未毕[3]，是脾来逆夺其王，故言从前来也。脾者心之子，子之乘母，是为实邪。

从所不胜来者是[4]为贼邪。

吕曰：心王得肾脉，水胜火，故是为贼邪也。

从所胜来者为微邪。

吕曰：心王皮[5]得肺脉。水胜火[6]，故是[7]为微邪也。

自病者为正邪。

吕曰：心王之时，脉实强太过，反得虚微，为正邪也。

何以言之？假令心病，中风得之为虚邪，伤暑得之为正邪。

吕曰：心主暑，今心自病伤暑，故为正邪也。

饮食劳倦得之为实邪。

吕曰：从前来者，脾乘心也。脾主劳倦，故为实邪。

伤寒得之为微邪。

吕曰：从所胜来者，肺乘心也。肺主寒，又畏心，故为微邪。

中湿得之为贼邪。

吕曰：从所不胜来者，肾乘心也。肾主湿，水克火，故为贼邪也。

---

〔1〕 肝：此下误衍一"必"字，后在其右上角加三点"彡"以示删之。

〔2〕 令：庆安本、濯缨堂本、佚存本、宛委别藏本《难经集注》作"今"。

〔3〕 未毕：原误录作"毕未"，但字旁有移正标志。

〔4〕 是：庆安本、濯缨堂本、佚存本、宛委别藏本《难经集注》无。

〔5〕 皮：庆安本、濯缨堂本、佚存本、宛委别藏本《难经集注》作"反"。

〔6〕 水胜火：庆安本、濯缨堂本、佚存本、宛委别藏本《难经集注》作"火胜金"。

〔7〕 是：庆安本、濯缨堂本、佚存本、宛委别藏本《难经集注》无。

五十一难曰：病有欲得温者，有欲得寒者，有欲得见人者，有不欲得见人者，而各不同。病在何藏府也？然：病欲得寒而欲见人者，病在府也。病欲得温而不欲得见人者，病在藏也。何以言之？府者，阳也。阳病欲得寒，又欲见人。藏者，阴也。阴病欲得温，又欲闭户独处，恶闻人声，故以别知藏府之病也。

五十二难曰：府藏发病，根本等不？然：不等也。其不等奈[1]何？然：藏病者，止而不移其病，不离其处。

吕曰：藏者阴，决于地，故不移动也。

府病者，仿佛贲向，上下行流，居处无常。

吕曰：府，阳也。阳者，法天。天有回旋不休，故病流转，居无常处也。

故以此知藏府根本不同也。

藏府传病第八[2]

五十三难曰：《经》言"七传者死，间藏者生"，何谓也？然：七传者，传其所胜也。间藏者，传其子也，何以言之？假令心病传肺，肺传肝，肝传脾，脾传肾，肾传心，一藏不再伤，故言七传者死也。间藏者，传其所生也。

吕曰：七当为四[3]字之讹[4]也，此下有间字，即知上当为次。又有五藏，心独再伤，为有六传耳。此盖次传其所胜藏，故其病死也。

《八十一难经吕杨注》辑校与研究

一八三

---

〔1〕奈：庆安本、濯缨堂本、佚存本、宛委别藏本《难经集注》同。校者案，"奈何"之"奈"诸本或作"柰"、或作"奈"。唯北厓主人抄本皆作"奈"，是。

〔2〕第八：庆安本、濯缨堂本、佚存本、宛委别藏本《难经集注》下有"凡二首"小字注。

〔3〕四：庆安本、濯缨堂本、佚存本、宛委别藏本《难经集注》作"次"。

〔4〕讹：庆安本、濯缨堂本、佚存本、宛委别藏本《难经集注》作"误"。

假令心病传脾，脾传肺，肺传肾，肾传肝，肝传心，是母子相传，竟而复始，如环之无端，故言生也。

吕曰：间藏者，间其所胜藏而相传也，心胜肺，脾间之。肝胜脾，心间之。脾胜肾，肺间之。肺胜肝，肾间之。肾胜心，肝间之。此谓传其所生也。

五十四难曰：藏病难治，府病易治，何谓也？然：藏病所以难治者，传其所胜也。府病易治者，传其子也。与七传间藏同法也。

杨曰：与前章略同也。

藏府积聚第九[1]

五十五难曰：病有积有聚，何以别之？然：积者，阴气也。聚者，阳气也。故阴沉而伏，阳浮而动。气之所积，名曰积。气之所聚，名曰聚。故积者，五藏所生。聚者，六府所成也。积者，阴气也。其始发有常处，其痛不离其部，上下有所终始，左右有所穷处。聚者，阳气也。其始发无根本，上下无所留止，其痛无常处，谓之聚。故以是别知积聚也。

吕曰：诸阴证病，常在一处，牢强、有头足，止不移者，藏气所作，死不治，故言藏病难治，所以证病上下左右无常处者，此所谓阳证，虽困可治，本不死也。故当经岁月，故经言府病易治。

五十六难曰：五藏之积，各有名乎？以何月何日得之？然：肝之积名曰肥气，在左胁下，如覆杯，有头足，久不愈，令人发咳逆痎疟，连岁不已，以季月[2]戊己日得之。何以言之？肺病传

---

〔1〕第九：庆安本、濯缨堂本、佚存本、宛委别藏本《难经集注》下有"凡二首"小字注。

〔2〕月：庆安本、濯缨堂本、佚存本、宛委别藏本《难经集注》作"夏"，是。

于肝，肝当传脾，脾季夏适王，王者不受邪，肝复欲还肺，肺不肯受，故留结为积，故知肥气以季夏戊己日得之。

杨曰：积，蓋也。言血脉不行，积蓋成病也。凡积者，五藏所生也。荣气常行，不失节度，谓之平人。平人者，不病也。一藏受病，则荣气壅塞，故病焉。然五藏受病者，则传其所胜。所胜适王，则不肯受传。既不肯受，则有[1]传所胜。所胜复不为纳，于是则留结成积，渐以长大，病因成矣。肥气者，肥盛也。言肥气聚于左胁之下，如覆杯突出，如肉肥盛之状也，小儿多有此病。按前章有积有聚，此章唯出五积之名状，不言诸聚。聚者，六府之病，亦相传行，还如五藏，以胜相加，故不重言，从省约也。

心之积名曰伏梁，起齐上，大如臂，上至心下，久不愈，令人病烦心，以秋庚辛日得之，何以言之？肾病传心，心当传肺，肺以秋适王，王者不受邪，心复欲还肾，肾不肯受，故结留[2]为积，故知伏梁以秋庚辛日得之。

杨曰：伏梁者，言积自齐上至心下，其大如臂，状似屋舍栋梁也。

脾之积名曰痞气。在胃脘，覆大如盘，久不愈，令人四肢不收，发黄疸，饮食不为肌肤，以冬壬癸日得之。何以言之？肝病传脾，脾当传肾，肾以冬适王，王者不受邪，脾复欲[3]还肝，肝不肯受，故留结为积，故知痞气以冬壬癸日得之。

杨曰：痞，否也。言否结成积也。脾气虚，则胃中热而引食焉。脾病不能通气，行津液，故虽食多而羸瘦也。

肺之积名曰息贲。在右胁下，覆大如杯，久不已，令人洒淅寒热，喘咳，发肺壅，以春甲乙日得之。何以言之？心病传肺，

〔1〕 有：庆安本、濯缨堂本、佚存本、宛委别藏本《难经集注》作"反"，是。
〔2〕 结留：庆安本、濯缨堂本、佚存本、宛委别藏本《难经集注》作"留结"。
〔3〕 复欲：原误录作"欲复"，但字旁有移正标志。

肺当传肝，肝以春适王，王者不受邪，肺复欲还心，心不肯受，故留结为积，故知息贲以春甲乙日得之。

杨曰：息，长也。贲，鬲也。言肺在膈上，其气不行，渐长而逼于膈，故曰息贲。一曰贲，聚也。言其渐长而聚蓄。肺为上盖，藏中阳也。阳气盛，故令人发肺壅也。

肾之积名曰贲豚。发于小腹[1]，上至心下，若豚状，或上或下无时，久不已，令人喘逆骨痿，少气，以夏丙丁日得之。何以言之？脾病传肾，肾当传心，心以夏适王，王者不受邪，肾复欲还脾，脾不肯受，故留结为积，故知贲豚以夏丙丁日得之。此是五积之要法也。

杨曰：此病状似豚而上冲心，又有奔豚之气，非此积病也。名同而疾异焉。

五泄伤寒第十[2]

五十七难曰：泄凡有几，皆有名不？然：泄凡有五，其名不同。有胃泄，有脾泄，有大肠泄，有小肠泄，有大瘕泄，名曰后重。胃泄者，饮食不化，色黄。

杨曰：泄，利也。胃属土，故其利色黄，而饮食不化焉。化，变也，消也。言所食之物，皆完出不消变也。

脾泄者，腹胀满泄注，食即呕吐逆。

杨曰：注者，无节度也，言利下犹如注水，不可禁止焉。脾病不能化谷，故食即吐逆。

大肠泄者，食已窘迫，大便色白，肠鸣切痛。

杨曰：窘迫，急也，食讫即欲利，迫急不可止也。白者，从

一八六

---

〔1〕 小腹：庆安本、濯缨堂本、佚存本、宛委别藏《难经集注》作"少腹"。

〔2〕 第十：庆安本、濯缨堂本、佚存本、宛委别藏《难经集注》下有"凡四首"小字注。

肺色也〔1〕。肠鸣切痛者，冷也。切者，言痛如刀切其肠之状也。

小肠泄者，溲而便脓血，小肠〔2〕痛。

杨曰：小肠属心，心主血脉，故便脓血。小肠〔3〕处在小肠〔4〕，故小腹痛也。

大瘕泄者，里急后重，数至圊而不能便，茎中痛。此五泄之法也。

杨曰：瘕，结也。小腹〔5〕有结而又下利者是也。一名利。重后，言大便处疼重也。数欲利，至所即不利，又痛引阴茎中，此是肾泄也。按诸方家，利有二十余种，而此惟见五种者，盖举其宗维耳。

五十八难曰：伤寒有几，其脉有变不？然：伤寒有五，有中风、有伤寒、有湿温、有热病、有温病，其所苦各不同。中风之脉，阳浮而滑，阴濡而弱。

杨曰：自霜降至春分，伤于风冷即病者，谓之伤寒。其冬时受得寒气，至春又中春风而病者，谓之冷温病。其至夏发者，多热病，病而多汗者，谓之湿温。其伤于八节之虚邪者，谓之中风。据此《经》言：温病则是疫疠之病，非为春病也。疫疠者，谓一年之中，或一州一县〔6〕，若大若小俱病者是〔7〕。按之乃觉往来如有，举之如无者，谓之弱也。关以前浮滑，尺中濡弱者也。

〔1〕 也：庆安本、濯缨堂本、佚存本、宛委别藏本《难经集注》作"焉"。

〔2〕 小肠：佚存本、宛委别藏本《难经集注》作"少肠"。庆安本、濯缨堂本作"少腹"。

〔3〕 小肠：庆安本、濯缨堂本、佚存本、宛委别藏本《难经集注》作"少肠"，误。

〔4〕 小肠：佚存本、宛委别藏本《难经集注》作"少肠"。庆安本、濯缨堂本作"少腹"。

〔5〕 小腹：庆安本、濯缨堂本、佚存本、宛委别藏本《难经集注》作"少腹"。

〔6〕 县：濯缨堂本《难经集注》同。庆安本、佚存本、宛委别藏本误作"悬"。

〔7〕 是：庆安本、濯缨堂本、佚存本、宛委别藏本《难经集注》下有"也"字。

湿温之脉，阳濡而弱，阴小而急。

杨曰：小，细也。急，疾也。

伤寒之脉，阴阳俱盛而紧涩。热病之脉，阴阳俱浮，浮之滑，沉之散涩。

杨曰：轻手按者名浮，重手按者名沉也。

温病之脉，行在诸经，不知何经之动也，各[1]随其经所在而取之。

杨曰：兼鬼疠之气，散行诸经，故不可不预知。临病人而诊之，知其何经之动，即为治也。

伤寒有汗出而愈，下之而死者。有汗出而死，下之而愈者何也？然：阳虚阴盛，汗出而愈，下之即死。阳盛阴虚，汗出而死，下之而愈。

杨曰：此说反例[2]于义不通，不可依用也。若反此行之，乃为顺尔。

寒热之病，候之如何也？然：皮寒热者，皮不可近席，毛发焦臭[3]，槀不得汗。肌寒热者，皮肤痛，唇舌槀，无汗。骨寒热者，病无所安，汗注不休，齿本槀痛。

杨曰：五藏六府，皆有寒热。此经惟出三状，余皆阙也。

五十九难曰：狂癫之病，何以别之？然：狂之始发，少卧而不饥，自高贤也，自辨智也，自贵倨也，妄笑好歌乐，妄行不休是也。

杨曰：狂病之候，观其人初发之时，不欲眠卧，又不肯饮食，自言贤智尊贵，歌笑行走不休，皆阳气盛所为，故《经》言"重阳者狂"，此之谓也。今人以为癫疾，谬矣。

癫疾始发，意不乐，直视僵仆，其脉三部阴阳俱盛是也。

---

〔1〕 各：此下误衍一"在"字，后在其右上角加三点"ミ"以示删之。
〔2〕 例：庆安本、濯缨堂本、佚存本、宛委别藏本《难经集注》作"倒"。
〔3〕 臭：庆安本、濯缨堂本、佚存本、宛委别藏本《难经集注》作"鼻"。

杨曰：癫，颠也。发则僵仆焉，故有颠蹶之言也。阴气太盛，故不得行立而侧仆也。今人以为痫病，误矣。

六十难曰：头心之病，有厥痛，有真痛，何谓也？然：手三阳之脉，受风寒，伏留而不去者，则名厥头痛。入连在脑者，名真头痛。

杨曰：去者，行也。厥者，逆也。言手三阳之脉，伏留而不行，则壅逆而冲于头，故名厥头痛也。足三阳留壅，亦作头痛。今经不言之，从省文故也。

其五藏气相干，名厥心痛。

杨曰：诸经络皆属于心。若一经有病，其脉逆行，逆则乘心，乘心则心痛，故曰厥心痛。是五藏气冲逆致痛，非心家自痛也。

其痛甚，但在心，手足青者，即名真心痛。其真心痛者，旦发夕死，夕发旦死。

杨曰：心者，五藏六府之王[1]。法不受病，病即神去气竭，故手足[2]为之清冷也。心痛手足冷者，为真心痛。手足温者，为厥心痛也。头痛亦然，从今日平旦至明日平旦为一日，今云"旦发夕死，夕发旦死"，是正得半日而死也。

神圣工巧第十一[3]

六十一难曰：《经》言"望而知之谓之神，闻而知之谓之圣，问而知之谓之工，切脉而知之谓之巧"，何谓也？然：望而知之者，望见其五色，以知其病。

---

〔1〕 王：庆安本、佚存本、宛委别藏本《难经集注》同。濯缨堂本作"主"。
〔2〕 足：本书初作"足"，后误改作"是"。
〔3〕 第十一：庆安本、濯缨堂本、佚存本、宛委别藏本《难经集注》下有"凡一首"小字注。

杨曰：望色者，假令肝部见青色者，肝自病；见赤色者，心乘肝，肝亦病，故见五色知五病也。

闻而知之者，闻其五音，以别其病。

杨曰：五音者，谓宫、商、角、徵、羽也，以配五藏。假令病人好哭者，肺病也。好歌者，脾病也。故云：闻其音，知其病也。

问而知之者，闻[1]其所欲五味，以知其病所起所在也。

杨曰：问病人云好辛味者，则知肺病也。好食冷者，则知内热。故云知所起所在。

切脉而知之者，诊其寸口，视其虚实，以知其病[2]在何藏府也。

杨曰：切，按也。谓按寸口之脉，若弦多者，肝病也。洪多者，心病也。浮数则病在府，沉细者[3]则病在藏。故云在何藏府[4]也。

《经》言以外知之曰圣，以内知之曰神。此之谓也。

杨曰：视色、听声、切脉，皆在外而知内之病也。

藏府井愈[5]第十二[6]

六十二难曰：藏井荣[7]有五，府[8]独有六者，何谓也？然：

---

〔1〕闻：庆安本、佚存本、宛委别藏本《难经集注》同。濯缨堂本作"问"，是。

〔2〕病：庆安本、濯缨堂本、佚存本、宛委别藏本《难经集注》下有"病"字。

〔3〕者：庆安本、濯缨堂本、佚存本、宛委别藏本《难经集注》无。

〔4〕府：庆安本、濯缨堂本、佚存本、宛委别藏本《难经集注》无。

〔5〕愈：庆安本、濯缨堂本、佚存本、宛委别藏本《难经集注》作"俞"，是。

〔6〕第十二：庆安本、濯缨堂本、佚存本、宛委别藏本《难经集注》下有"凡七首"小字注。

〔7〕井荣：庆安本、濯缨堂本、佚存本、宛委别藏本《难经集注》作"井荥"。校者案，此下"井"、"荥"字仍有误作"并"、"荣"者，不再出注。

〔8〕五府：原误录作"府五"，但字旁有移正标志。

府者阳也，三焦行于诸阳，故置一俞名曰原。府有六者，亦与三焦共一气也。

　　杨曰：五藏之脉，皆以所出[1]为并，所流为荣，所注为俞，所行为经，所入为合，是谓五俞，以应金木水火土也。六府亦并以所出为并，所流为荣，所注为俞，所过为原，所行为经，所入为合，其俞亦应五行。惟原独不应五行。原者，元也。元气者，三焦之气也。其气尊大，故不应五行。所以六府有六俞，亦以应六合于乾道也。然五藏亦有原，则以第三穴为原，所以不别立穴者，五藏法地。地卑，故三焦之气经过而已。所以无别穴。六府既是阳，三焦亦是阳，故云共一气也。

　　六十三难曰：《十变》言"五藏六府荣合，皆以井为始者"何也？然：井者，东方春也。万物之始生。诸蚑行喘息，蜎飞蠕动，当生之物，莫不以春而生。故岁数始于春，日数始于甲，故以井为始也。

　　杨曰：凡藏府皆以井为始。井者，谓谷井尔，非谓堀作之井。山谷之中，泉水初出之处，名之曰井。井者，主出之义也。泉水既生，留停于近，荣迁未成大流，故名之曰荣。荣者，小水[2]之状也。留停既深，便有注射轮文之处，故名之曰俞。俞者，委积逐流行，经历而成渠径。径者，经也，亦经营之义也。经行既达，合会于海，故名之曰合。合者，会也。此是水行流转之义。人之经脉，亦法于此，故取名[3]焉。所以井为始春者，以其所生之义也。岁数始于春者，正月为岁首故也。日数始于甲者，谓东方甲乙也。正月与甲乙，皆属于春也。

---

〔1〕　所出：原误录作"出所"，但字旁有移正标志。
〔2〕　小水：原误录作"水小"，但字旁有移正标志。
〔3〕　取名：原误录作"名取"，但字旁有移正标志。

六十四难曰：《十变》又言"阴井木，阳井金，阴荣火，阳荣水，阴俞土，阳俞木，阴经金，阳经火，阴合水，阳合土"。阴阳皆不同，其意何也？然：是刚柔之事也，阴井乙木，阳井庚金，阳井庚。庚者，乙之刚也，阴井乙，乙者，庚之柔也。乙为木，故言阴井木也。庚为金，故言阳井金也。余皆仿此。

杨曰：五藏皆为阴。阴井为木，荣为火，俞为土，经为金，合为水。六府为阳。阳井为[1]金，荣为水，俞为木，经为火，合为土。以阴井木配阳井金，是阴阳夫妇之义，故云乙为庚之柔，庚为乙之刚。余并如此也。

六十五难曰：《经》言"所出为井，所入为合"，其法奈[2]何？

杨曰：奈[3]何犹如何也。

然：所出[4]为井。井者，东方春也，万物之始生，故言所出为井也。所入为合。合者，北方冬也，阳气入藏，故言所入为合也。

杨曰：春夏主生养，故阳气在外。秋冬主收藏，故阳气在内。人亦法之。

六十六难曰：经言肺之原，出于太渊。

杨曰：穴在掌后是也。

心之原，出于太陵。肝之原，出于于太冲。脾之原，出于太白。肾之原，出于太溪。少阴之原，出于兑骨。

杨曰：此皆五藏俞也，所以五藏皆以俞为原。少阴真心脉也，亦有原在掌后兑骨端陷者中。一名神门，一名中都。前云心

---

〔1〕 为：原误录作"木"，后朱笔改正之。
〔2〕 奈：佚存本、宛委别藏本《难经集注》同。庆安本、濯缨堂本作"奈"。
〔3〕 奈：庆安本、濯缨堂本、佚存本、宛委别藏本《难经集注》均作"奈"。
〔4〕 所出：原误录作"出所"，但字旁有移正标志。

之原出于太陵者，是心胞络脉也。凡云心病者，皆在心胞络脉矣。真心不病，故无俞。今有原者，外经之病，不治内藏也。

胆之原，出于丘[1]墟。

杨曰：足内踝后微前也。

胃之原，出于冲阳。

杨曰[2]：在足跗上寸[3]，骨间动脉是也。

三焦之原，于[4]阳池。

杨曰：手表腕上也。

膀胱之原，出于京骨。

杨曰[5]：在足外侧大骨下，赤白肉际。

大肠之原，出于合谷。

杨曰：手大指岐骨间。

小肠之原，出于腕骨。

杨曰：在手腕陷中。指腕者，误也。

十二经皆以俞为原者何也？然：五藏俞者，三焦之所行，气之所留止也。三焦所行之俞为原者何也？然：齐下肾间动气者，人之生命也，十二经之根本也，故名曰原。三焦者，原气之所[6]别使也，主通行三气，经历于五藏六府。原者，三焦之尊号也，故所止辄为原。五藏六府之有病者，取[7]其原也。

杨曰：齐下肾间动气者，丹田也。丹田者，人之根本也，精

〔1〕 丘：北厓主人抄本此字原阙第四笔，盖有所避讳也。
〔2〕 杨曰：《难经集注》提示此条系"丁曰"。北厓主人抄本本条之末有朱笔批注"按此系丁注当删"。
〔3〕 上寸：《难经集注》作"上五寸"。北厓主人抄本经人朱笔补出"五"字。
〔4〕 于：庆安本、濯缨堂本、佚存本、宛委别藏本《难经集注》作"出于"。
〔5〕 杨曰：《难经集注》原作"丁、杨曰"。北厓主人抄本本条之末有朱笔批注"此条'杨'字上有'丁'字作'丁杨曰'"。
〔6〕 所：庆安本、濯缨堂本、佚存本、宛委别藏本《难经集注》无。
〔7〕 取：佚存本、宛委别藏本《难经集注》同。庆安本、濯缨堂本上有"皆"字。

神之所藏，五气之根元。太子之府也。男子以藏精，女子以[1]主月水，以生养子息，合和阴阳之门户也。在齐下三寸，方圆四寸，附著[2]脊脉两肾之根，其中央黄，左青，右白，上赤，下黑。三寸法三才，四寸法四时，五色法五行。两肾之间，名曰大海，一名溺水。中有神龟，呼吸元气，流行则为风雨，通气四肢，无所不至也。肾者，分为日月之精，虚无之气，人之根本也。齐者，人之命也。分为一名太中极，一名太涸，一名昆仑，一名持枢，一名五城。五城有真人，即五常也。五城[3]之外有八使者，即八卦神也。八使者，井[4]太一为九卿。八卦之外有十二楼，楼有十二子也，井三焦神为二十七大夫，又井[5]四肢神为八十一元士。齐中央名太一君之侯王，王天大将军，特进侯，主人身中万二千神也。劲在头上脑户中。庙在项后顶上。社在脾左端。稷在大肠穷。风伯在八门，八门在齐傍。两[6]师在小肠穷。四渎云气在昆仑。溺水在胞中。所以备言此者，欲明肾为人生之本也[7]。故知丹田[8]者，性命之本也。道士思神，比邱坐禅，皆行心气于齐下[9]，良为此也。故云"原者三焦之尊号也"，三焦合气于肾故也。

六十七难曰：五藏募皆在[10]阴，而俞在阳者，何谓也？ 然：

---

[1] 以：庆安本、濯缨堂本、佚存本、宛委别藏本《难经集注》无。

[2] 附著：佚存本、宛委别藏本《难经集注》同。庆安本、濯缨堂本作"附着"。

[3] 五城：佚存本、宛委别藏本《难经集注》同。庆安本、濯缨堂本作"三城"。

[4] 井："井"系"并"之讹。下同。

[5] 井："井"系"并"之讹。

[6] 两："两"系"雨"之讹。

[7] 也：庆安本、濯缨堂本、佚存本、宛委别藏本《难经集注》作"焉"。

[8] 丹田：原误录作"田丹"，但字旁有移正标志。

[9] 下：庆安本、濯缨堂本、佚存本、宛委别藏本《难经集注》下有"者"字。

[10] 皆在：原误录作"在皆"，但字旁有移正标志。

阴病行阳，阳病行阴，故令募在阴，俞在阳。

杨曰：腹为阴，五藏之募皆在腹，故云募皆在阴。背为阳，五藏之俞皆在背，故云俞[1]在阳。内藏有病，则出行于阳，阳俞在背也。外体有病，则入行于阴，阴募在腹也。故《针法》云："从阳引阴，从阴引阳"此之谓也。

六十八难曰：五藏六府，各有井荣俞经合，皆何所主？然：经言所出为井，所流为荣，所注为俞，所行为经，所入为合。井主心下满。

吕曰：井者木，木者肝，肝主满也。

荣主身热。

吕曰：荣者火，火者心，心主身热也。

俞主体重节痛。

吕曰：俞者土，土者脾，脾主体重也。

经主喘咳寒热。

吕曰：经者金，金主肺，肺主寒热也。

合主逆气而泄。

吕曰：合者水，水主肾，肾主泄也。

此五藏六府，其井荣俞经合，所主病也。

用针补泻第十三[2]

六十九难曰：《经》言"虚者补之，实者泻之，不实不虚，以经取之"，何谓也？然：虚者补其母，实者泻其子。当先补之，

---

〔1〕 俞：庆安本、濯缨堂本、佚存本、宛委别藏本《难经集注》下有"皆"字。

〔2〕 第十三：庆安本、濯缨堂本、佚存本、宛委别藏本《难经集注》下有"凡十三首"小字注。

《八十一难经吕杨注》辑校与研究

一九五

然后泻之，不实不虚，以经取之者。是正经自生病，不中他邪[1]，当自取其经，故言以经取之。

杨曰：春得肾脉为虚邪，是肾虚不能传气于肝，故补肾。肾有病则传之于肝，肝为肾子，故曰补其母也。春得心脉为实邪，是心气盛实，逆来乘肝，故泻心。心平则肝气通，肝为心母，故曰泻其子也。不实不虚，是诸藏不相乘也。春得弦多及但弦者，皆是肝藏自病也，则自于足厥阴、少阳之经而补泻焉。当经有金木水火土，随时而取之也。

七十难曰：《经》言"春夏刺浅，秋冬刺深"者，何谓也？然：春夏者，阳气在上，人气亦在上，故当浅取之。秋冬者，阳气在下，人气亦在下，故当深取之。

杨曰：《经》言"春气在毫毛，夏气在皮肤[2]，秋气在分肉，冬气在筋骨"。此四时之气也。其四时受病，亦各随正气之深浅，故用针者治病，各依四时气之深浅而取之也。

春夏各致一阴，秋冬各致一阳者，何谓也？然：春夏温[3]必致一阴者，初下针，沉之，至肾肝之部，得气引持之[4]，阴也。秋冬寒必致一阳者，初内针，浅之[5]而浮之，至心肺之部，得气推内之，阳也。是谓春夏必致一阴，秋冬必致一阳。

杨曰：入皮三分，心肺之部，阳气所行也。入皮五分，肾肝之部，阴气所行也。阳为卫，阴为荣。春夏病行于阳，故引阴以和阳。秋冬病行于阴，故内阳以和阴也。

七十一难曰：《经》言"刺荣无伤卫，刺卫无伤荣"，何谓

---

〔1〕 邪：庆安本、濯缨堂本、佚存本、宛委别藏本《难经集注》下有"也"字。
〔2〕 肤：原误录作"毛"，后墨笔改正之。
〔3〕 温：此下误衍一"病"字，后在其右上角加三点"彡"以示删之。
〔4〕 持之：原误录作"之持"，但字旁有移正标志。
〔5〕 之：庆安本、濯缨堂本、佚存本、宛委别藏本《难经集注》无。

也？然：针阳者，卧针而刺之；刺阴者，先以左手摄按所针荣俞之处，气散乃内针，是谓刺荣无伤卫，刺卫无伤荣也。

杨曰：入皮三分为卫气。病在卫，用针则浅，故卧针而刺之，恐其深伤荣气故也。入皮五分为荣气，故先按所针之穴，待气散乃内针，恐伤卫气故也。

七十二难曰：《经》言"能知迎随之气，可令调之，调气之方，必在阴阳"，何谓也？然：所谓迎随者，知荣卫之流行，经脉之往来也，随其逆顺而取之，故曰迎随。调气之方，必在阴阳者，知其内外表里，随其阴阳而调之，故曰调气之方，必在阴阳。

杨曰：荣气者，常行不已。卫气者，昼行于身体，夜行于藏府。迎者，逆也。随者，顺也。谓卫气逆行，荣气顺行。病在阳，必候荣卫行至于阳分而刺之；病在阴，必候荣卫行至于阴分而刺之，是迎随之意也。又迎者，泻也。随者，补也。故经曰[1]迎而夺之，安得无虚。言泻之则虚也。随而济之，安得无实。言补之则实也。调气之方，必在阴阳者，阴虚阳实，则补阴泻阳。阳虚阴实，则补阳泻阴。或阳井[2]于阴，阴井[3]于阳，或阴阳俱虚，或阴阳俱实，皆随病所往，而调其阴阳，则病无不已。

七十三难曰：诸井者，肌肉浅薄，气少不足使也，刺之奈[4]何？然：诸井者，木也。荣者，火也。火者木之子，当刺井者，以荣泻之，故《经》言"补者不可以为泻[5]，泻者不可以为补"。此之谓也。

杨曰：冬刺井，病在藏，取之井，应刺井者，则泻其荣，以

---

〔1〕 经曰：原误录作"曰经"，但字旁有移正标志。
〔2〕 井："井"系"并"之讹。
〔3〕 井："井"系"并"之讹。
〔4〕 奈：佟存本、宛委别藏本《难经集注》同。庆安本、濯缨堂本作"柰"。
〔5〕 为泻：原误录作"泻为"，但字旁有移正标志。

去其病。故经曰：冬阴气紧，阳气伏，故取井以下阴气，逆取荣以通阳气也。

七十四难曰：《经》言"春刺井，夏刺荣，季夏刺俞，秋刺经，冬刺合"者。何谓也？然：春刺井者邪在肝，夏刺荣者邪在心，季夏刺俞者邪在脾，秋刺经者邪在肺，冬刺合者邪在肾。

杨曰：用针微妙，法无穷。若不深达变通，难以救疾者矣。至如此说，则是变通之义也。《经》云："冬刺井，春刺荣。"此乃云"春刺井，夏刺荣"，理极精奇，特宜留思，不可固守以一概之法也。

其肝、心、脾、肺、肾而系于春夏秋冬者何也？然：五藏一病辄有五也。假令肝病，色青者，肝也。臊臭者，肝也。喜酸者，肝也。喜呼者，肝也。喜泣者，肝也。其病众多，不可尽言也。四时有数而并系于春夏秋冬者也，针之要妙，在于秋毫者[1]。

杨曰：五藏六府病，各有形证。今略举肝家一藏以为法尔。虽言春刺井，夏刺荣。若一藏有病，脉亦随之，诊而取之。假令肝自病，实则取肝中火泻之，虚则取肝中木补之。余皆仿此。即秋毫微细之意也，言用针微细若秋毫矣。

七十五难曰：《经》言"东方实，西方虚，泻南方，补北方"，何谓也？然：金木水火土，当更相平。东方，木也。西方，金也。木欲实，金当平之。火欲实，水当平之。土欲实，木当平之。金欲实，火当平之。水欲实，土当平之。东方肝也，则知肝实。西方肺也，则知肺虚。泻南方火，补北方水。南方火。火者，木之子也。北方水。水者，木之母也。水胜火，子能令母实，母能令子虚，故泻火补水，欲令[2]金不得平木也。《经》曰："不能治其虚，何问其余"，此之谓也。

---

[1] 者：佚存本、宛委别藏本《难经集注》同。庆安本、濯缨堂本下有"也"字。
[2] 令：原脱此字，后小字补之。

杨曰：五行以胜相加，故木胜土，金胜木。木，肝也。金，肺也。肺气虚弱，肝气强实，木反陵金，金家不伏，欲来平木，金木若战，二藏则伤，故用针者，诊知其候，则[1]须泻心。心气既通，肝气则复，又补于肾。肾家得气，传而养肝。肝气已定，则肺不复来平肝，然后却补脾气。脾是肺母，母气传子，子便安定，故曰"不能治其虚。何问其余"，此之谓也。一本说杨氏曰：金克木。今据肝家一条以例五藏。假令东方木肝实，西方金肺虚，肝木实陵肺金虚，金本克木，木伏金，肝欲制肺，肺乃不伏。二藏争胜，反害于火，宜泻其心。心属火。火者木之子，子气既通，肝虚则伏，肝气既复，则肺不复来。然后补其脾，脾是肺母，母气授子，子气便实。故言"母能令子实，子能令母虚"，不能治其虚，何问其余？

七十六难曰：何谓补泻？当补之时，何所取气？当泻之时，何所置气？然：当补之时，从卫取气。当泻之时，从荣置气。其阳气不足，阴气有余，当先补其阳，而后泻其阴。阴气[2]不足，阳气有余，当先补其阴，而后泻其阳。荣卫通行，此其要也。

杨曰：此是阴阳更虚更实之变，须通荣卫，病则愈也。

七十七难曰：《经》言"上工治未病，中工治已病"者，何谓也？然：所谓治未病者，见肝之病，则知肝当传之与脾，故先实其脾气，无令得受肝之邪，故曰治未病焉。中工治已病者，见肝之病，不晓相传，但一心治肝，故曰治已病也。

杨曰：五藏得病，皆传其所胜，肝病传脾之类是也。若当其王时，则不受传，即不须行此方[3]。假令肝病当传脾，脾以季夏王，

---

〔1〕则：此下误衍一"知"字，后在其右上角加三点"ミ"以示删之。
〔2〕阴气：原误录作"气阴"，但字旁有移正标志。
〔3〕方：庆安本、濯缨堂本、佚存本、宛委别藏《难经集注》下有"也"字。

正王则不受邪，故不须实脾气也。若非季夏，则受肝邪。使[1]当预令实脾气，勿令得受肝邪[2]也。如此者，谓之上工。工，犹妙也。言妙达病源者也。其中工未能全解，故止守一藏而已。

七十八难曰：针有补泻，何谓也？然：补泻之法，非必呼吸出内针也。

杨曰：补者呼则出针，泻者吸则内针，故曰呼吸出内针也。

然知为针者信其左，不知为针者信其右。当刺之时，必先以左手厌按所针荣俞之处，弹而努之，爪而下之。其气之来，如动脉之藏[3]，顺针而刺之。得气因[4]推而内之是谓补，动而伸之是谓泻。不得气，乃与男外女内；不得气，是谓十死不治也。

杨曰：凡欲下针之法，先知穴处，便以左手按之，乃以右手弹其所按之处，脉动应于左手之下，仍即以左手指按之。然后循针而刺之，待气应于针下，因[5]推入荣中，此是补也。若得气便摇转而出之，此是泻也。若久留针而待气不至，则于卫中留针，待气久不得，又内入于荣中，久留待气，如其三处候气不应于针者，为阴阳俱尽，不可复针。如此之候，十人十死。故云：十死不治。卫为阳，阳为外，故云男外。荣为阴，阴为内，故云女内也。

七十九难曰：《经》言"迎而夺之，安得无虚，随而济之，安得无实。虚之与实，若得若失。实之与虚，若有若无"，何谓也？然：迎而夺之者，泻其子也。随而济之者，补其母也。假令心病，泻手心主俞，是为[6]迎而夺之者也。补手心主井，是谓随

---

[1] 使：庆安本、濯缨堂本、佚存本、宛委别藏本《难经集注》作"便"。
[2] 肝邪：原误录作"邪肝"，但字旁有移正标志。
[3] 藏：庆安本、濯缨堂本、佚存本、宛委别藏本《难经集注》作"状"。
[4] 因：此下误衍一"针"字，后在其右上角加三点"ミ"以示删之。
[5] 因：此下误衍一"而"字，后在其右上角加三点"ミ"以示删之。
[6] 为：庆安本、濯缨堂本、佚存本、宛委别藏本《难经集注》作"谓"。

而济之者也。所谓实之与虚者，牢濡之意也。气来实[1]者为得，濡虚者为失，故曰若得若失也。

　　杨曰：此是当藏自病，而行斯法，非五藏相乘也。

　　八十难曰：《经》言"有见如入，有见如出者"，何谓也？然：所谓有[2]如入者，谓左手见气来至，乃内针。针入，见气尽，乃出针。是谓有见如入，有见如出也。

　　杨曰：此还与弹而努之，爪而下之相类也。

　　八十一难曰：《经》言"无实实虚虚，损不足而益有余，是寸口脉耶，将病自有虚实耶"，其损益奈[3]何？然：是病非谓寸口脉也，谓病自有实虚[4]也。假令肝实而肺虚。肝者，木也。肺者，金也。金木当更相平，当知金平木。假令肺实而肝虚，微少气，用针不泻[5]其肝，而反重实其肺。故曰：实实虚虚，损不足而益有余。此者中工之所害也。

　　杨曰：上工治未病，知其虚实之原，故补泻而得其宜。中工未审传病之本，所治反增其害也。

　　　　　　　同治甲子[6]午月虞山北厓主人手录
　　　　　　　　　　《黄帝八十一难经》全终

────────────

　　〔1〕　实：佚存本、宛委别藏本《难经集注》同。庆安本、濯缨堂本下有"牢"字。
　　〔2〕　有：庆安本、濯缨堂本、佚存本、宛委别藏本《难经集注》下有"见"字。
　　〔3〕　奈：濯缨堂本《难经集注》同。庆安本、佚存本、宛委别藏本作"奈"。
　　〔4〕　实虚：佚存本、宛委别藏本《难经集注》同。庆安本、濯缨堂本作"虚实"。
　　〔5〕　泻：佚存本、宛委别藏本《难经集注》同。庆安本、濯缨堂本作"补"。
　　〔6〕　同治甲子：系同治三年，公元 1864 年。

第三部分 《八十一难经吕杨注》研究

说明：由于目前《八十一难经吕杨注》研究尚处于起步阶段，许多学术问题还远未达到学术公认的程度。各家的研究重点和研究方法也不尽相同，所以现阶段并不具备以统一的口吻加以规范综合的条件。因此所谓的研究部分，以两种性质的文献组成：其一、相关基础性资料的整理；其二、相关学术论文的罗列。由于收入文中的每一篇论文必须经过作者本人的同意，所以这并不是一个求多、求全的论文集性质的东西。但是每一篇入选的文章相信都是对读者全面了解相关背景、深入探索相关问题所必须知道的内容。在这个课题的研究过程中，日本学者已经做出的贡献是卓越和可靠的，因此部分日文文献的搜集是这一部分一个特点，希望对广大读者有所帮助。

《中国中医古籍总目》中收录的《难经集注》版本

此处附录上海辞书出版社 2007 年 12 月出版的《中国中医古籍总目》中关于《难经集注》的所有版本细目。因其书采用收藏馆代号体例，脱离原书不便检讨，故省略其中著录的 107 个馆藏地数字代号。

00251 王翰林集注黄帝八十一难经五卷　　　　[1026]
又名难经集注

（宋）王惟一（惟德）等编

1. 日本庆安 5 年壬辰（1652）武村市兵卫刻本

2. 日本文化 1 年甲子（1804）濯缨堂重刻本

3. 清道光二十四年甲辰（1844）钱熙祚刻本

4. 清光绪八年壬午（1882）上海黄氏木活字本

5. 清抄本

6. 1919、1929、1936 年商务印书馆影印四部丛刊本

7. 1922 年上海博古斋影印本

8. 1931 年馨谷抄本

9. 1936 年上海中华书局铅印四部备要本

10. 刻本

11. 日本刻本

12. 抄本

13. 1956 年人民卫生出版社影印本

14. 1995 年上海古籍出版社影印本

15. 见守山阁丛书

16. 见四部丛刊

17. 见四部备要

多纪元简《重刊〈难经集注〉序》

　　盖我医之为学，李、朱出而古义晦，犹儒家[1]宋说兴而汉学废矣，乃如《难经》一书，及滑氏注行而诸家说皆废焉。况庆[2]安中所刻王翰林《集注》已毁于火，世罕传之。医官崇山千田君子敬慨[3]旧籍之日逸，更为校订，捐俸付梓问序于简，简嘉其存古之盛心，不量芜陋，略疏其源委而序焉。

　　按王翰林集注《黄帝八十一难经》五卷，《宋·艺文志》、晁公武《读书志》、赵希弁《后志》、陈振孙《书录解题》及滑氏《汇考》之类，并不著录。惟明·叶盛《菉竹堂书目》载《难经集注》一卷，未知王氏所集否。金·纪天锡[4]亦撰《难经集注》五卷，见《续文献·经籍考》[5]，俱卷数不合，可疑也。今此书每卷首题曰：吕广、丁德用、杨玄操、虞庶、杨康[6]侯注解。王九思、王鼎象、石友谅、王惟一校正，附音释，所谓王翰林者，未详何人。宋仁宗时，王惟一为翰林医官朝散大夫殿中省尚药奉御骑都尉。天圣五年，奉勅编修《铜人腧穴针灸图经》，王翰林

〔1〕家：底本"家"字缺末笔。下同。
〔2〕庆：底本"庆"字缺末笔。下同。
〔3〕慨：同"慨"，感慨，叹息。
〔4〕纪天锡：纪氏《金史》有传。《金史·列传第六十九·方伎》卷131曰："纪天锡字齐卿，泰安人。早弃进士业，学医，精于其技，遂以医名世。集注《难经》五卷，大定十五年上其书，授医学博士。"
〔5〕续文献经籍考：指王圻（1530－1615）所著之《续文献通考》，其书成于万历十四年（1586），共254卷。其书卷一百七十九"医家"中著录有"难经集注五卷。金纪天锡著，天锡字齐卿，泰安人"。
〔6〕康：底本"康"字缺末笔。下同。

即是惟一。已而考赵希弁《志》[1]，丁德用注，成于嘉祐末；虞庶注，黎泰辰治平间为之序，并在天圣之后。由此观之，惟一历仕仁宗[2]、英宗两朝。修《铜人》之后，经三十余年，而校正此书也。又吕广、杨玄操、丁德用、虞庶注，簿录载其目，诸家亦多援引者，特至杨康侯，未有所考，而注中称"杨曰"而辨驳丁氏之说者两条，明是康侯注矣，余皆与玄操混。今不可辨也。王九思、王鼎象、石友谅，虽他书无所见，其与惟一同为北宋人无疑焉。旧刻庆安板，虽未见祖本，题曰王翰林则非惟一之旧也。然审其样式髣髴，存宋椠之遗，不出元明人手者，亦无复疑焉。皇侃《论语义疏》，载晋蔡谟论《论语》云：物有大而不普小而兼通者，譬如巨镜百寻，所照必偏，明珠一寸，鉴包六合。而东坡跋《楞伽经》则云：如医之有《难经》，句句皆理，字字皆法，后世达者神而明之。如槃走珠，如珠走槃，无不可者。是皆喻其该圆通机活之妙理也。然则《八十一难》，犹儒家有《论语》欤。是书视之于滑氏之融会数说，以折衷之，则虽醇疵殽混似不全美。然吴·吕广以下五家说，得籍以传者，犹皇氏《义疏》，视之朱子之论辨精核，旨义贯通，则虽循文敷衍，稍为冗赘。然十三家之遗说，讬而不泯于今欤。要之医经之有注，当以此为最古，岂其可废乎？而《宋志》以降，不见其目，如近代乾隆《四库全书》称阐幽举坠，尽加甄录，而独采滑氏《本义》而不及是书。乃恐或彼土佚已久矣。而我邦经数百年，而全然存焉者，诚医家之大幸也。因思《论语皇疏》，彼土失传，天明中，吴商汪鹏寓于崎嶴，偶得而还。乾隆戊申，歙鲍氏再刻，以收其

---

〔1〕　赵希弁志：指南宋·赵希弁附志的晁公武《郡斋读书志》，书中有"《丁德用注难经》五卷。右皇朝丁德用注。以杨玄操所演甚失大义，因改正之。经文隐奥者，绘为图。德用，济阳人，嘉祐末其书成。《虞庶注难经》五卷。右皇朝虞庶注。庶，仁寿人，寓居汉嘉。少为儒，已而弃其业，习医术，为此书，以补吕、杨所未尽。黎泰辰治平间为之序"的记载，与元简序所言相合。
〔2〕　宗：底本"宗"字缺末笔。下同。

丛书中。今子敬之有此举，异日傥依海舶之便而传彼土，则虽谓之有功于国华亦可也。

文化纪元[1]中秋日

东都医官督医学事丹波元简廉夫撰

---

〔1〕 文化纪元：指日本文化元年（1804 年），岁在甲子。

千田恭《重刊〈难经集注〉序》

秦越人《难经》二卷，原《灵枢》、《素问》而弘畅其义，经脉诊候，至用针补泻，答问条目，凡八十一首。皆摭拾精粹，发挥幽赜，洵为百世医流之宝典矣。虽然其言微，其旨深，后世学者，或难领其义，吴太医令吕广肇作之注解，大义虽颇通，未能无挂漏焉。至唐杨玄操，新建类例，分为十三篇，又补吕注阙，详畅其义，其有功于斯经，不可胜言。及至赵宋，有丁德用、虞庶、杨康侯，又各据所见，以为之说。其言皆为一家之准的矣。虽然凡作释义者，互立异同，递正谬误，掊击前辈，务演己说，是以意见各出，不嫌矛盾，如寸关尺之位，长短部分之度，彼此抵牾，难为依据，徒多后世之惑，而学者苦于取摽准焉。翰林医官王维一，博索旁引，考求源委，与夺吕广以下，丁、虞、二杨之是非。辨别真伪，为之集注，于是其旨阐，其义邑，而判然惑解，的然可据，实可谓医学之津梁矣。然及滑氏《本义》出，家习户诵，以为金科玉条，是以王氏《集注》遂隐而不著。至其甚则并其名而不知也。我丹波君廉夫，恒深忧之，余亦每慨古书之湮没，顷得王氏《集注》而研究之。启发蓄疑者，殊为弗尠，乃知斯书之裨益后学不浅浅也。因谋诸廉夫，而襄之梓，方今国家体涵煦之仁，敷覆帱之政，愍斯民之疾苦，忧夫医之卤莽，大建医学，以教育医门之子弟，盖欲使秀士英才出乎其间，而跻含灵于寿域也。仁政嘉惠之洽于民生者，其亦至矣。余以辱厕于教谕之末，不揣固陋，亲考订以授剞氏，庶几斯书之长传而不再灭也。盖亦赞仁政万一于下之寸悃而已矣。

文化纪元甲子仲秋日
内医药材所辨验药材兼医学教谕崇山千田恭撰

《八十一难经吕杨注》辑校与研究

二〇八

多纪元坚《难经吕杨旧注·序》[1]

宽平中藤原佐世《现在书目》："《黄帝八十一难经》九，杨玄操注。《八十一难音义》一，同撰。"赵希弁《读书志》曰："《黄帝八十一难经》一卷，秦越人撰，吴吕广注，唐杨玄操演。"马端临《文献通考》作五卷。又详《读书后志》有丁德用、虞庶注，书并五卷，而今《集注》亦作五卷。九、五字形相似易讹，疑玄操原书五卷，诸注仍之者欤。

某侯旧藏宋本《史记·扁鹊仓公列传》，有大永间僧幻云"附标"，不啻板心牍尾皆满，添以别纸，援证诸家。所引《难经》为杨氏原本，而载其卷首署名，正与《读书后志》合。有曰"所见杨玄操注写本也，字多谬误。"又曰："《难经》杨氏云：难，音乃丹反。"然则当时并"音义"而行于世。大永迄今未三百年，而轶亡不传，深为可惜。然其所引不下数十节，文本端雅，足窥古本真面。又《集注》每卷署"杨康侯"名，是似玄操之外，更有注解。

然注文称"杨曰"，殊无分别。向为二家相混，仍欲证明之，考索有日。尝检黄鲁直《豫章集》，有杨子建《通神论序》，称子建名康侯，审是元符间人。因知如熙丰以上，《太平圣惠方》、《通真子注脉诀》——《神功万全方》，并皇国《医心方》、《弘

〔1〕 丹波元坚《难经吕杨旧注·序》：此序辑自日本·丹波元胤《中国医籍考·医经七》卷七。丹波元胤说："杨玄操，不详何朝人。考开元中张守节作《史记正义》，于《仓公传》采录杨序及说，则知为初唐人。其演注全在于王翰林《集注》中，所谓亦是名亡而实不亡者，然似与杨康侯注相错。弟坚尝钞出吕杨旧注，更据晋唐以来诸书所引，校订以为一篇，并附'考异'。"（见1956年8月人民卫生出版社《中国医籍考》P65~66）

决外典钞》等所引，及丁、虞所驳，皆非康侯注矣。仍于诸书所引，一一表出，殆似无出康侯者云。

校者案：文中《神功万全方》疑是《神巧万全方》之误，人民卫生出版社 1956 年版《中国医籍考》571 页有"刘氏元宾神巧万全方"一条。其文曰："旧讹作刘元宝，《宋史》十二卷，存。按是书辑在于《医方类聚》中，弟坚尝为录出。跋曰：右宋刘元宾子仪撰，其方药采之《圣惠》者，十居七八，多可施用。其论说亦原本古人，间加己见。至如其举伤寒各治，辨中风诸证，最为赅备，颇有发明。奈何世久失传，元明诸家罕征引者。今检《医方类聚》中所载，按条掇拾。虽未复旧观，然大要略具矣，仍谨依类排纂，详加订正。从《宋史》原目，厘为十二卷云。"

郑金生先生说："刘元宾是宋代颇有名气的医学家。南宋·刘昉《幼幼新书》中就已记载了他的简要情况。刘元宾字子仪，号通真子，庐陵安福（今江西安福）人。其《补注通真子脉要秘括》有熙宁九年（1076）序，《通真子补注王叔和脉诀》有元祐五年（1090）序，据此，刘氏的医学活动主要集中在北宋的后期……其本人对医药、术数非常热衷，撰有多种有关著作。医学著作除本书之外，还有《神巧万全方》、《洞天针灸经》、《伤寒括要》（一名《伤寒括要诗》、《通真子伤寒诀》）等书，其中《神巧万全方》今尚存日本丹波元坚辑本。"

本次校勘使用的《通真子补注王叔和脉诀》（简称《通真子补注脉诀》）、《补注通真子脉要秘括》（简称《通真子脉要秘括》）用郑金生主编《海外回归中医善本古籍丛书（第一册）》（2002 年 4 月人卫版）中的郑金生点校本。

故宮博物院所蔵の医薬古典籍・難經之屬

茨城大学人文学部　真柳誠

（原載『漢方の臨床』49 巻 2 号 283 – 289 頁、2002 年 2 月）

　　説明：由于所涉学术细节颇为繁琐，本书所载日文文章均为原文，未做翻译及修改，且标点符号的使用尊重日文习惯，未做中国化的调整，请读者留意。

　　1. 故宮新目下册六八八頁（難經集注　五卷五册。舊題（周）秦越人撰。清嘉慶間阮元進呈日本活字佚存叢書本）箱號・觀字號・天字號・故觀號すべてなし

　　中國四鍼眼裝。藍色布表紙、題籤は黄色布に「難經」と墨書、書高二六・二×幅一七・四㎝。楊玄操「集註難經序」二葉、「集註難經目錄」一葉、本文卷首書に「王翰林集註黄帝八十一難經卷之一/盧國秦越人撰　呂廣　丁德用楊元（もと玄とあったらしいのを全卷とも切り取り、手書きの「元」を裏から張り込んでいる。清の避諱だろう）操/…」と題す。料紙は中葉上質楮紙、有界、四周單邊、版心小黒口、黑魚尾。每半葉匡郭、縱二一・三×橫一四・三㎝、一〇行・行二〇字。舊藏印記は「嘉慶御覽之寶」のみ。楊氏本ではないので、もと宮中の藏本か。書き入れ等一切なく、美本。

　　故宮目に書名を「難經集註」と著錄するが、他本からしても「王翰林集註黄帝八十一難經」が適切。

　　2. 故宮新目下册六八八頁（《王翰林集注黄帝八十一難經・五卷二册》。舊題（周）秦越人撰。日本慶安五年武村市兵衛刊本、日本小島質手校竝題記）箱號一四六八、觀字六一五號、天字號一〇三四、故觀號一四〇八〇・八一

日本五鍼眼裝。藍色薄手表紙、書高二六・八×幅一七・六cm。扉に楊氏寫眞藏書票を貼る。刊本書誌は下記の書に同じ。「森氏」「小島氏/圖書記」と楊氏の藏印記二種。卷五末葉に「小島質精校醫經」。欄上に墨筆で弘決外典鈔・萬葉集・漢書藝文志・隋書經籍志・日本國見在書目錄・莊子・伊澤憺甫・脈經・周などを引用した書き入れ、欄上・匡郭内に朱筆で讀點と古本・釋名・甲乙・丹波茞庭・（難經）正義・千金・聖惠方などを引用した校異あり。卷一末葉に朱筆で「文化十三年歲次丙子十月四日、與丹波茞庭、清原經中、源吉人、同讀訖。小島質記」、卷三末葉に朱筆で「文化十三年十二月十四日、與多紀茞庭、船橋（清原）經中、曁清川（源）吉人同讀于存精（ママ）藥室。質記」、卷五末葉に朱筆で「文化丙子陽月初六、以舊鈔補註脈訣一校了。小島質記、時在于船橋氏雨絲書屋」の識語。武村市兵衛の木記の後に一葉を加え、墨筆で聿修堂架藏志の引用と、その後に朱筆（寶素の字）で「右聿修堂架藏志、案四明高武鍼灸節用曰、宋王惟一集五家之説、而醇疵相亂、惟虞氏粗爲可觀。丙子十月六日記」の識語。

　　3. **故宮新目下册六八八頁（《王翰林集注黃帝八十一難經・五卷五册》。舊題（周）秦越人撰。日本慶安五年武村市兵衛刊本、日本元治甲子森立之手書題識、附三部九候圖一卷・難經考注一卷）箱號一四六八、觀字六一六號、天字一〇三二號、故觀號なし**

　　日本四鍼眼裝。淺藍色厚手表紙、書高二七・〇×幅一七・五cm。見返しに楊氏寫眞藏書票を貼る。楊玄操の序文三葉、目錄一葉。卷首に「王翰林集注《黃帝八十一難經》卷之一/盧國秦越人撰　呂廣　丁德用楊玄操/…/…/王惟一　校正附音釋」と題し、以下本文。書末に「慶安五歲孟夏日/武村市兵衛刊行」の大木記あり。料紙は薄葉楮紙、無界、四周雙邊、白口・黑魚尾で、版心に「難經集注　卷次　葉次」を刻す。每半葉匡郭、横一五・五×一九・九縦cm、一一行・行二一字。「森氏」「弘前醫官澁/江氏藏書記」「朱師/轍觀」および楊氏の藏印記三種。森立之の筆で楊玄操序頁欄上に墨筆「釋幻雲宋本史記扁倉傳標記引、大有異同」、朱筆「舊鈔本以朱筆校、每半面九行、行廿字、注文雙行」、また別人らしき墨筆で「史記正義引、乃作仍、弘決外典鈔同」などの書き入れ。朱筆で第一冊末葉に「元治甲子小春十三夜、以家藏舊鈔本校合了、時在昌平直舍　森立之」、二冊末葉に「甲子十月十七日、以舊鈔本校　源立之」、三冊末葉に「甲子十月十七日校了森立之」、四冊末葉に「甲子十月十九日、以舊抄本一校竟　源立之」、第五冊末葉に「元治元年甲子十月十九日夜燈下、以舊鈔本校合訖/速讀翁養竹森立之」、また同部左に墨筆で「此本、澁江籀齋全善道純舊藏。弘化間、余在相州津久井縣之日所贈致、界欄上有籀齋筆記、其後得古鈔本、以朱筆校之。則子孫宜永保　枳園老人」の識語あり。また當部には立之宛（神田元巖井町四拾番地）の「朝野新聞代價受取之證（金五拾錢也　明治十年六月分）」の領收書を挾む。

　　當本に故宮目は「附三部九候圖一卷・難經考注一卷」と著錄する。これは立之自筆の難經攷注稿本の假綴じ（一部は未綴、また切り紙のメモを挾む）で、第一綴じに「難經楊玄操注本」の書誌考證三葉、次に「難經攷注」の書名以下に集注難經序の字句の注を一葉、「王翰林集注黃帝八十一難經綱目」一葉、「王翰林集諸家補注黃帝八十一難經卷一」一葉、「一難曰…」一三葉、および未綴じ殘紙七枚（圖解など）を挾む。第二綴じは「三部九候圖　二難楊注」と標記する四紙に「二難圖解」一紙が挾まれ、ともに圖解。「二難圖解」一紙末には「丁卯十一月初八日書立之」の識語あり。

　　4. 故宮新目下冊頁六八八（王翰林集注黃帝八十一難經　五卷五冊。舊題（周）秦越人撰。日本慶安五年武村市兵衛刊本、

日本慶應丙寅（三年）小島尚絅手校竝題識）箱號一四六八、觀字六一七號、天字一〇三三號、故觀號一四〇六八～〇七二

日本四鍼眼裝。濃紺厚手表紙、書高二七・〇×幅一七・七cm。扉に楊氏寫眞藏書票を貼る。刊本書誌は前記本と同。表紙に「尚絅／校讀」の陽刻方印記、本文中に「小島氏／圖書記」と楊氏の藏印記三種あり。第一册の楊玄操序文部欄外に藍筆で「森立之所藏舊鈔本、以藍筆校、半面九行二十字、注文二行書」とあり、以下は森舊藏前記本から轉錄する。第一册末葉に「慶應丙寅六月十一日、照森枳園所藏舊鈔本一校了、醫庠舍長南窗下識、小島尚絅」、二册末葉に「丙寅六月廿三日、據古抄本校于醫庠舍長局鐙下、尚絅」、三册末葉に「丙寅七月三日、醫庠窗下校了、□」の識語あり。

5. 故宮新目下册六八八頁（王翰林集諸家補注黄帝八十一難經 五卷二册。舊題（周）秦越人撰。日本影寫古鈔本）箱號一四六八、觀字六一四號、天字一〇三五號、故觀號一四〇七八・七九

後補中國四鍼眼裝。藍色薄手表紙、書高二六・一×幅一八・六cm。外題は題籤に「難經集註 影古鈔本」を楊守敬が墨書。扉に楊氏寫眞藏書票。楊玄操序二葉、目錄「王翰林集注黄帝八十一難經綱目」一葉、ここのタイトル行以下に「盧國秦越人撰 東京道人石友諒音釋／呂廣 丁德用 楊玄操 虞庶 楊康侯註解／翰林醫官殿中省尚藥奉 御王惟一校正」を記す。本文卷頭に「王翰林集諸家補註黄帝八十一難經卷一」の首題。各卷の題は「王翰林集註黄帝八十一難經卷一」、卷二頭「王翰林集註黄帝八十一難經卷之二」、同末「王翰林集注黄帝八十一難經卷二」、卷三頭「王翰林集註黄帝八十一難經卷之三」、同末「八十一難經第三」、卷四頭「集諸家註黄帝八十一難經卷四」、同末「黄帝八十一難經卷之四」、卷五頭「王翰林集註黄帝八十一難經卷五」、同末「王翰林集註黄帝八十一難經卷五終」と記

す。料紙は薄葉斐紙で、薄葉楮紙で襯裝する。無界、無邊、無版心、無魚尾。本文、文字部天地約二〇・三㎝、九行・行二〇字。目錄部分に楊氏の藏印記四種。明治日本人の精寫で、書き入れ等一切なく、筆寫年等不詳。

　　故宮目は「王翰林集諸家補注黃帝八十一難經」と著錄するが、「王翰林集註黃帝八十一難經」を副題に附けるのが適切。

　　6. 故宮新目下册六八八頁（難經注　不分卷一册。舊題（周）秦越人撰、（金）紀天錫注。日本考古齋鈔本）箱號一四六八、觀字六一八號、天字一〇三六號、故觀號一四〇八二

　　日本四鍼眼裝。極香色薄手表紙、書高二三・一×幅一六・一㎝。見返しに楊氏寫眞藏書票。序文「進難經表　臣天錫聞…」を「釋月舟史記扁鵲倉公傳標記及俗解抄」より引く。卷首に「難經註/金　紀天錫　註」と題し、以下本文。「一難…天錫言…」があり、計一・二・三・四・五・七・一二・一三・一四・一八・一九・二三・二六・二八・三〇・三一・三三・三六・三七・四〇・四二・四九・五一・五三・五六・五八・六二・六三・六五・六六・六七・六八・七八・七九・八一難を輯佚している。ただし各難とも全文ではない。料紙は「攷古齋鈔本」を左下欄外に刻む中葉楮紙の罫紙で、有界、左右雙邊、版心白口、黑魚尾。每半葉匡郭、縱一七・五×橫一二・五㎝、一〇行に二三字で筆寫。序部分に「小島氏/圖書記」および楊氏の藏印記三種。識語・跋文ほか、記年など一切なし。朱で讀點あるのみ。輯佚者は寶素か。

　　故宮目の「日本考古齋鈔本」は「日本考古齋輯佚鈔本」が適切。

　　7. 故宮新目下册六八八頁（鋟王氏祕傳圖注八十一難經評林捷徑統宗　六卷二册。（明）王文潔撰。明萬曆二十七年建陽劉氏安正堂刊本）箱號五〇三、觀字六八一號、天字〇七三四號、

故觀號〇三四五七・〇三四五八

中國四鍼眼原裝、香色薄手原表紙（裏打ち）、書高二四・九×幅一四・九cm。帙なし。外題は表紙に「難經　上（下）三（四）」を朱書。書根に「三（四）難經評林」を墨書。萬曆己亥年の魏時亨「新刊圖註難經統宗序」二葉、目錄なし。卷首に「鍥王氏祕傳圖註八十一難經評林捷徑統宗卷之一/〇春秋齊渤海扁鵲　秦越人　著撰/〇撫東無爲子　氷鑑　王文潔　圖註/〇書林安正堂　雙松　劉朝珆　繡梓」と題し、以下本文六卷。書末に「萬曆己亥歲孟冬/劉氏安正堂舍梓」の木記を持った小兒の繪圖あり。跋なし。料紙は竹紙。有界、四周雙邊、版心黑口・雙黑魚尾、象鼻に「王氏註釋評林」、魚尾間に「難經幾卷」、下象鼻に葉次を刻す。每半葉匡郭、縱一七・四×橫一二・四cm、九行・行二一字、小字雙行。層格を設け、縱約二・三cm、無界、一八行・行四字。「數原家藏」「与住藏書」および不詳圓印記。卷一に朱點あるが、識語・書き入れ等なし。僅かに蟲損、版心切れ、やや破損。後記の「鍥王氏祕傳叔和圖注釋義脈訣評林捷徑統宗」と同帙本。

8. 阿部志九四頁、故宮新目下册六八八頁（新刊勿聽子俗解八十一難經　六卷三册。（明）熊宗立撰。日本天文五年翻刊明成化間熊氏中和堂本）箱號一四六八、觀字六二二號、天字一〇二六號、故觀號一四〇五九～〇六一

日本五鍼眼原裝。艷出し丹表紙、書高二六・九×幅二一・二cm。遊紙に楊氏寫眞藏書票を貼る。扉に熊宗立らしき人物と侍從の繪圖、その裏に封面「經明素問疑難意（以上小字）/勿聽子俗解/八十一難經（以上二行大字）/詞發靈樞隱祕文（以上小字）」あり。序文は「正統戊午春正人日、道軒敬識」の記年ある一葉、次に「新編俗解八十一難經圖要目錄」一葉、その後部に「成化壬辰孟春良/日鼇峯熊氏中和堂栞」の木記。次いで

「難經圖」二二葉。書末に釋尊藝の天文五年寫刻體跋文一葉あり。第二册より本文で、首行に「新刊勿聽子俗解八十一難經卷之一/盧國秦越人著述/鼇峯勿聽子　熊宗立俗解」と題し、以下本文六卷。料紙は中葉日本楮紙、無界、四周單邊、版心白口、無魚尾。每半葉匡郭、縱二一・五×横一七・七㎝、一一行・行二一字。「不忍文庫（四周雙邊）」「小島氏/圖書記」「尚質/之印」「字/學古」および楊氏の藏印記三種。レ點等なく、送り假名など墨筆の書き古い書き入れあり。第一册に川瀬一馬氏が一九七一年に記したメモ紙を挾む。

　　故宮目は「六卷三册」と著錄するが、「六卷二册、附難經圖一册」が適切。

　　9. 故宮新目下册六八九頁（新刊勿聽子俗解八十一難經　六卷二册。（明）熊宗立撰。日本鈔本）箱號一四六八、觀字六二一號、天字一〇二七號、故觀號一四〇六二・〇六三

　　日本四鍼眼裝。第一册（卷一～三）香色薄手表紙、第二册（卷四～六）薄靑綠花葉模樣表紙、書高二六・五×幅二〇・一㎝。ともに内に舊表紙あり。扉に楊氏寫眞藏書票あり。前記本（ないしその底本の明版）の室町末～江戸初寫本だが、前記本の繪圖・扉序文・木記・「難經圖」二二葉ともになし。本文卷首の内題・著者名は前記本に同。料紙は中葉楮紙、無界、細線で四周單邊、版心（白口・無魚尾）を描く。每半葉匡郭、縱二四・一×横一七・三㎝、一一行・行二一字。楊氏の藏印記三種あるのみ。第一册末葉に「大永龍集戊子（一五二八）、從五月二日至四日書了焉。馬任本將錯就錯乎」、第二册末葉に「大永龍集戊子（一五二八）、從五月初六至同九書了干（?）、于束來□（蟲損、束?）任本書□（?）、」の識語。

　　あるいは前記本の越前版より先の筆寫か。

10. 故宮新目下册六八九頁（黃帝八十一難經疏證　二卷二册。（日本）丹波元胤撰。日本文政二年丹波氏聿修堂刊本）箱號不詳、觀字六二三號、天字號一〇二八、故觀號〇〇〇七二・七三

　　日本四鍼眼裝。藍色厚手表紙、書高二五・八×幅一八・〇cm。見返しに楊氏寫眞藏書票を貼る。丹波元胤「黃帝八十一難經解題」（文政己卯、一八一九）七葉、卷首に「黃帝八十一難經疏證卷上／東都　丹波元胤紹翁　學」と題し、以下本文。料紙は中葉楮紙、有界、四周單邊、版心白口・黑魚尾、魚尾下に「難經疏證卷上　葉次　聿修堂藏版」と刻す。每半葉匡郭、縱一八・二×橫一三・九cm、一〇行・行二四字。「朱師／轍觀」および楊氏の藏印記三種のみ。第二册末に「江戸本石町十軒店萬笈堂英吉郎藏版醫書目錄」五葉を附す。書末見返しに「三都發行書林（計九店）」の木記あるが、刊年なし。識語・書き入れ等なし。

　　故宮目は「文政二年刊」と著錄するが、「文政二年序刊本」が適切。

11. 故宮新目下册六八九頁（難經明義一卷。（日本）田揚撰。日本文政三年鈔本。與素問明義合册）箱號一四六八、觀字六二四號、天字一〇四一號、故觀號一四〇八六

　　前記「素問明義」に既述。

　　附：故宮新目下册六八七頁（素問明義　一卷一册。（日本）田揚撰。日本文政三年鈔本）箱號一四六八、觀字六二四號、天字一〇四一號、故觀號一四〇八六

　　後補中國四鍼眼裝。香色薄手表紙、書高二四・九×幅一六・四cm。外題は「素難明義」に作る。序・跋なし。卷首に「素問明義／田揚子顯父述」と題す。料紙は中葉楮紙、無界・無邊・無版心・無魚尾。每半葉、一一行・行二七〜二九字に筆

寫。楊氏の藏印記四種のみ。書末に「文政三年庚辰正月廿六日抄竟」の識語。以下は「難經明義/田　揚子顯父著」を記す難經明義一卷一册で、兩書の合册となっている。書末に「文政三年庚辰首春念有三日抄了」の識語。全書に朱の讀點あるも、書き入れ・引用書などなく、舊藏者・筆寫者は不詳。

　　故宮目は書名を「素問明義」と著錄するが、「素難明義」が適切。

　　12. 故宮新目下册六八九頁（扁鵲八十一難經辨正條例　一卷一册。（宋）周與權撰。日本文化乙亥（十二年）小島尚質手鈔本）箱號一四六八、觀字六二〇號、天字號一〇三〇、故觀號一四〇六六

　　日本四鍼眼裝。香色中手表紙、書高二七・四×幅一八・八cm。見返しを剝がし楊氏寫眞藏書票を貼る。序文・目次なし。卷首に「扁鵲八十一難經辨正條例/醫門後學臨川周　與權　辨正」と題す。料紙は薄葉斐紙に中葉楮紙で裏打ち。無界・邊・版心・魚尾。「小島氏/圖書記」「博愛堂記」と楊氏の藏印記四種。見返し部に寶素の墨筆で校訂注記凡例の書き入れ、書末に藍筆で「文政壬午正月二十七日、據難經抄所引、藍書校勘。案難經抄三册、不詳撰人姓名。慶長十一年所作之書云、呵筆記于攷古齋燈下」、また朱筆で「壬午後正月、閱壽德庵法眼玄由難經本義抄、亦引此書、朱書校過。質」の識語。そのウラには丹波元簡の識語の寫しに加え、藍筆で「文化甲戌仲春念七日曉起、與王氏集注本對勘、併加批評。迂巢散人胤」、墨筆で「文化乙亥冬至日、考古齋中手鈔。起于酉時、終于亥時。小島尚質學古」。朱筆で「丙子二月十九日夜一校了　尚質□（人）記」。さらに後表紙の見返しに藍筆で、「此書、往年據櫟窗手澤本手錄、當時校勘丹青□□（蟲損で不明、「滿紙」か）、棄在舊篋中。頃因臥病多間、手自背裝、鑱釘。乙亥手鈔時、予歲十九、

屈指在十七年前、而嗜書之癖固不滅□（書き直し？　消すつもり？）時也。寶素堂中、秉燭記之」の識語。書き入れ引用書多く、後記本は本書を清書したもの。

　『醫籍考』に「周氏與權難經辨正釋義　佚」、また「八十一難經辨正條例　一卷　存。宋志二卷　佚」とある。

　13. 故宮新目下册六八九頁（扁鵲八十一難經辨正條例　一卷一册。（宋）周與權撰。日本考古齋鈔本、小島質朱筆手校竝題記）箱號一四六八、觀字六一九號、天字一〇三一號、故觀號一四〇六七

　日本四鍼眼裝。香色薄手表紙、書高二三×幅一六・三cm。見返しを剝がし、楊氏寫眞藏書票を貼る。序・目錄なし。卷首に「扁鵲八十一難經辨正條例／醫門後學臨川周　與權　辨正」と題す。料紙は楮紙の「攷古齋鈔本」罫紙、有界、左右雙邊、版心・白口・黑魚尾。每半葉匡郭、縱一七・七×橫一二・六cm、一〇行・行二三字（小字雙行・字詰同）。「小島氏／圖書記」および楊氏の藏印記四種。前半一二葉が「扁鵲八十一難經辨正條例」、これに「難經疏」二葉を附錄し、外題も「八十一難經辨正條例　難經疏」に作る。前記書の書き入れの多くを小字雙行の割注にする。全書に朱筆で讀點および古鈔本との校異を頭注に記す。書末に朱筆で、「乙酉孟秋二十四日、對校一過、質」の識語、次葉に丹波元簡の識語（野間玄琢から本書を寫したという。癸丑十一月念八日の記）の轉錄、その後に「文化甲戌仲春念七日曉起、與王氏集註本對勘、併加批評　迂巢散人胤」（これは前記本と同）の識語。またそのウラに「天保壬寅冬十月、借吉氏家藏古鈔本、于高階眞人課、及門喜多由之對校、是歲十一月二日、侒宋處士質、錄于坂本滋賀院前之儀居」の識語。「難經疏」の末行に朱筆で「乙酉七月廿四日對勘訖　質記」の識語。

　故宮目に「難經疏」はないが、追記すべきだろう。

《难经集注》书名之由来

松冈尚则[a) b) c)]

a) 东邦大学综合诊疗·急病学科
b) 公益财团法人 研医会
c) 高知综合康复病院

摘　要：考察《难经集注》等相关书籍名称之由来。日本庆安五年（1652）刊本内题为"王翰林集注黄帝八十一难经"，而东洋针灸专门学校、台湾故宫博物院图书馆所藏抄本内题为"王翰林集诸家补注黄帝八十一难经"。现已确知，庆安五年以前，曾出版较多题名冠以"集注"之书籍，《难经集注》即或为适应当时出版状况而得名。

关键词：难经集注；王翰林集注黄帝八十一难经；王翰林集诸家补注黄帝八十一难经

【绪言】

所谓《难经集注》，即《王翰林集注黄帝八十一难经》庆安本、古抄本《王翰林集诸家补注黄帝八十一难经》（东洋针灸专门学校藏本）、古抄本《王翰林集诸家补注黄帝八十一难经》（故宫博物院图书馆藏本）之总称。该书极可能系保存五家注释之原本。

古籍之题，一般取自内题。而内题虽非为《难经集注》，而通称为《难经集注》，原因何在？本文对此问题加以考察。

【方法】

讨论《王翰林集注黄帝八十一难经》（庆安本）、古抄本

《王翰林集诸家补注黄帝八十一难经》（东洋针灸专门学校藏本）、古抄本《王翰林集诸家补注黄帝八十一难经》（故宫博物院图书馆藏本）各本书题。

利用日本全国汉籍数据库（京都大学）[1]，调查《难经集注》庆安本刊行以前，冠名"集注"书籍出版情况。

【结果】

一般所称《难经集注》，书题见有不同，庆安本[2]为《王翰林集注黄帝八十一难经》（图1），东洋针灸专门学校[3]（图2）及故宫博物院图书馆所藏本[4]（图3）为《王翰林集诸家补注黄帝八十一难经》。而且，称作《难经集注》诸相关书籍，外题亦见差异。国立公文书馆内阁文库所藏（300 函190 号）庆安本五册，内题（一卷首题）为《王翰林集注黄帝八十一难经》，一卷至五卷未见题签，无外题。序题及目录题作《集注难经》，版心题为《难经集注》。早稻田大学所藏庆安本（ヤ09 00207 1－5）五册，亦未见题签（贴外题），而且各册表纸左端上方墨书"集注难经一（～五）"，作为外题。版心题为《难经集注》。台湾国立故宫博物院图书馆所藏庆安刊手校本《王翰林集注黄帝八十一难经》（森立之手校本）五册[5]，有题签（贴外题）（一卷～五卷）、版心题《难经集注》。即各庆安本，一卷、四卷、五卷之卷末题，及二卷、三卷、四卷、五卷之卷首题皆为《王翰林集注黄帝八十一难经》。又二卷、三卷无卷末题。

古抄本《王翰林集诸家补注黄帝八十一难经》（东洋针灸专门学校所藏本）[3]，内题（一卷首题）为《王翰林集诸家补注黄帝八十一难经》，外题为《旧抄本难经集注》，无序文题，目录题为《王翰林集注黄帝八十一难经》。一卷、二卷、五卷卷末题，及二卷、三卷、五卷卷首题为《王翰林集注黄帝八十一难经》。三卷卷末题为《八十一难经》，四卷卷首题为《集诸家注黄帝八十一难经》，四卷卷末题为《黄帝八十一难经》，与庆安本相异。

古抄本《王翰林集诸家补注黄帝八十一难经》（故宫博物院图书馆藏本）全五卷二册、影古抄本[4]，内题（一卷卷首题）为《王翰林集诸家补注黄帝八十一难经》，外题为《难经集注　影古抄本》，无序文题。目录题（目录首与目录末）为《王翰林集注黄帝八十一难经》。二卷之卷末题为《王翰林集注黄帝八十一难经》，与东洋针灸专门学校所藏本不同。"注"字偏旁"言"改成"氵"。一卷、五卷卷末题及二卷、三卷、五卷卷首题为《王翰林集注黄帝八十一难经》。三卷卷末题为《八十一难经》，四卷卷首题为《集诸家注黄帝八十一难经》，四卷卷末题为《黄帝八十一难经》，除二卷卷末题《王翰林集注黄帝八十一难经》以外，题名与东洋针灸专门学校藏本相同。

全国汉籍数据库（京都大学）[1]，检索关键词"集注"，出现 3 739 次。其中与庆安年间相关书籍，如《五经集注》庆安二、三、四年刊（京都林甚右卫门）。《四书集注大全》庆安四年跋刊。《小学集注大全》十卷，庆安三年刊（武村市兵卫）。《山谷诗集注》二十卷，庆安五年（野田弥兵卫刊本）。《杜工部七言律分类集注》二卷，庆安四年刊（中村市兵卫刊本）。《楚辞集注》八卷，庆安四年（京都村上平乐寺刊本）。《白鹿洞学规集注》一卷，庆安三年刊（大坂崇高堂河内屋八兵卫印本）。《诗经集注》十五卷，刊，庆安二年刊。《易经集注》二十卷，庆安四年（京都林甚右卫门刊本）（图4a）。《春秋集注》九卷，庆安四年（京都林甚右卫门刊本）、《书经集注》十卷，庆安二年（京都林甚右卫门刊本）。

【考察】"集注"，顾名思义，即收集注释内容而成书。此"集注"日语发音不读"シュウチュウ（syuchu）"而读"シッチュウ（shicchu）"。其理由在于"集"汉语发音"シフ（shifu）"－Ｐ韵尾。类似词语，如"杂志（サフシ→ザッシ）"、"甲子（カフシ→カッシ）"、"合战（カフセン→カッセン）"、"执权

（シフケン→シッケン）"等皆促音化。

《难经集注》刊印本主要有庆安本[2]，古抄本系统有东洋针灸专门学校藏本[3]与故宫博物院图书馆藏本[4]。

庆安本，即庆安五年（1652），由武村市兵卫刊行。庆安本卷末刻有"庆安五岁孟夏日武村市兵卫刊行"。《经籍访古志》[6]记云"此本虽未见原本，盖依明板翻刻者，其板往罹祝融，今世希"。濯缨堂本多纪元简"重刊难经集注序"[7]云"况庆安中所刻王翰林集注，已毁于火，世罕传之"。此庆安本，仅版心题为《难经集注》，未见其他书题，外题或记或未记。东洋针灸专门学校藏本，原为森立之（1807－1885）藏书，序文有"森氏"与"青山求精堂/藏书画之记"印记，可以推知，森立之曾将此书传授弟子青山道醇（求精堂），现藏于东洋针灸专门学校，2010年北里大学东洋医学综合研究所医史学研究部原本影印出版，题为《难经集注　旧抄本》[3]。森立之《经籍访古志》记云"元治甲子（1864）小春，于浅草书肆得《难经集注》抄本，体式与庆安板不同"。又卷末有森立之识语。东洋针灸专门学校藏本，未见"难经集注"题名。

故宫博物院图书馆藏本（箱号一四六八、观字六一四号、天字一○三五号、故观号一四○七八·七九）或由杨守敬携带回国。薄叶雁皮纸，用薄叶楮纸衬装。无界、无边、无版心、无鱼尾。正文高约23.3cm、9行、行20字。目录部分有四种杨氏藏印记。明治时期日本人精细抄写，未见加笔，抄写年代不详。故宫博物院图书馆藏本无"难经集注"书题。

一般认为，和汉古籍正式书名，取自卷首内题。卷首题名多为编著者亲自书写，因此长泽氏主张书名当采用内题名。可是，近年亦有当采用外题之说，认为外题即编著者经过熟虑而命名，正式书名理应书于表纸，不当书于内侧，故当以外题为正式书名。又有折衷方法，即以《国书总目录》著录为标准，可是《国书总目录》未载汉籍，汉籍类书名仍多宜采用内题[9]。

庆安本《王翰林集注黄帝八十一难经》、东洋针灸专门学校与故宫博物院图书馆藏本《王翰林集诸家补注黄帝八十一难经》书题相异。关于诸书题名，古抄本系统全然未见"难经集注"题名，仅庆安本版心题，及一部分外题见"难经集注"之名，故《难经集注》之形成，极可能与庆安本出版情势相关。

庆安本《难经集注》、东洋针灸专门学校藏本、故宫博物院图书馆藏本所见题名，及题名位置、衔名位置、卷数等异同，或为一册本、二册本及五册本变化过程中遗留之痕迹。

利用日本全国汉籍数据库[1]，调查当时出版情况，可以推论，《难经集注》庆安本，庆安五年出版，而庆安二年至五年之间，冠名"集注"之书出版颇多。同一时期，《难经集注》作为诸"集注"书籍之一而刊行，版心明记"难经集注"，导致后世将其称为《难经集注》。

为适应出版情势而变化书题，亦不乏其例，如《针灸重宝记》，冠名"重宝记"之书，江户、明治、大正、昭和历代刊本、抄本，总共约 250 种之多。涉及范围包括日常家庭生活、医学、药方、农、工、商业、礼法、习俗等等，可谓包罗万象[10]。尽管各刊行者之间毫无干系，但各个分野书籍喜好冠以"重宝记"之名，而与兴起冠以"集注"之名有其相似背景。

各种题为"集注"之书，是否有与《难经集注》状况相似者，列举《易经集注》[11]一书，庆安四年，京都林甚右卫门刊行。原文大字，注文非双行小字而为单行，并低一字书写，诸特点与《难经集注》有相似之处。并且版心题形式，亦与《难经集注》相似。此庆安四年原本无天头，但其后刊行本见有天头。往昔，《难经本义》[12]与《难经俗解》[13]广泛流传于世，故庆安年间刊印《难经集注》之际，为与二书版式相合，恣意将双行小字改为大字。同时亦或接受《易经集注》（图 4b）版式影响。

【总括】

以上考察《难经集注》为何被称为《难经集注》等问题，得知庆安年间，冠以"集注"之名书籍出版颇多，具有一定社会背景。初步认为，《难经集注》庆安本、东洋针灸专门学校藏本、故宫博物院图书馆藏本之题名、题名位置、衔名位置、卷数等，乃一册本、二册本或五册本发生变化过程中所遗留之痕迹。

【追记】

本文曾刊载于日本《中医学会杂志》2－8，1（3），2011。

参考文献

［1］http：//kanji. zinbun. kyoto－u. ac. jp/kanseki

［2］日本内经医学会编．难经（庆安本）．庆安五年（1652），东京：2007.

［3］难经集注［旧抄本］．北里大学东洋医学综合研究所医史学研究部．北里大学东洋医学综合研究所刊，2010.

［4］吕广，杨玄操，等注．王翰林集注黄帝八十一难经．《难经古注集成》1 收录，东洋医学研究会，大阪：1992.

［5］涩江抽斋，森立之．经籍访古志．《近世汉方医学书集成》收录，名著出版，东京：1981.

［6］日本内经医学会编．难经（濯缨本．文化元年1804），东京：1997.

［7］廣庭基介，長友千代治．日本書志学を学ぶ人のために．平成十年，世界思想社．

［8］桥口候之介．和本入门．平凡社，东京：2005.

［9］长友千代治编．重宝记数据集成．临川书店，东京：2007 年.

［10］程颐［传］，朱熹［本义］，昌易［标注］．易经集注．庆安四年（1651）.

［11］滑寿（伯仁）．注．难经本义．旋风出版社，台北：1976.

［12］吉田牧庵．难经俗解抄．难经稀书集成 3．东洋医学善本丛书，オリエント出版社，大阪：1997.

王翰林集註黄帝八十一難經卷之一

廬國秦越人撰

呂廣　丁德用　楊玄操

　　虞庶　楊康候

　　王九思　王門象　石友諒　註解

　　　王惟一　校正　附音釋

○經脉診候第一　九　二十四首

「難曰十二經皆有動脉

呂曰是手足經十二脉也○丁曰十二經皆有動脉

者是人兩手足各有三陰三陽之經也以應天地各

有三陰三陽之氣也所謂天地三陰三陽各有所生

其時自春分節後到夏至之前九十日為天之三陽

图1　庆安五年本《王翰林集注黄帝八十一难经》（庆安本）

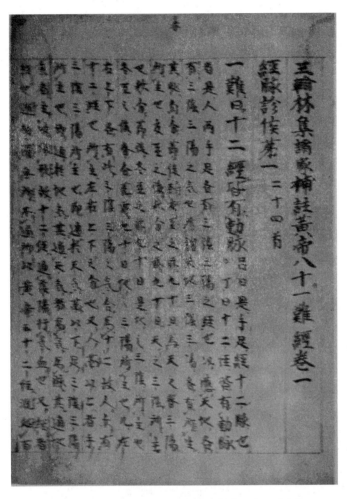

图 2　古抄本《王翰林集诸家补注黄帝八十一难经》

（东洋针灸专门学校藏）

原为森立之（1807－1885）藏书，序文有"森氏"与"青山求精堂／藏书画之记"印记。森立之将此书传授弟子青山道醇（求精堂），现藏于东洋针灸专门学校，2010 年北里大学东洋医学综合研究所医史学研究部原本影印出版，题为《难经集注　旧抄本》。

経脉診候第一　二十四首

王翰林集諸家補註黃帝八十一難經卷一

一難曰十二經皆有動脉呂曰丁曰是手足
経十二経也以應天地各有所生各
有三陰三陽之氣也所謂天地三陰三陽之
冬也秋之後到冬至之前九十一日為天之
所其脉自分而之後到秋分之前九十一日
是地之三陰三陽所主也故人亦有三
陰三陽之氣者人兩手足各有三陰三陽之
者是人兩手足各有三陰三陽之氣也

（手足各有三陰三陽之脉也以上者天之三
陽所主其通地三陽又以下者地之三陰所主
其通天地之氣為下為足三陰三陽又人亦有
三陰三陽又以上下各有所主左右上下之分也
十二經即通地三陽其通天氣者為上氣者
古上經也即所主地即氣其通天氣者為氣血也又
經氣者主相灌溉無所不通所以黃帝云十二
經也主一味歸形故十二經通陰陽行氣血也
所者主也即通地也即所主地即氣也
三陰三陽即通地所主地即所主也

图3　古抄本《王翰林集诸家补注黄帝八十一难经》
（故宫博物院图书馆藏）

（箱号一四六八、观字六一四号、天字一〇三五号、故观号一四〇七八·七九）

薄叶雁皮纸，用薄叶楮纸衬装。无界、无边、无版心、无鱼尾。正文高约23.3cm、9行、行20字。目录部分有四种杨氏藏印记。明治时期日本人精细抄写，未见加笔。

《八十一难经吕杨注》辑校与研究

二三〇

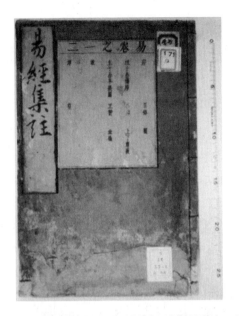

图 4a. 《易经集注》庆安四年刊、京都林甚右卫门

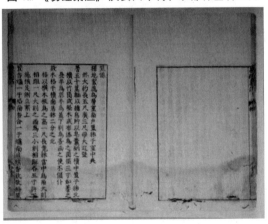

图 4b. 原文大字，注文单行，低一字书写，诸特点
与《难经集注》相似

（郭秀梅　译）

幻云《史记·扁鹊仓公列传》批注中的"杨氏"当指杨玄操

赵怀舟　王小芸　李　莉

摘　要：本文通过宏观分析和适当举例的方式证明，月舟寿桂（1460－1533）在对南化本宋版《史记·扁鹊仓公列传》批注时，对其珍藏的《难经吕杨注》（幻云先生习惯称为《难经杨氏注》）写本十分重视。并且这种珍视是严谨的、理性的。据此，笔者依常理推测他的引文中不会出现类似今本《难经集注》中杨康侯与杨玄操标识无别的逻辑混乱。

关键词：月舟寿桂；幻云；史记；杨玄操；难经吕杨注

曾任歙州歙县尉的唐初医家杨玄操曾为《难经》作注，其书一般称为《难经吕杨注》，已佚。就现有文献考察，最近一次人们得知《难经吕杨注》存世的线索是日本的月舟寿桂幻云氏（1460－1533）曾经珍藏一部《难经吕杨注》的写本，并将其中的若干内容以批注的形式保留在他曾阅读过的南宋本《史记》中了，此书今已成为日本国宝，其原件现存于日本千叶县佐仓市的国立历史民俗博物馆。日本国立历史民俗博物馆网站介绍其宋版史记时提到，该书系袋缀册子本，内有"兴学亭印"（朱方印）、"水光邱青"（黑印、朱印、青印），130 卷足本，由直江兼续·上杉藩校兴让馆传来。

幻云是一位中国医家不太熟悉的日本学者，学苑出版社 2010年 4 月版《宋以前医籍考·难经》86 页郭注中给出一个简单的介绍："幻云，名月舟寿桂，号幻云、中孚道人。京都人。室町时代五山学问僧。十七岁出家，学识渊博，擅长医学。曾取南化本宋版《史记·扁鹊仓公列传》重注，称'附标'，为研究《史记》及室町时代医学之重要参考资料。"[1]

除此之外，幻云先生还著有《史记抄》八卷，同样是研究《史记》的重要参考资料。结合其相关著述，我们有理由相信他对于南化玄兴直江兼续旧藏上杉隆宪藏南宋庆元（1195－1200）黄善夫之敬室刊集解·索隐·正义三注合刻本《史记》的批注当是穷尽性的，而非仅仅局限于《扁鹊仓公列传》一篇。然而笔者所见仅此一篇，是通过日本北里研究所东洋医学综合研究所医史学研究部1996年3月出版发行的《〈扁鹊仓公传〉幻云注的翻字和研究》[2]一书知其大概的。

1. 丹波元坚首先指出"杨氏"为杨玄操

丹波元胤在《中国医籍考》中引用其弟丹波元坚辑复的《难经吕杨旧注·序》中说："某侯旧藏宋本《史记·扁鹊仓公列传》，有大永间僧幻云附标，不啻板心牍尾皆满，添以别纸，援证诸家。所引《难经》为杨氏原本，而载其卷首署名，正与《读书后志》合。有曰：'所见杨玄操注写本也，字多谬误。'又曰：'《难经》杨氏云：难音乃丹反。'然则当时并《音义》而行于世。"[3]65 丹波元坚对于《难经吕杨旧注》的辑复工作当在其兄丹波元胤《中国医籍考》成书之前。因此，当是丹波元坚首先指出幻云所引"杨氏"当为杨玄操这个命题。笔者承认丹波氏的上述结论是正确的，但同时认为这个命题是需要进一步证明的，理由如下：

其一，据关信之、小曾户洋、真柳诚等人的考证，幻云先生在《史记·扁鹊仓公列传》中引用的医书有33种之多。其中对于的《难经》引用，并非仅有杨玄操注本一种，而至少有如下5种：A 杨本：《黄帝八十一难经》（卢国秦越人撰，吴太医令吕广注，前歙州歙县尉杨玄操演）；B 张本：《药注难经》（金·张元素著）；C 纪本：《集注难经》（五卷，金·纪天锡著）；D 范本：《新刊晞范句解八十一难经》（南宋·李駉著）；E 熊本：《勿听子俗解八十一难经》（六卷，明·熊宗立撰）。5 种《难经》注本中范本、熊本尚存于世，张本中国中医科学院图书馆仅存抄本一部，而杨本、纪本已经亡佚。应当说上述 5 种《难经》传本是幻云先生参考最多的 5 个本子，在其批注的南化本《史记·扁鹊仓公列传》【一三七页】中说："幻考杨本、张本、纪本、范本、熊本回肠长二丈一尺也，此本作二丈二尺讹矣。"既然幻云先生引用的《难经》至少有 5 种，就不能简单地说幻云"附标"所引仅为杨玄操原本一种，这是第一个理由。

其二，除上述 5 种标注较为清楚的《难经》传本曾被幻云先生引用而外，还有一种早期的《难经》多家注本曾被引用一次。最早指出这一现象的是日本医家宫川浩也先生[2]163。这个多家注本的体裁略似今传庆安本《难经集注》。幻云批注南化本《史记·扁鹊仓公列传》【二六页】，在对原书注中"肺之原出于太渊"一语加以阐扬的文字中保留了这个本子中《六十六难》的大体模样。其文如下：

"○注肺之原，出于太渊。《难经·六十六难》：经言肺之原出于太渊穴平掌后是。心之原，出于太陵掌后两骨间。肝之原，出于太冲足大指本节后二寸，或一寸半陷中。脾之原，出于太白足内侧核骨下。肾之原，出于太溪足内踝下起大骨下。少阴之原，出于兑骨。兑骨者颧窈也。兑骨者颧窈也。杨氏曰：此皆五藏俞也，所以五藏皆以俞为原。少阴者心脉也，亦有原在面颧窈焉。前云心之原出于太陵者，者心包络脉也。凡云心病者，皆在心包络脉焉。真心不病，故无俞。真心不病，故无俞。胆之原，出于丘墟足内踝后微前也。胃之原，出于冲阳足跗上五寸骨间。三焦之原，出于阳池手表腕上。膀胱之原，出于京骨足外侧大骨下，赤白肉际。大肠之原，出于合谷手大指岐骨间。小肠之原，出于腕骨在手腕陷中，按着俣也。十二经皆以俞为原者何也？然：五藏俞者，三焦之所行，气之留止也所。三焦所行之俞为原者何也？然：齐下肾间动气者，人之生命也，十二经之根本也，故名曰原。三焦者，原气之别使也，主通行三气，经历于五藏六府。原者，三焦之尊号也，故所止辄为原。五

藏六府之有病者，皆取其原也。杨氏曰：齐下谓肾间动气者，丹田也。丹田者，人之根本也，精神之所藏，五气之根元。……故知丹田性命之根也。道士思神、比丘坐禅，皆行心气于齐下者，良为此也。故云原者，三焦之尊号也。三焦合气于肾故也。"[2]23~24（此文见引于宫川浩也·小曾户洋·真柳诚《〈扁鹊仓公传〉幻云注的翻字和研究·南化本〈史记〉扁鹊仓公传标记（翻字）》P23~24。引用者标点。）

若与今传庆安本《难经集注·六十六难》核对，可以发现这个仅显示 13 处注文的本子中实际包含了《难经集注》"杨曰"（7处，其中 2 处标明"杨氏曰"）、"丁曰"（4 处）、"虞曰"（2处）至少三家之注。

众所周知《难经集注》中有两个杨姓注者，一是杨玄操、一是杨康侯。丹波元胤、丹波元坚兄弟二人的父亲丹波元简指出："特至杨康侯，未有所考，而注中称'杨曰'而辨驳丁氏之说者两条，明是康侯注矣，余皆与玄操混。今不可辨也。"（见其《重刊〈难经集注〉序》）丹波元坚则指出："又《集注》每卷署'杨康侯'名，是似玄操之外，更有注解。然注文称'杨曰'，殊无分别。向为二家相混，仍欲证明之，考索有日。尝检黄鲁直《豫章集》，有杨子建《通神论序》，称子建名康侯，审是元符间人。因知如熙丰以上，《太平圣惠方》、《通真子注脉诀》、《神功万全方》，并皇国《医心方》、《弘决外典钞》等所引，及丁、虞所驳，皆非康侯注矣。仍于诸书所引，一一表出，殆似无出康侯者云。"（见其《难经吕杨旧注·序》）

幻云先生《史记·扁鹊仓公列传》批注中并未出现"杨康侯"3 字，但【二六页】中对比《难经集注·六十六难》中的 7个"杨曰"，此处仅标注 2 个"杨氏曰"。那么，另外 5 个暗引的"杨曰"到底是谁尚需考证。有此一例的存在，也是幻云所引"杨氏"是否均为杨玄操尚需证明的理由之一。事实上，由于缺

《八十一难经吕杨注》辑校与研究

二三五

乏直接的书证。下面的推理过程虽然可以证明幻云先生的"杨氏曰"指杨玄操无疑，但还不能因此断言其余5处暗引的"杨曰"一定是杨康侯。

2. 幻云的确见到了《难经》杨玄操注本

正如丹波元胤在《中国医籍考》一书中所言"僧幻云附标所引《难经》似是玄操原本。"[3]63理由如下：幻云批注南化本《史记·扁鹊仓公列传》【一三九页】。

在"膀胱重九两二铢云云。杨氏曰……今人多以两胁下及小腹两边为膀胱，深为谬也。"下月舟寿桂小字写道："幻所见杨玄操注写本也，字多谬误。"云云。此条注文是幻云先生曾经见到《难经》杨玄操注本的确据。事实上，这个本子虽然仅仅是个字多谬误的写本，幻云先生却非常重视它。大概的理由至少有如下几点：①从版本学角度讲，该本是幻云先生所见《难经》诸本中最早的本子；②从幻云第一个批注【二页】"《黄帝八十一难经》卢国秦越人撰，吴太医令吕广注，前歙州歙县尉杨玄操演"提示可知，该本中包含有吕广的注；③事实证明，幻云所见其他三四个《难经》注本，对于吕广、杨玄操旧注均未完整保留，而是节引、暗引，甚或不引。

幻云先生重视此本的表现也有如下几端，除了在第一次批注时就介绍其书名和作者而外，还在【一七页】大段引用了几乎全部杨玄操《黄帝八十一难经序》，这个序当出自其所见《难经吕杨注》写本。另外，据宫川浩也先生统计。幻云先生引用杨玄操注55回，引杨玄操释音2回。这个引用频率在幻云附标引用前人《难经》注释的同类现象中是最高的，详见宫川浩也先生"幻云附标中《难经》注释的引用状况"[2]167一文的详细统计。

幻云先生重视《难经吕杨注》是有理由的。首先，杨玄操明确指出《史记·扁鹊仓公列传》讨论的传主秦越人就是《难经》的作者；其次，《史记·扁鹊仓公列传》中所涉医文、医案，每有可用《难经》作解者；第三，唐·张守节《史记正义》中已多次引用《难经吕杨注》的序及相关条文、注文了。换言之，幻云先生引证此书是从史学与医学相结合的角度去考虑相关取舍的。他是为了学术而引用，而不是为了引用而引用。

3. 幻云引用《难经》杨玄操注本的特点

由于时间紧凑，笔者未能做到像宫川先生那样细致的工作，把幻云先生每次对杨玄操注的引用都加以统计。就试从略微宏观一点角度，来审视一下幻云先生对《难经吕杨注》引用的特点。

3.1 幻云重视对杨玄操注文的引用

虽然在幻云附标的引用文字中有不止一段的引文给人以《难经吕杨注》原文的气息，但这并不是全部。也有很多地方幻云仅仅强调了杨玄操注文本身的重要性，而不是强调《难经吕杨注》中所保留的《难经》正文的重要性。这也许与《难经吕杨注》之后，《难经》原文的变异不大有关。可能是对《难经吕杨注》原文引用的例子有：

【三三页】对《难经·四难》的引用，是对《史记》注"寸口六脉"的发挥。原文较长，此不具引。幻云先生此处对《难经·四难》原文的引用是完整的；至于注文，其中有 1 处"吕氏曰"、4 处"杨氏曰"。大约是提笔引用的过程中"非有六脉俱动也，谓浮沉长短滑涩也"句下少引一个"杨氏曰"。故在整条之末，幻云先生特意画圈补出一小节正文并其下之注："○长短脉。杨氏曰：过于本位谓之长，不及于本位谓之短。"

【三六页】对《难经·二十难》的引用，是对《史记正义》中"脉居阴部"的发挥。原文引用不完整，从"重阳者狂，重阴者癫"以下不再引用，因为已与"脉居阴部"的主旨无关；至于注文则有 3 处"杨氏曰"。需要指出的是，注文的分合位置与今传《难经集注》有所不同。

【四一页】对《难经·三十一难》的引用，是对《史记》中

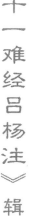

"三焦"一词的发挥。原文、注文引用完整，其中有 5 处"杨氏曰"。本条所引的《难经》原文及杨注，与今传《难经集注》存在细节的不同。

【六四页】对《难经·三难》的引用，是对《史记正义》中"关遂入尺"云云的发挥。原文分作 3 节，每节之下均有"吕氏曰"。虽然该处未见"杨氏曰"的标志，但不除外其引文出自《难经吕杨注》一书。

幻云先生对杨注引用的频率是比较高的，但并非所有的《难经》原文均出自《难经吕杨注》。笔者相信，如果认真研究，理论上是可以在幻云批注中发现杨本、张本、纪本、范本、熊本《难经》原文的保存的。由于《难经》正文基本稳固，所以选择哪一部书中的《难经》正文并不非常重要。重要的是，各家注本对《难经》的理论阐释，或有助于《史记》中相关字句的深入理解。事实上，放下已经散佚的杨本、张本、纪本和较少引用的范本不表。持今尚存于世的熊宗立《勿听子俗解八十一难经》与幻云先生的批注材料核对，我们就会发现为数众多的《难经》原文出自该书。比如：【三四页】《十五难》、【三六页】《六十七难》、【三八页】《四十五难》……等等。除了特别的版式、版本特征而外。熊宗立本每每在《难经》正文之后赘附相关音释信息，幻云先生对此照录的同时留下了熊本原文的痕迹。

在熊本《难经》原文下引用杨注的例子是存在的，比较典型的例子是【六〇页】对于《二十七难》和《二十八难》的引用，其中《难经》原文出自熊本（这从其中保留"需音霶沛"等音释信息可以断定）。但在熊本之下，不但有"熊注"，还有"素元注"（张本）、"吕氏曰""杨氏曰"（杨本）的信息。也有些例子是在熊本《难经》原文下仅仅引用吕注的例子，虽然这样的例证中不出现"杨氏曰"的提示，但依然可以判断其来源最有可能仍是《难经吕杨注》。比较典型的例子是【三五页】对于《十三难》的引用，其中《难经》原文出自熊本。但熊本之下，不但"熊注"独多，还有"吕氏曰"云云的信息。

当然，反过来的例证也是存在的。即《难经吕杨注》的正文下引用大段的熊氏《俗解》文。比较典型的例子是【七六页】关于《十八难》和《二十五难》的引用。可以认为，此二难是在《难经吕杨注》的行文基础上移入"熊氏曰"的论述来阐明个中医学道理的。

总体而言，幻云先生似乎是将杨注直接拈出来加以引用的例子更多一些，这说明幻云先生对杨玄操注的重视程度可能略高于其对于《难经吕杨注》中保留的《难经》原文的重视程度。

3.2 幻云细致核校前人注文时引用

《史记正义》中每有对《难经吕杨注》的引用，幻云对这些引用总要加以核实，而不是轻易放过。需要指出的是：遇到《史记正义》中的引用或有简略、随意之处，幻云先生更是不厌其烦地予以核校更正。而其核校批注的根据便是他所拥有的《难经吕杨注》写本。这也是幻云先生极重视该本的具体体现之一。举例而言：

【三〇页】针对张守节《史记正义》"杨玄操云：切按也"之注的眉批中说："《难经》十七难、十八难两处有'切脉而知之耶'字，虽然杨玄操无注。六十一难'切脉而知之者，诊其寸口，视其虚实，以知其病，病在何藏府也'杨氏曰：'切，按也。谓按其寸口之脉。若弦多者，肝病也。洪多者，心病也。浮数则病在府，沉细则病在藏。故云在何藏府也。'"

【七十六页】有"邊心主注，杨玄操曰自齐已上至带鬲云云。幻谓《难经杨氏注》与之异也，盖《正义》取意乎带字，恐是奇经带脉乎"。

【一三四页】有"幻考之《正义》所谓'胃大一尺五寸'以下《难经·四十二难》本文也，注即杨玄操也"。

【一三八页】有"杨氏曰：心，谶也。言所以识·微，无物不贯也。又云：心，任也。言能任物也。其神九人，太尉公名绛官大始，南极老人，元先之身。其从官三千六百人。又曰：心为帝王，身之主也，又名响响。幻谓此注疏缪，故书杨氏全文"。

除了核校时引用"杨氏曰"，个别时候幻云也会对"杨氏注"有所评价，斯亦重视其注的表现形式之一。比如【三四页】有"幻案：《难经·三十四难》论五藏声、色、臭、味与《素问》同。杨氏注不细释，纪氏、熊氏细释可考"等等。此外，重复也是幻云先生对杨玄操文字重视的表现之一。比如"杨氏曰：难音乃丹反"一语，分别在【一三页】附标第 7 行和【三〇页】根批第 7 行两次出现。"杨氏曰：云云。《难经》云止，《本经》曰代。按止者，按之觉于指中而中止名曰止也"，云云，分别在【六六页】附标第 12 行和【六五页】附标第 25 行重复出现，只不过在【六五页】首次出现时被误标作"王氏曰"[2]62 了。深入的文献温习可以发现，此处的误记不始于幻云本人，而是其先前的文献（可能是《补注通真子脉要秘括·代脉歌》[4]）已将此条杨玄操注文误冠以"王氏曰"3 字了，这个命题与本文要讨论的内容无关，不详细说明。

3.3 幻云习惯性地标注注文的作者

幻云先生重视《难经吕杨注》的另一个表现是，通过与其拥有的《难经吕杨注》的核对，从而为前人注文标示出原始作者。幻云先生对于这个工作的操作虽然不是穷尽性的，但是对于它的态度却是自觉的，甚至可以说是习惯性的。我们不妨以图片的形式看一下幻云先生对杨玄操注释的提示。

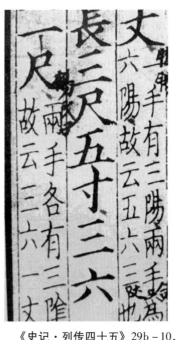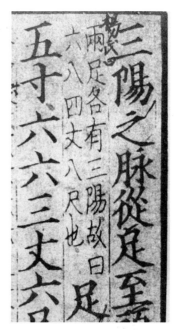

《史记·列传四十五》29b – 10、30a – 2 幻云标"杨氏曰"图例

上述两处《史记正义》中的引文均源于《难经·二十三难》。今本《难经集注》相同的引文仅标作"杨曰"2 字，由于《史记正义》是唐朝的作品，因此幻云先生此处亲笔所标的"杨氏曰"3 字，指杨玄操无疑。

4. 幻云批注中的"杨氏曰"当指杨玄操

总结上述考证过程，我们可以得出这样的结论——幻云先生批注《史记·扁鹊仓公列传》时表现出了对其所收藏的《难经吕杨注》（或者称为《难经杨氏注》）写本的珍视与尊重，特别是对其中的杨玄操注加以格外地留意。突出表现在以下几点：①全篇引用杨玄操注频次最高；②杨注往往成为校勘考证之资；③杨注的合理重复和标注出处。有学者指出："山田业广（1808 – 1881）认为古注本身即是准古典，必须予以尊重。"[5]事实上，仅从幻云先生对于《难经杨氏注》的重视程度来看，早于山田业广约 350 年的学问僧月舟寿桂已经具有同样的学术理念了。

同时需要指出的是，幻云先生对其拥有的《难经吕杨注》写本的珍视是严谨的、理性的，而不是盲目的、感性的。这一方面表现在他明确指出该本"字多谬误"，并对其局部内容有适当评价；另一方面表现在不神秘其书，更加重视对其学理内容的分析和引用，而不拘守其个别字句。在具体引用方面，固然有对其正文与注文的全面引用，但在其中可以插入各家之注，也可以在各家注中插入吕、杨之注。

由于幻云先生手里握有《难经吕杨注》的写本，所以他有条件区分杨康侯与杨玄操二人之注。所以，我们有理由相信幻云先生批注《史记·扁鹊仓公列传》全篇中出现的"杨氏曰"或"杨氏注"时不会出现人为混乱。事实上，幻云先生的批注中从未出现"杨康侯"3 字。我们有理由相信幻云笔下的"杨氏曰"指《难经吕杨注》中的"杨玄操"无疑。

文到此时，可以对【二六页】幻云先生对早期《难经》多家注本《六十六难》的 2 个"杨氏曰"给一个初步结论了。即此处的 2 个"杨氏曰"更大的可能是指杨玄操注。由于其他各家并不标注注家姓名，笔者甚至猜测，这个早期的《难经》多家注本，本身是不对各家注者加以分别的。此处的 2 个"杨氏曰"是幻云先生秉承其习惯的为注释标出注者的学风，通过核对手中的《难经吕杨注》而另笔为其增添注者的。当然，上述推测只有得到原件字体支持时才能最终变为现实。

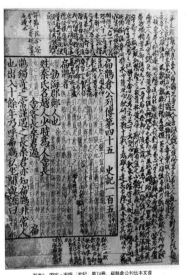
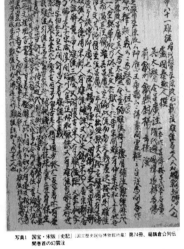
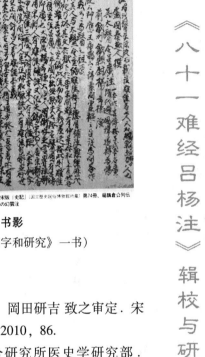

写真2 国宝·宋版「史记」第74册、扁鹊仓公列伝本文首

写真1 国宝·宋版「史记」（国立歴史民俗博物馆内藏）第74册、扁鹊仓公列伝 開巻首の幻雲注

幻云批注宋版《史记》书影

（选自《〈扁鹊仓公传〉幻云注的翻字和研究》一书）

参考文献：

［1］日·冈西为人著，郭秀梅整理，冈田研吉 致之审定. 宋以前医籍考［M］. 北京：学苑出版社，2010，86.

［2］日·北里研究所东洋医学综合研究所医史学研究部.《扁鹊仓公传》幻云注的翻字和研究［M］. 东京：东京都港区白金5－9－1，1996.

［3］日·丹波元胤编. 中国医籍考［M］. 北京：人民卫生出版社，1956：65.

［4］郑金生主编. 海外回归中医善本古籍丛书（第一册）［M］. 北京：人民卫生出版社，2002：89.

［5］李俊德. 幕末汉方医学巨擘之山田业广［J］. 中医文献杂志，2008，26（3）：38－41.

《甲乙经》对《难经》的引用

赵怀舟　王小芸　王象礼　耿璇　耿志霞

摘　要：本文在李云先生《黄帝三部针灸甲乙经新校》的基础上，对《难经》一书在皇甫谧《甲乙经》中被引用的情况进行了粗浅的讨论和分析。初步的结论是：皇甫谧对于《难经》的引用是有选择性的，并非《难经》一书中所有关于针灸部分的内容均被其书穷尽性地加以引用。虽然尚缺乏更为有力的直接证据，但从相关信息初步推测，笔者认为皇甫谧所用的《难经》有可能是吴·吕广的《众难经注》。

关键词：吕广；众难经注；皇甫谧；甲乙经；李云；甲乙经新校；文献考证

《旧唐书·经籍志》指出："《黄帝八十一难经》一卷，秦越人撰。"秦越人约生活于公元前5世纪，渤海郡郑（今河北任丘）人。远古时以扁鹊为名医号，秦越人医术精湛、治病多效，故称为扁鹊。时至今日，扁鹊著《难经》一说广为流传。而魏晋时期的皇甫谧（215－282）则认为《难经》成书年代早到几乎与《内经》同时，其《帝王世纪》一书中指出："黄帝有熊氏，命雷公、歧伯论经脉傍通，问难八十一为《难经》，教制九针，著《内外术经》十八卷。"（转引自《太平御览·卷七二一·方术部二·医一》[1]）

东汉·张仲景《伤寒杂病论·序》中已有"勤求古训，博采众方，撰用《素问》《九卷》《八十一难》……为《伤寒杂病论》，合十六卷"的记载。《太平御览·卷七二四·方术部五·医四》引："《玉匮针经序》曰：吕博少以医术知名，善诊脉论疾，多所著述。吴赤乌二年（239）为太医令。撰《玉匮针经》及注《八十一难经》，大行于代。"[1]三国时吴·吕广曾为《难经》作注，其书久佚（本文用《众难经注》的省称）。日本·丹波元胤说："盖医经之有注，莫先于此书"。

下面笔者借助李云先生《黄帝三部针灸甲乙经新校》（下简称《甲乙经新校》）一书中提供的相关信息，对《甲乙经》中《难经》的引用情况进行简单的说明。

1. 《甲乙经》"经释有别"的宏观体例

为了深入研究《甲乙经》对《难经》的引用情况，应当首先了解《甲乙经》的大致体例，这是非常重要的一点。《甲乙经》的体例有多种层次，如合编改编、删繁删重、病症排列、问答主对、字体格式……但最为宏观的创作体例莫过于其书编排过程中"经释有别"的基本原则。

《甲乙经新校》一书非常重视对原书体例的理解与重塑，其书"重校说明"中指出："最令人不解的是：既称'三部甲乙'，书中却多次出现《八十一难》及仲景之文（与正文同作大字），这岂不成了'五部甲乙'？"[2]李云先生对这个问题的解答结论是非常巧妙的，同时解答过程却是非常辛苦的，从发现问题到最终解决耗时至少30年。这是在借鉴前贤大家如张灿玾、黄龙祥教授前期工作的基础上，对原书不断体会摸索的结果。幸运的是，今天我们可以直接利用这样的成果，对《甲乙经》中多次出现的《难经》引文现象加以解释和利用。

简述李云先生的结论：《甲乙经》中不但包括了《素问》《九卷》《黄帝明堂经》三部经典的相关经文，还包含了皇甫谧的释文。"经文"和"释文"在原书中当是可以明显区别的，只不过由于岁月流逝，《甲乙经》原书"经释有别"的体例遭到有意无意的破坏，如今流传的各本或多或少存在着经释混淆的现象。

通过对《甲乙经新校》一书引用《难经》情况进行初步的考察，我们可以得出如下基本结论：《甲乙经》中出现 13 次对于《难经》文字的引用，其位置皆出现于皇甫谧的释文中。其中 12 次以大字形式出现，可以基本肯定是皇甫谧本人对《难经》的直接引证及评说。唯一一次以释文的小字注文形式出现的对《难经》的明确征引，或系宋臣林亿等人所为。

这样的结论很好地解释了李氏"五部甲乙"之惑，同时说明一个问题：虽然皇甫谧认为《难经》的成书如其书名全称所示的"黄帝八十一难经"云云，是《内经》时代的产物。但与《素问》《九卷》《黄帝明堂经》三部经典相较，其学术地位还是略有高下之别，至少在针灸治病领域还是有侧重点不同的，所以《甲乙经》对于《难经》的引用虽然格外引人注目，但同时范围也是有限的。

2. 《甲乙经》对《难经》的引用情况

以《甲乙经新校》为研究底本，我们可以发现《甲乙经》一书对于《难经》的称引方式有 3 种，分别是：《难经》（凡 1 见）和《八十一难》（凡 6 见）及"又曰"（凡 6 见）等。现列表讨论如下：

表1　《甲乙经新校》对《难经》一书引用一览表

称引方式	内容	说明
1. 《难经》	《素问》曰："任脉者，起于中极之下，以上毛际，循腹里，上关元，至咽喉，上颐循面入目。冲脉者，起于气冲，并少阴之经，《难经》作"阳明之经"侠脐上行，至胸中而散。"其言冲脉，与《九卷》异	见《甲乙经新校·卷之二·奇经八脉第二》P61；见今本《难经·28 难》。此注或为林亿所出。林亿等人在《素问·骨空论篇第六十》新校正中指出："按《难经》、《甲乙经》作阳明。"

2.《八十一难》	《八十一难》曰："督脉者,起于下极之俞,并于脊里,上至风府,入属于脑,上巅循额至鼻柱,阳脉之海也。"	见《甲乙经新校·卷之二·奇经八脉第二》P62;见今本《难经·28难》
3.《八十一难》	《八十一难》言其脉之所起,故从下上	见《甲乙经新校·卷之二·奇经八脉第二》P62;此句系皇甫谧对前句《难经》督脉循行路线的评述
4.《八十一难》	《八十一难》曰："阳跷脉者起于跟中,循外踝上行,入风池;阴跷脉者亦起于跟中,循内踝上行,入喉咙,交贯冲脉。"此所以互相发明也	见《甲乙经新校·卷之二·奇经八脉第二》P63;见今本《难经·28难》
5. 又曰	又曰："阳维阴维者,维络于身,溢畜不能环流溉灌也。故阳维起于诸阳会,阴维起于诸阴交也"	见《甲乙经新校·卷之二·奇经八脉第二》P63;见今本《难经·28难》
6. 又曰	又曰："带脉起于季胁,回身一周。"自冲脉以下,是谓奇经八脉	见《甲乙经新校·卷之二·奇经八脉第二》P63;见今本《难经·28难》
7. 又曰	又曰："阴跷为病,阳缓而阴急;阳跷为病,阴缓而阳急。阳维维于阳,阴维维于阴。阴阳不能相维,腰腹纵容如囊水之状。"一云"腹满腰溶溶,如坐水中状"	见《甲乙经新校·卷之二·奇经八脉第二》P63;见今本《难经·29难》。小字"一云"或为林亿所出之注。("一云"未明确指示文出《难经》,暂不计入全书引用《难经》例)

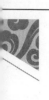

8.《八十一难》	《八十一难》曰："阳虚阴盛，汗出而愈，下之即死；阳盛阴虚，汗出而死，下之即愈。"与经乖错，于义反倒，不可用也	见《甲乙经新校·卷之七·六经受病发伤寒热病第一（上）》P252；见今本《难经·58难》
9.《八十一难》	《八十一难》曰："心之积名曰伏梁，起于脐上，上至心下，大如臂，久久不愈，病烦心心痛，以秋庚辛日得之，肾病传心，心当传肺，肺以秋王不受邪，因留结为积。"	见《甲乙经新校·卷之八·经络受病入肠胃五藏积发伏梁息贲肥气痞气贲肫第二》P307～308；见今本《难经·56难》
10. 又曰	又曰："肺之积名曰息贲，在右胁下，覆大如杯，久久不愈，病洒洒恶寒，气逆喘欬，发肺痈，以春甲乙日得之，心病传肺，肺当传肝，肝以春王不受邪，因留结为积。"	见《甲乙经新校·卷之八·经络受病入肠胃五藏积发伏梁息贲肥气痞气贲肫第二》P308；见今本《难经·56难》
11.《八十一难》	《八十一难》曰："肝之积名曰肥气，在左胁下，如覆杯，有头足，如龟鳖状，久久不愈，发欬逆痎疟，连岁月不已，以季夏戊己日得之。肺病传肝，肝当传脾，脾以季夏王不受邪，因留结为积。此与息贲略同。"	见《甲乙经新校·卷之八·经络受病入肠胃五藏积发伏梁息贲肥气痞气贲肫第二》P308；见今本《难经·56难》
12. 又曰	又曰："脾之积名曰痞气，在胃脘，覆大如盘，久久不愈，病四肢不收，发黄疸，饮食不为肌肤，以冬壬癸日得之，肝病传脾，脾当传肾，肾以冬王不受邪，因留结为积。"	见《甲乙经新校·卷之八·经络受病入肠胃五藏积发伏梁息贲肥气痞气贲肫第二》P308；见今本《难经·56难》

| 13. 又曰 | 又曰："肾之积名曰贲肫，发于少腹，上至心下，若豚状，或上或下无时，久不已，令人喘逆，骨痿少气，以夏丙丁日得之，脾病传肾，肾当传心，心以夏旺不受邪，因留结为积。" | 见《甲乙经新校·卷之八·经络受病入肠胃五藏积发伏梁息贲肥气痞气贲肫第二》P308；见今本《难经·56难》 |

备注：依李云《甲乙经新校》体例，引号之外的话，除特别说明者之外，皆系皇甫谧氏释文中语。而黄龙祥先生至少认为其中部分表述，如"此所以互相发明也"[3]等系宋臣林亿之校语。

 需要着重指出的是，上述"称引方式"皆以《甲乙经新校》的正文为标准，对此李云先生有明确说明。其书对《难经》第2次引文的校注原文如下："八十一难：原作'难经'，据明抄本改。按，《难经》古称'八十一难'，《隋书·经籍志》、《旧唐书·经籍志》皆然，而称'难经'则始自宋代。本书'八十一难'皆作'难经'者，疑为明代人所改，今皆据明抄本复其旧貌。又，本书凡'八十一难曰'、'张仲景曰'起首之文，皆皇甫谧释文。明代以后《甲乙经》传本多将皇甫释文混入正文，与书名'黄帝三部'不符矣，不可从。"[2]此处作者重申其努力全面厘清《甲乙经》经文、释文之别的基本学术观点，从宏观体例的角度考量，笔者认为这样的分析和操作是有道理的。

 从上表罗列的引文中可以看出，皇甫谧《甲乙经》一书，相对于对《素问》、《九卷》、《黄帝明堂经》三书细致周到的引用，对《难经》一书的引用显得不够细密。我们知道《难经》一书虽然篇幅不大，但讨论针灸的部分内容却十分丰富，远不局限于《甲乙经》中引用的区区第28、29、56、58难4条条文的范围。有趣的是《甲乙经》对《难经》的引用，都位于李云先生重新调整的"释文"之处。这种详略之别，似乎证明李云先生对《甲乙经》全书"经释有别"的体例思考是有其道理的，因为这在一定程度上与皇甫谧追求经文的分类规范、权威准确，在释文上强调文献对比、突出重点的初衷相吻合。

但从微观角度考察，笔者并不否认前人对某些具体问题的判断，因这些判断亦可从古籍中得到支持。举例而言：《甲乙经》对《难经》第 8 次引文后的"与经乖错，于义反倒，不可用也"12 个字，若依《甲乙经新校》的格式体例判断，它当是皇甫谧释文，然而也有学者认为上述 12 字当是宋臣注文。有趣的是《难经集注·五十八难》提示"杨曰：此说反倒，于义不通，不可依用也"[4]69 云云。如果此处的"杨曰"指"杨玄操曰"，那么这 12 字出于宋臣之手的可能性仍然很大。林亿等人虽然是严格意义上的文献学家，但也有从临床实际出发，直接移用前人成果化为己注的先例。

换一个角度来看，上举《甲乙经》注文亦可能为杨玄操袭用皇甫谧成说，因杨氏有机会阅读《甲乙经》一书是确定无疑的。他在《难经注释·序》中明确说道："昔皇甫玄晏惣《三部》为《甲乙》之科，近世华阳陶贞白广《肘后》为《百一》之制，皆所以留情极虑，济育群生者矣。余今所演，盖亦远慕高仁，迩遵盛德。"[4]那么，他在《难经注释》中仿前贤口吻，造句铺陈，盖亦远慕高仁的体现。

上述例证为笔者读书偶得，并非成熟之见，故仅供学者参考。

3. 皇甫谧引用《难经》疑为吕广注本

张效霞指出："皇甫谧终生都生活在北方魏晋属地上，没有任何资料可以证明他与东吴发生过交往。"[5]虽然皇甫谧未曾踏足东吴属地，但不能就此否认皇甫谧读到过吴国吕广所著诸书。前已论及，吴太医令吕广撰有《玉匮针经》及注《八十一难经》，大行于代。事实上，《隋书·经籍志》中已有注称"梁有《黄帝众难经》一卷。吕博望注，亡"；并有"《玉匮针经》一卷"（转引自《历代史志书目著录医籍汇考·史志篇·隋书经籍志》[6]）的著录，唯不著撰人。后人考证，认为此书的作者亦是吕博望。吕博望即吕广。

十分幸运的是，《甲乙经新校·卷之三·腹自鸠尾循任脉下行至会阴凡十五穴第十九》中尚保留吕广另外一部医著《募腧经》的佚文一条。其文曰："《九卷》云：'骭至脐八寸'，太仓居其中，为脐上四寸。吕广所撰《募腧经》云'太仓在脐上三寸'者，非也。"[2]依《甲乙经新校》全书通例，并参考其书注文可知"《九卷》云"云云37字系皇甫谧释文。换言之，皇甫谧曾经参阅过吕广所撰的《募腧经》一书。

既然皇甫谧参阅过吕广《募腧经》一书为其《甲乙经》做释文参考，就不排除吕广所撰《众难经注》一书也曾为皇甫谧所参考。十分遗憾的是，今本《甲乙经》中几乎看不到皇甫谧对于吕广注的直接引用。唯独吕广对于《难经·二十八难》督脉的一则注文"督脉者，阳脉之海也"[4]可以视作被皇甫谧揉在《难经》的引文中加以引用了（见表1第2条）。但仅此一例，尚属孤证。因此这个命题还有待今后进一步的研究，才能得出相对确切的结论。

需要指出的是，杨上善《黄帝内经太素·经脉之三·督脉》卷十注文中引用《难经·二十八难》时亦出现"为阳脉之海"5字，使问题变得更加扑朔迷离。其文曰："又《八十一难》云：起下极之输，并脊上行，至于风府，为阳脉之海。"[7]云云。

本文在写作过程中承蒙北京中医药大学李云先生惠寄相关资料，并提出修改意见，谨致谢忱！

参考文献：

[1] 宋·李昉等．太平御览（第三册）[M]．北京：中华

书局，1960.

　　[2] 李云. 黄帝三部针灸甲乙经新校 [M]. 北京：学苑出版社，2011.

　　[3] 黄龙祥. 黄帝针灸甲乙经（新校本）[M]. 北京：中国医药科技出版社，1990，110.

　　[4] 王翰林. 集注黄帝八十一难经（庆安五岁武村兵卫刊本）[M]. 日本：日本内经学会影印，1997.

　　[5] 张效霞. 医海探骊——中国医学史研究新视野 [M]. 北京：中医古籍出版社，2012，93.

　　[6] 李茂如、胡天福、李若钧. 历代史志书目著录医籍汇考 [M]. 北京：人民卫生出版社，1994，64.

　　[7] 钱超尘、李云校正. 黄帝内经太素新校正 [M]. 北京：学苑出版社，2006，164.

《脉经》与《难经》共有条文的比较研究

陈 婷[1] 胡成湘[2]

（1. 首都医科大学中医药学院；2. 首都医科大学图书馆）

摘 要：《脉经》魏·王叔和撰。全书 10 卷，97 篇，以"类例相从"的方法，对魏以前医学文献进行了一次全面系统总结。今考《脉经》，其中有 22 篇内容引用了《难经》条文，涉及《难经》二十难。本文将《脉经》与《难经》共有条文进行了比较研究，文字几乎相同者仅见 1 篇；文字出入较大者仅见 2 篇；除前两种情况，其余 19 篇，文字略有出入，但并不影响对条文的正确理解。此外，叔和在撰集《脉经》时，亦对《难经》条文进行了组合与离析。这是《脉经》"类例相从"之体例所决定的。这一比较研究，不仅对《脉经》一书的成书基础及其本质的探析有所裨益，对《难经》一书的校勘与整理亦具有一定的价值。

关键词：脉经；难经；比较研究

《脉经》魏·王叔和撰。全书 10 卷，97 篇，以"类例相从"的方法，对魏以前医学文献进行了一次全面而系统总结。林亿盛赞此书："若网在纲，有条而不紊，使人占外以知内，视死而别生，为至详悉，咸可按用。"[1]

据《脉经·自序》："今撰集歧伯以来逮于华佗，经论要诀合为十卷。"可知，该书保存了大量魏以前医学文献。其中有至今存世者，如《素问》、《针经》（《灵枢》）、《难经》等；亦有已散佚之医书，如《脉法赞》、《四时经》等。本文将《脉经》与《难经》共有条文进行了比较研究，不仅对《脉经》一书的成书基础及其本质的探析有所裨益，对《难经》一书的校勘与整理亦具有一定的价值。

《脉经》以光绪癸巳景苏园复宋本为工作本，《难经》以《佚存丛书·难经集注》本为工作本。

1.《脉经》引《难经》条文概述

《难经》一书，《汉书·艺文志》未见著录。《隋书·经籍志》始著录："《黄帝八十一难》二卷。"未著撰人。《旧唐书·经籍志》著录："《黄帝八十一难经》一卷。秦越人撰。"[2]关于《八十一难》之名，在今存文献中，首见于《伤寒杂病论》张仲景序。作为一部重要的医学典籍，唐·杨玄操称此书为"医经之心髓，救疾之枢机"。[3]三国时吴·太医令吕广始为之作注。

今考《脉经》22篇内容引用了《难经》条文，涉及《难经》二十难，其中第一、二、三、四、五、六、七、八、九、十四、二十难之全文及第二十四、二十七、二十八、二十九、四十八、五十六难80%－90%之经文见于《脉经》。详细情况列表于下：

《脉经》之卷篇	《难经》之难数
《脉经·卷第一·脉形状指下秘诀第一》	十八难
《脉经·卷第一·辨尺寸阴阳荣卫度数第四》	一难、二难、三难
《脉经·卷第一·持脉轻重法第六》	五难
《脉经·卷第一·辨藏腑病脉阴阳大法第八》	九难
《脉经·卷第一·辨脉阴阳大法第九》	四难、六难
《脉经·卷第一·平虚实第十》	四十八难
《脉经·卷第一·从横逆顺伏匿脉第十一》	二十难
《脉经·卷第一·迟疾短长杂脉法第十三》	五十难、十四难
《脉经·卷第二·平奇经八脉病第四》	二十七难、二十八难、二十九难
《脉经·卷第三·肝胆部第一》	十四难、二十四难
《脉经·卷第三·心小肠部第二》	十四难、二十四难
《脉经·卷第三·脾胃部第三》	十四难、二十四难

《脉经·卷第三·肺大肠部第四》	十四难、二十四难
《脉经·卷第三·肾膀胱部第五》	十四难、二十四难
《脉经·卷第四·辨三部九候脉证第一》	十八难、八难
《脉经·卷第四·诊损至脉第五》	十四难
《脉经·卷第五·扁鹊阴阳脉法第二》	七难
《脉经·卷第六·肝足厥阴经病证第一》	五十六难
《脉经·卷第六·心手少阴经病证第三》	六十难、五十六难
《脉经·卷第六·脾足太阴经病证第五》	五十六难
《脉经·卷第六·肺手太阴经病证第七》	五十六难
《脉经·卷第六·肾足少阴经病证第九》	五十六难

　　2.《脉经》与《难经》共有条文的异同

　　将《脉经》与《难经》共有条文进行比较，其结果如下：

　　其一文字几乎相同者：如《脉经·卷第一·辨脉阴阳大法第九》："脉有阴阳之法，何谓也？然：呼出心与肺，吸入肾与肝，呼吸之间，脾受谷味也，其脉在中。浮者阳也，沈者阴也，故曰阴阳。"与《难经·四难》："脉有阴阳之法，何谓也？然：呼出心与肺，吸入肾与肝，呼吸之间，脾受谷味也，其脉在中。浮者阳也，沉者阴也，故曰阴阳也。"仅一字之差。这种情况极其少见，仅此一条。

　　其二文字出入较大者：如《脉经·卷第一·脉形状指下秘诀第一》："结脉，往来缓，时一止复来。"《难经·十八难》："结者，脉来去时一止，无常数，名曰结也。"这种情况亦不多见，除此条外，尚见于《脉经·卷第五·扁鹊阴阳脉法第二》："少阳之脉，乍小乍大，乍长乍短，动摇六分。王十一月甲子夜半，正月、二月甲子王。太阳之脉，洪大以长，其来浮于筋上，动摇九分。三月、四月甲子王。阳明之脉，浮大以短，动摇三分，大前小后，状如科斗（蝌蚪），其至跳。五月、六月甲子王。少阴之脉，紧细，动摇六分。王五月甲子日中，七月、八月甲子王。太阴之脉，紧细以长，乘于筋上，动摇九分。九月、十月甲子王。厥阴之脉，沈短以紧，动摇三分。十一月、十二月甲子王。"《难经·七难》："《经》言'少阳之至，乍小乍大，乍短乍长。阳明之至，浮大而短。太阳之至，洪大而长。太阴之至，紧大而长。少阴之至，紧细而微。厥阴之至，沉短而敦'。此六者，是平脉邪？将病脉邪？然：皆王脉也。其气以何月，各王几日？然：冬至之后得甲子，少阳王；复得甲子，阳明王；复得甲子，太阳王；复得甲子，太阴王；复得甲子，少阴王；复得甲子，厥阴王。王各六十日，六六三百六十日，以成一岁。此三阳三阴之王时日大要也。"

其三文字略有出入者：如《脉经·卷第一·辨藏腑病脉阴阳大法第八》："脉何以知藏腑之病也？然：数者腑也，迟者藏也。数即有热，迟即生寒。诸阳为热，诸阴为寒。故别知藏腑之病也。"《难经·九难》："何以别知藏府之病耶？然：数者府也，迟者藏也。数则为热，迟则为寒。诸阳为热，诸阴为寒。故以别知藏府之病也。"两条文相较，文字略有出入，但并不影响对条文的正确理解。《脉经》22篇内容引用有《难经》条文，除前两种情况的三篇条文，其余19篇均属于此种情况。

《脉经》与《难经》共有条文绝大多数文字略有出入的原因主要有三：一方面叔和撰集歧伯以来迄于华佗，所采用的《难经》版本与今相较所选之版本不同。一方面叔和经论要诀各以类例相从，行文所需而略改经文。一方面叔和所撰之《脉经》乃早期之类书，其引文尚不严谨。

3.《脉经》对《难经》条文的组合与离析

从上文《脉经》与《难经》共有条文对比列表中，我们不难看出叔和在撰集《脉经》时对《难经》条文进行了组合与离析。

所谓组合，即《难经》中不同难数之经文出现于《脉经》的同一篇中。如《脉经·卷第一·辨尺寸阴阳荣卫度数第四》经文组合了《难经》之一难、二难、三难之经文。《脉经·卷第二·平奇经八脉病第四》经文组合了《难经》之二十七难、二十八难、二十九难之经文。

所谓离析，即《难经》中同一难之经文出现于《脉经》的不同篇中。如《难经》二十四难之经文离析于《脉经·卷第三·肝胆部第一》至《脉经·卷第三·肾膀胱部第五》五篇之中。《难经》五十六难之经文离析于《脉经·卷第六·肝足厥阴经病证第一》至《脉经·卷第六·肾足少阴经病证第九》五篇之中。

考其组合与离析之原因，张灿玾先生言："（《脉经》）收集晋初及晋以前有关文献，各以类例相从之体例，编纂而成，实则亦一类书型医书。"[4]指出《脉经》就其编撰体例而言是一部医学类书。所谓"类书"，是将多种文献分类汇编以供查寻之书。《脉经》乃采辑魏以前医学文献，打破原书编次，片断摘取原文，重定部居，分类编排于相应类目之下，汇而成书。叔和在《脉经》中对《难经》经文进行组合与离析正是出于对经文的重定部居分类编排之需要。

4.《脉经》在《难经》校勘中的重要作用

古书在流传过程中难免会以讹传讹，同一书籍各版本之间有时难以发现问题，不如引书更符合古籍原貌，所以四校法中有时他校法获益会更多。由于《脉经》中引用大量《难经》之经文，无疑《脉经》对《难经》的校勘具有重要作用。如《难经·十四难》："脉有损至，何谓也？然：至之脉，一呼再至曰平，三至曰离经，四至曰夺精，五至曰死，六至曰命绝，此死之脉。"相同的内容见于《脉经·卷第四·诊损至脉第五》："脉有损至，何谓也？然：至之脉，一呼再至曰平，三至曰离经，四至曰夺精，五至曰死，六至曰命绝，此至之脉也。"比较两段经文，《难经》"此死之脉"在《脉经》中作"此至之脉"。究考《难经》与《脉经》下文"何谓损？一呼一至曰离经，二呼一至曰夺精，三呼一至曰死，四呼一至曰命绝，此（谓）损之脉也。"可知，《难经》"此死之脉"中"死"当为"至"之误。

结语：王叔和撰集《脉经》广泛征引《难经》，不仅所引经文与今《难经》文字略有出入，而且对《难经》条文进行了组合与离析。这是《脉经》"以类例相从"之体例所决定的。除《难经》外，《脉经》亦广泛征引《素问》、《针经》和仲景之书，有待今后进一步详考。

参考文献：

［1］晋·王叔和．脉经［M］．上海：科技卫生出版社，1958，2.

［2］李茂如，胡天福，李若钧．历代史志书目著录医籍汇考［M］．北京：人民卫生出版社，1994，64，145.

［3］秦越人．难经集注［M］．北京：人民卫生出版社，1956，1.

［4］张灿玾．中医古籍文献学［M］．北京：人民卫生出版社，1998，49.

『黄帝明堂經』系統の繼承と變化
（节选第二章、第四章）
——六朝から唐代までの鍼灸資料を手掛かりに

阎淑珍

　　编者案：本书节选日本京都大学阎淑珍女士博士论文"《黄帝明堂经》系统的继承和变化"中与杨玄操相涉的两个章节（目录中打＊者是），为大家呈现杨玄操针灸学术成就的最新研究成果。为了保持作者的原始写作风格，暂不译作中文。仅对原著的个别标注方式进行调整，以与本书整体要求相一致。

目　次

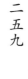

《八十一难经吕杨注》辑校与研究

第二章　日本の平安時代における『明堂經』の流傳

——『醫心方』卷二「孔穴主治法第一」テキストの考察[1]

一　『醫心方』卷二について

　　永觀2年（984）に完成した丹波康賴の『醫心方』は、現存最古の日本の醫書である。全篇は先行する中國醫書の拔粹の集成から成り立っている。引用された204種の書物は、若干の日本書と朝鮮書を除けば、大部分がそれまで日本に傳わってきた六朝隋唐の醫書、しかもほぼ原型の姿をとどめている。これらの拔粹は、殘卷や亡佚書となっている中國の六朝隋唐時代の醫學文獻の輯佚校勘資料として、かけがえのない存在である。また、北宋の改修以前の醫書の元の姿をそのまま保存しているので、文獻の面でも價値が高い。

　　『醫心方』卷二は、鍼灸篇として、以下の十二方面から鍼灸を論じている。すなわち、「孔穴主治法第一」、「諸家取背輸法第二」、「鍼禁法第三」、「灸禁法第四」、「鍼例法第五」、「灸例法第六」、「鍼灸服藥吉凶日第七」、「人神所在法第八」、「天醫扁鵲天德所在法第九」、「月殺厄月衰日法第十」、「作艾用火法灸治頌第十一」、「明堂圖第十二」である。日本に舶載された醫書にはそれまでの中國の重要な醫書の殆どが入っていると見ら

---

　　〔1〕　本章は『「醫心方」卷二"孔穴主治法第一"テキストの考察』と題し、『歷史文化社會論講座紀要』（京都大學大學院人間・環境研究科 歷史文化社會論講座發行 2008年3月。）第五號 13～28頁に掲載されたものに基づいている。『醫心方』テキストは国宝半井家本醫心方（オリエント出版社、1991年）を用いる。

れる。丹波康頼はそれらの鍼灸書から要領よく拔書きして、十二章節に分けて『醫心方』の巻二を組み立てている。唐末から五代の間の戰亂により、それ以前に流傳していた『明堂經』系統を中心とした鍼灸文獻の大半が次第に中國大陸から散佚した。この十二節の内容は、これらの文獻を考察するのに、恰好の材料となっている。從って、これらの拔粹文とその周邊を詳細に檢討することによって、六朝隋唐時代における鍼灸文獻の具體像を浮き彫りにし、同時に平安時代における鍼灸醫學の受容の仕方も見ることができよう。

　現在まで資料が乏しいせいか、唐までの鍼灸文獻を系統立てて研究する論文は數少ない。從って、基礎的な研究が差し迫った課題となっている。本章では研究課題のスタートラインとして、まず鍼灸明堂系統の流れを考察したうえで、『醫心方』巻二「孔穴主治法第一」の基づくテキストを明らかにしたい。なぜなら、取穴方鍼の變遷は唐代までの鍼灸醫學における一つの特徴であり、そこから鍼灸經穴學の發展と進步が見られるからである。經脈を考えない孔穴配置の古い三巻本『明堂經』をテキストとして依據したか、それとも三巻本を經脈ごとに編纂し直した楊上善注十三巻本『黃帝内經明堂』に依據したかを解明することは、日本の平安時代における鍼灸醫學の受容の解明に關わってくる。また、早い時期に中國大陸から姿を消した楊上善注十三巻本『黃帝内經明堂』の日本での流傳の歷史も知ることができる。從來の研究では、『醫心方』巻二「孔穴主治法第一」の孔穴配置は楊上善が注釋した十三巻本『黃帝内經明堂』に基づいている、とするのがほぼ定説となっているが、本章では、それに疑議をとなえ、異なる考えの實證を試みる。

二　「孔穴主治法第一」の基づくテキストに關する疑議

　「孔穴主治法第一」の冒頭には、"合六百六十穴。『明堂

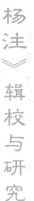

《八十一难经吕杨注》辑校与研究

經』穴六百四十九、諸家方穴十一"、と孔穴の數と出處が説明
されている。なかには二十一カ所に"注曰"があり、短い注釋
がついている。次の「諸家取背輸法第二」には、『明堂經』に
注釋を施した楊玄操と楊上善二人の拔粹文、及び『黄帝明堂
經』本文を始めとする九家の拔粹文が配置されている。『明堂
經』、『黄帝明堂經』とは、古い三巻本かそれとも楊上善注十三
巻本かに關しては、明示されていない。楊上善注本は最高のレ
ベルに達していたことが當時の共通の認識であり、それに何よ
りも丹波・和氣兩家の手鈔本には未だに序文と第一巻が殘って
いるので、『醫心方』に用いられたテキストは楊上善十三巻注
本であると推定するのは最も自然なことであり、ほぼ定説とな
っている〔1〕。ところが、「孔穴主治法第一」の孔穴の配列は孔
穴と經脈との關係を排除し、孔穴が部位別に配列されているの
で、楊上善の考えとは異なっている。そこで、遠藤次郎と梁永
宣の『敦煌本「明堂經」の復元ならびに原「明堂經」に關す
る考察』（以下『考察』と略稱する）は、異議を唱えてい
る〔2〕。

　『考察』は、まずロシアのサンクトペテルブルグにあるエ
ルミタージュ博物館に所藏されている敦煌莫高窟『明堂經』の
殘片を『醫心方』と『外臺祕要方』などを參考にしながら復元
した。さらに、敦煌本と『醫心方』及び楊上善注本の類縁關係
を考察し、それぞれにおける孔穴の配列を比較した上で、以下
の結論に達した。すなわち、敦煌本における主治症の表現方法
や記載順は『醫心方』のそれに近く、楊上善の注本もそれらに

　〔1〕　小曽戸洋『「黄帝内經明堂」書誌研究』（『小品方・黄帝内經明堂 古鈔本
殘巻』所收、北里研究所附屬東洋醫學総合研究所發行、1992 年）と篠原孝市『「黄
帝内經明堂」総説』（『東洋醫學善本叢書』八所收、オリエント出版、1982 年）が
代表として挙げられる。
　〔2〕　『漢方の臨床』43 巻 9 号、1996 年。

近いことから、三者は極めて近い關係にある。しかし、敦煌本の孔穴の配列は『醫心方』に近い。その結果、『醫心方』のテキストは楊上善注本『黄帝内經明堂』という説や、『醫心方』の孔穴の配列は丹波康賴が獨自に行った、という見解は肯首しがたい。即ち、『醫心方』の「孔穴主治法第一」の基づくテキストは、楊上善注本ではなく、古い三卷本『明堂經』であるという結論を導いた。

　ところが、『考察』には、孔穴配列以外に、證據が擧げられていない。そこで小論はさらに『醫心方』卷二の冒頭に丹波康賴が自ら述べた言葉や、「諸家取背輪法第二」に引用されている兩楊氏の考え方、及び後に成立した日本の醫學文獻に引用されている『明堂經』、特にその注を分析することによって、論據を補足したい。

三　『醫心方』編纂者丹波康賴の取穴觀

　『醫心方』全三十卷の殆どは中國の先行醫書の拔粹文から成り立っており、丹波康賴が自らの言葉を使って直接自らの考えを述べるのは他の卷には一切見えないが、鍼灸篇の卷二に限って冒頭に丹波康賴の言葉が述べられている。これは『醫心方』において極めて異例である。丹波康賴の意圖は一體何處にあるか。彼がこの卷を特に重視したので、自らの考えを述べるのも自然なことではあるが、實際にそれを吟味して見ると、今まで研究者に見過ごされたこの短い文章に、『明堂經』テキストに關する情報が含まれている。卷二の冒頭を見てみよう。

　　夫『黄帝明堂經』、華・扁鍼灸法、或繁文奥義、卷軸各分。或上孔下穴、次第相違。既而去聖綿邈、後學暗昧、披篇按文之間、急疾難治、取艾作炷之處、要穴易迷。是以頭・面・手・足・胸・脇・腹・背、各隨其處、盡抄其穴、主治之法、略注穴下、鍼灸之例、詳付條末。專依軒宫之正經、兼拾諸家之別説、唯恐輕以愚懇之思、猥亂聖賢之蹤、庸誤亂聖旨〔1〕、譬猶夏蛾之自迷燈、秋蟬之不知雪矣。

『黄帝明堂經』、華佗・扁鵲の鍼灸法（『華佗鍼灸經法』と『扁鵲鍼灸經』を指すと考えられる）は、文章が複雑で意味が難解なうえ、巻と軸とがばらばらになっているものもあれば、上下の腧穴が順序相違ったりするものもある。聖人の時代を去ること遠く遙かであるので、後學者は道理にくらく、書物を開いて探している間に、急病には對處できない。灸で治療する際、もとめる腧穴に迷いやすい。故に、本巻では、頭・顔・手・足・胸・脇・腹・背中、おのおのの部位に屬する腧穴をすべて纏めて書き寫す。また主治法を簡單に腧穴の下に注記し、鍼灸の例は條末に詳しく付け加える。もっぱら軒轅の正經に依據し、諸家の異なる説も兼ねて拾う。ただ恐れているのは、輕々しく自分の愚かな考えで、妄りに聖人の足跡を亂し、つねにその教えを誤解することで、この態度は喩えてみれば、まるで身の程も知らずに夏の蛾が燈にむかい、秋の蟬が冬雪の寒さを知らないようなものである。

ここで丹波康賴は、はっきりと自分の取穴基準を述べているのではなかろうか。『黄帝明堂經』『華佗鍼灸法』『扁鵲鍼灸經』はそれまですでに數多くの傳抄を經たので、錯綜や破損また誤寫が生じた。そのため、救急の際、要穴を見つけにくい。そこで、撰者は孔穴（腧穴）と主治法をきちんと整理する必要があると感じ、「孔穴主治法第一」の中にこの仕事を成し遂げようとする。取穴の際、軒轅の正經に依據して、身體のおのおのの部位にある孔穴を別々に纏め、主治法を注記したという。この丹波康賴の言葉は、孫思邈『千金要方』巻二十九「明堂三人圖第一」冒頭の言葉を意識して書かれたものであろう。孫氏の文は、「去聖久遠、學徒蒙昧、孔穴出入、莫測經源、濟弱扶

---

〔1〕「庸誤亂聖旨」は原注によって補ったものである。原注は「已上五字雖在宇治本、醫本等停之。」

危、臨事多惑。余慨其不逮。聊因暇隙鳩集今古名醫明堂、以述鍼灸經一篇、用補私闕。……若依明堂正經、人是七尺六寸四分之身……」である。"明堂正經"は丹波康頼のいう"軒宮之正經"と同一のもの、即ち三卷本『明堂經』であると考えられる。所謂"軒宮之正經"は、"諸家取背輪法第二"にも現れる。それは同章冒頭に引用された楊玄操の文である。

　　黄帝正經椎有廿一節。（中略）時人穿鑿、互生異見、宜取軒后正經[1]、勿視雜術之淺法也。（中略）又云。諸輪皆兩穴、俠脊相去三寸。諸家雜説多有不同。（中略）『明堂』者黄帝之正經、聖人之遺教、所注孔穴、靡不指的。又皇甫士安、晉朝高秀、洞明醫術、撰次『甲乙』、并取三部爲定。如此、則『明堂』『甲乙』是聖人之祕寶、後世學者宜遵用之、不可苟從異説、致乖正理也。

　　楊玄操曰く。黄帝正經では、椎が二十一節あると記されている。（中略）ある人達が無理にこじつけたため、異なる意見が生じた。軒轅黄帝の正經に從うべきであり、雜術の淺はかな説と比べてはいけない。（中略）（黄帝正經では）また云う。諸腧みな二つ孔穴（腧穴）があり、脊椎を夾んで相去ること三寸である。（しかし、）この點についても諸家の雜説にはそれぞれ異なるところが多い。（中略）『明堂經』は黄帝の正經であり、聖人の遺教である。なかに記されている孔穴は、合っていないものはない。また、皇甫謐は晉の優れた人物で、醫術を知り盡くした。彼は『甲乙經』を編纂した際、三部（『素問』、『靈樞』、『明堂』）をひとまとめにして定經とした。したがって、『明堂』『甲乙經』は聖人の祕寶である。後世の學ぶ者は、これらに從い用いるべきであり、かりそめにも異説に從い、正しい教えにそむくべきではない。

---

　　〔1〕　軒后、軒轅黄帝を指す。『史記』五帝本紀に、「黄帝者、少典之子、姓公孫名曰軒轅。」と記される。"后"は、古代において天子または諸侯に対する称号。孫思邈『千金翼方』序文に「鏡軒后于遺編」とあり、『唐書』李德裕傳に「陛下脩軒后之術」とある。

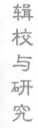

軒轅とは即ち軒轅黄帝である。黄帝の正經は『明堂經』であることをはっきりと言っている。この『明堂經』は『舊唐書』と『新唐書』に記載されている三卷本『黄帝明堂經』であろう。

楊玄操については、兩唐志の"明堂經脉"にともに"黄帝明堂經三卷"の注釋者として記載されている。また、『日本國見在書目録』には「明堂音義二楊玄操撰」が著録されている。彼に關しては第四章で考證を行う。丹波康頼が「諸家取背輸法第二」において、異なる諸家の説を抽出して本章を組み立てる際、楊玄操の文を冒頭に配置し、對立意見である楊上善の文をその次に配置していることは、編者としての前者を贊同する立場を表しているのではなかろうか。卷二以外の卷には丹波康頼自ら述べた言葉が一切見えないことは、すでに言及したように、彼自身の考えは諸家の説の配置順によって表すことに因っている。これは『醫心方』における記述の一つの特徴である。「諸家取背輸法第二」の配置順は「孔穴主治法第一」にある編者の言葉と呼應している。しかし、ここで新しい疑問が生じる。丹波康頼が使ったテキストは三卷本『明堂經』とすれば、「孔穴主治法第一」の"注曰"は誰の注なのか、楊上善十三卷本を使わなかった現實的な理由とは何だったか、を追究する必要がある。以下、日本における『明堂經』の傳承に關する研究を踏まえてこの答えを探りたい。

四　『黄帝内經明堂』楊上善注本の日本での流傳運命

日本における『明堂經』の傳承の經緯について、小曽戸洋氏は詳細な考證を行った[1]。以下、本論と關係ある小曽戸氏の

---

〔1〕　注36に記す小曽戸洋『「黄帝内經明堂」書誌研究』を参照。

考察のキーポイントを要約して引用する。氏の考察によれば、大寶元年（701）に完成された『大寶律令』のうちに、『醫疾令』があった。『醫疾令』には醫生・鍼生の指定教科書に關する次のような記事があったと推定される。

　「凡醫鍼生、各分經受業。醫生習『甲乙』『脈經』『本草』、兼習『小品』『集驗』等方鍼生習『素問』『黃帝鍼經』『明堂』『脈訣』、兼習『流注』『偃側圖』等圖、『赤烏神鍼』等經。」

　「凡醫鍼生、初入學者、先讀『本草』『脈經』『明堂』。讀『本草』者、即令識藥形藥性。讀『明堂』者、即令驗圖識其孔穴。……」

　ここに見える『明堂』は、『舊唐書』經籍志と『唐書』藝文志に著録されている「黃帝明堂經三卷」ないしは「黃帝明堂三卷」であろう。この楊上善注本の底本に用いられた『黃帝明堂經』三卷は、楊上善注本の成立以前、七世紀前半に日本にもたらされていたと考えられるという。

　また、天平寶字元年（757）十一月九日の敕令には、

　「其須講……、醫生者『太素』『甲乙』『脈經』『本草』、鍼生者『素問』『鍼經』『明堂』『脈訣』……」（續日本紀）、

　という。

　『太素』も新たに加わったことから、『太素』の渡來は大寶元年から天平寶字元年の勅令の間（701～757）にあることになる。ここに見える『明堂』は、無注三卷本のようにも思われるが、楊上善『黃帝内經明堂』序文で『太素』と『明堂』は一對として行われるべきと述べるごとく、兩書はペアとなって日本に渡來したと見るのが自然である。すなわち、楊上善注本『明堂』の渡來期も『太素』と同時、八世紀の前半と推定されるという。

　さらに、九世紀末の藤原佐世『日本國見在書目録』には

『明堂』關係書として次の二書が載せられている。すなわち「黄帝内經明堂楊上善撰」と「明堂音義二楊玄操撰」。前者は楊上善注十三卷本に違いない。

延長五年（927）に奏上された『延喜式』の典藥寮の部に、醫學教科書の學習法が以下のように規定されている。

「凡應讀醫經者、『太素經』限四百六十日、『新修本草』三百十日、『小品』三百十日、『明堂』二百日、『八十一難經』六十日。……」「凡『太素經』准大經、『新修本草』准中經、『小品』『明堂』『八十一難經』竝准小經」

醫學教科書の『明堂』は、楊上善の十三卷本『黄帝内經明堂』であると判斷されている。

以上は、小曽戸洋氏の書誌研究から關係する部分を抽出して引用したものである。

さて、中國本土では、楊上善が奉敕撰注した『黄帝内經明堂類成』十三卷に、すべての孔穴が特定の經脈に配當されている。また、『甲乙經』『千金方』にもすべてではないが、手足の孔穴は必ず經脈別になっている。小曽戸氏の考察した結論に從って言えば、日本では、『延喜式』が奏上された時代に、楊上善の十三卷本『黄帝内經明堂』はすでに鍼灸を學ぶ者の必讀書として、不動の地位を占めており、その代わりに三卷本の『明堂經』が注目されなくなったという推論になるが、『延喜式』が奏上された五十七年後に『醫心方』を奏上した丹波康頼は、もっぱら鍼灸を記す卷二に、まったく時代の潮流に逆らって、古い三卷本『明堂經』の取穴方法を採った、それは何故だろうか。

篠原孝市は『醫心方』卷二「孔穴主治法第一」の依據したテキストは楊上善注本の『明堂經』であると考えた上で、"ところが孔穴主治法は、楊上善注本『明堂經』に基づいて編修されているにもかかわらず、孔穴の配列については楊上善注本のような經脈別をまったく採らず、手足の孔穴すらも部位別としている。經脈を意識させないように、手足の孔穴は、その部位表記に基づき、徹底して空間的な位置關係で配列されている。即ちこうした極端なまでの經脈排除の姿勢は、中國の隋唐時代までの傾向からすると全く異樣である。このような姿勢のよってくる由緣は、'經脈'というような有機的で複雑な要素の絡んでくる概念を敬遠し、孔穴を身體の特異的な作用を有する一部位の問題に簡素化することで或る意味での'實用化'を計ろうとしたためであろう。"[1] と述べる。

　篠原氏は、當時醫學教科書の『明堂經』は楊上善注十三卷本『明堂經』であることを確信した小曽戸氏とは同じ考えであるものの、困惑も示している。しかし、今まで見過ごされた「孔穴主治法第一」の冒頭には、丹波康賴が自ら依據したテキストは三卷本『明堂經』であることをはっきり述べている。つまり、丹波康賴が依據したテキストが古い三卷本『明堂經』であるからこそ、部位別の取穴姿勢を取ったのではないか。そこで、何故に丹波康賴が優れた楊上善の經脈別の十三卷本を排除しなければならなかったか、何かやむを得ない現實的な要因でもあったのか、と筆者は考えたくなる。

　まず、仁和寺現存の丹波家書寫の永仁本・永德本二種の『明堂經』は、ともに序文と卷一だけであることを見落としてはいけない。この點について矢数有道がすでに鋭い目で注目し、仁和寺本『明堂經』は寛平年間にはすでに一卷だけのものであり、その後に殘闕したものではないと大膽な見解を示している[2]。ただ

---

〔1〕　篠原孝市『醫心方』の鍼灸。（『醫心方の研究』106 頁 半井家本『醫心方』附録 1994 年 オリエント出版社 ）
〔2〕　矢数有道『方證學後世要方釋義・素問活用論文集』176 頁、自然社、1977 年。

し、證據を舉げていない。筆者はこの見解に贊成したい。

　前田育德會尊經閣文庫に現存する和氣家書寫の手鈔本“文永本”も同じく序文と第一卷のみであることはさらなる一つの證據と言える。さらに、寬平三年（891）に完成して奏進した『日本國見在書目錄』には、『黃帝内經明堂楊上善撰』と書かれていて、卷數は書かれておらず、『類成』二字も缺落している。果たしてこれは單に書き漏れだけとして片づけることができようか。これに關して、石原明の『日本の醫學』には。“嵯峨天皇の收集にかかる冷然院の藏書が、貞觀十七年（875）一月二十八日に燒失し多くの漢籍を失ったので、光孝天皇が他に現存する漢籍目錄の作成を藤原佐世に命じた。”〔1〕と述べる。『日本國見在書目錄』がこれである。楊上善注本の殘りの十二卷はこの時に燒失した可能性が果たしてないだろうか。しかし、後の時代に引用されている第一卷ではない『明堂經』の文と楊上善注は存在している、これはまたどのように考えれば良いか、もしこれらの引用文は本當に楊上善注本『明堂經』からのものであれば、燒失したという推理は成り立たない。もしそうでなければ、以上の推理を裏付けることになる。以下、これらの引用文を調べた上、圖の形で纏めてみた。

　『弘決外典鈔』は正曆2年（991）に具平親王が、妙樂湛然の『止觀輔行傳弘決』の中の佛典以外の典籍の引用文に、注釋を付け加えたものである。『明堂經』本文と本文の後に配置されている楊上善注の引用文が卷三と卷四合わせて15ヶ所見える。『醫家千字文註』（一卷）は永仁元年（1293）に惟宗時俊が著したものであり、『明堂經』本文と楊上善注を合わせて12條が引用されている。日本において、『醫心方』の後に『明堂經』

〔1〕　石原明『日本の醫學』26－27頁、至文堂、昭和三十四年。

本文を引用した文献は以上の二書に盡きる。『明堂經』の書名
だけ觸れてはいるが、本文や注文が引用されていない後世の文
獻は、本論の視野に入れない。

『弘決外典鈔』所引『明堂經』

巻	篇	引用内容	備考
3	6	①明堂經云、肝藏、其行木、其星歲。心藏、其行火、其星熒惑。脾藏、其行土、其星鎮。肺藏、其行金、其星太白。腎藏、其行水、其星辰也	明堂本文の引用
4	9	②明堂經云、肺重三斤三兩、六葉兩耳、凡八葉。肝藏魂、心藏神、肺藏魄、脾藏意、腎藏志	明堂本文の引用。これと並んで"太素經云"の引用文が前者の解釋として配置されている
		③明堂經云、心重十二兩、中有七孔三毛、盛精汁三合。心者、五藏六府之大主、精神之舍	同上
		④明堂經云、肝重四斤四兩、左三葉、右四葉、凡七葉	同上
		⑤明堂經云、脾重二斤三兩、扁、廣三寸、長五寸、有散膏半斤、主裹血、温五藏	同上
		⑥明堂經云、腎有二牧、重一斤一兩、在左爲腎、在右爲命門者、男子藏精、女子以繫胞、其氣通腎、故又名腎	同上
		⑦明堂經云、膽、肝之府也、中正之府、膽在肝短葉間下、重三兩三銖、盛木精汁三合	同上

		⑧明堂經云、脾與胃合、脾之府也、五穀之府也。胃重二斤十二兩、紆曲屈伸、長二尺六寸、大一尺五寸、徑五寸、橫屈受三斗、其中之穀常留者二斗水一斗	同上
		⑨明堂經云、小腸、心之府也、受盛之府也。小腸重二斤十四兩、後附脊、左還葉、積其注。回腸者附于臍上、回運環反十六曲、大二寸半、徑八分分之小半、長三丈二尺、受一斗三合合之大半、穀四升、水六升三合合之大半。楊上善云。小腸胃受水穀已傳與大腸也	ここの"楊上善云"の引用文は『太素』の佚文と考えられる
		⑩明堂經云、大腸、肺之府也、傳道官也。大腸重二斤十二兩、回腸大腸也。當臍左環迴周葉、積而下、回運環反十六曲、大四寸、徑一寸寸之小半、長二丈一尺、受一斗七升升之半、穀一斗水七升升之半。楊上善云。小腸附脊而在後、大腸近臍而有前	ここの"楊上善云"の引用文は『太素』卷第13の"腸度"に見える
		⑪明堂經云、膀胱、腎之府也、津液之府也。膀胱重九兩二銖、縱橫廣九寸、盛溺九升九合、膀胱之胞薄以濡、即溺胞也。注云、胞兒、裏也。此溺時構胞以裏溺故也	兩唐志に楊玄操"黄帝明堂經三卷"、『日本国見在書目録』に"明堂音義二楊玄操撰"が著録されているので、この注は楊玄操注である可能性がある

⑫明堂經云、三膲者、中瀆之府也、水道出、屬膀胱、是孤之府也。上膲如霧、謂膈已上、中膲如漚、謂臍已上、下膲如瀆、謂臍已下、主將諸氣、有名無形也	明堂本文の引用	
⑬（"薄皮厚皮筋"条注釋）　楊上善云。十二經筋與十二經脈俱稟三陰三陽行于手足、内行胸、腸、郭中、不入五藏六府、脈有經絡、筋有大筋、小筋、膜筋	"楊上善云"は『太素』卷第13の"經筋"に見える	
⑭"髪毛"、"垢汗"、"血"、"脈"、"腦髓"、"屎"条の注釋はすべて"太素云"として引用している		
⑮（"涕"条注釋）楊上善云。泣從目下、涕自鼻出、同爲一液、故人哭之時涕泣交連。淚、泣也	"楊上善云"は『太素』卷第29の"水論"に見える	
⑯（"尿"条注釋）明堂經云。水穀并居胃中、成糟粕而俱下、于大腸而成下膲、澡而俱下、淯泌別、汁脩下膲、澡入膀胱	明堂本文の引用	

『弘決外典鈔』の卷四に、肺・心・肝・脾・腎・膽・胃など身體器官及びこれらと關係するもの合わせて28 條の中で、『明堂經』『太素』及び楊上善注が數多く引用されている。以上の圖から見ると、『弘決外典鈔』に『明堂經』本文は13 條引用されている。②から⑧は、『明堂經』本文の引用文の後に、解釋と補足の形として引用されているのは、すべて『太素』本文である。また、③⑥⑦の『太素』本文の次に、解説の形として

《八十一难经吕杨注》辑校与研究

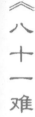

『太素』楊上善注は引用されているが、『明堂經』楊上善注は見当たらない。⑨の『明堂經』引用文の後の"楊上善云"は『太素』の佚文と考えられる。また、⑩の『明堂經』引用文の後の"楊上善云"は『太素』に見える。⑪の『明堂經』引用文の後の"注云"は、誰の注とは明示されていないが、楊玄操の『明堂經』注と見なすのが妥当であろう。⑫は"楊上善云"となっているが、『明堂經』注文ではなく、『太素』注文である。⑬の諸條は、ほかの條と一緒に竝んでいるが、『明堂經』からの引用文はなく、『太素』からのものである。『弘決外典鈔』には『太素』と『太素』楊上善注、また『太素』楊上善注と考えられる引用文は41條にも達している。

このほか、楊玄操注の引用文も見られる。彼の引用文をここで取り上げてみると、巻三の"上醫視色"條に、"楊玄操云、假令肝部見青色者、肝自病、見赤色者、心乘肝、肝前病"。"中醫聽聲"條に、"楊玄操云、宮商角徴羽以配五藏。假令病人好哭者、肺病也。好歌者、脾病。""下醫診脈"條に、"楊玄操云、案其寸口之脈、若絃多者、肝病也。勾勾多者、心病也。浮數則病在府、沈細則病在藏、勾見下。""（腎）主司人命"條に、"楊玄操云、腎者、人生之根本、元氣之宗始也。"巻四。"楊玄操云、脾在胃下、脾音卑也。""楊玄操云、胃中穀熟則傳入于小腸、小腸受之傳入于大腸、大腸受之于廣腸、廣腸受大腸之穀而傳出。胃屬土、故其利色黄。"がある。これらの楊玄操文は『難經』注であるが[1]、唐代においては初唐以降、日本においては平安時代に、楊玄操の著作がかなり讀まれていたことは間

---

〔1〕 これらの引用文は、『難經』六十一難、三十六難、四十二難などの楊玄操注釋文をアレンジして引用されたものと見られる。

違いないようである[1]。

　次に、『醫家千字文註』はまたどのような様相を呈しているかを見てみたい。

『醫家千字文註』所引明堂經本文及び楊上善注

引用内容	備考
①明堂經曰、聖人圖写人之血氣行處、説十二經脈溝渠、以備血流行	明堂本文
②明堂經揚上善註曰、小児知咲（笑）曰孩、未咲（笑）之前孾	『太素』卷第五の"十二水"に、また『醫心方』卷二十五"小児方例第一"に見える
③明堂經曰、肝合胆、肝之府也。胆在肝葉門下、重三両三銖、故云附連也	明堂本文
④明堂經揚上善注曰、喉、通氣之路也	楊上善注 13 卷『明堂經』の残存第一卷の注釋
⑤明堂經揚上善注曰。咽者、通飲食也	同上
⑥明堂經曰、胃者、五穀之府、長二尺六寸、大一尺五寸、径五寸、横屈受三斗	明堂本文。"明堂經曰"の後に"難經楊玄操注"がある
⑦明堂經曰、小腸長三丈二尺、受一斗三合合之大半	明堂本文。"明堂經曰"の後に"太素經楊上善注曰"がある。

---

　　[1]『外臺秘要方』の灸篇である卷三十九に楊玄操の文が引用されていることも一つの論拠である。また『醫心方』に一度引用される「楊音」は薬名の藜蘆への反切で、同文が918年頃の『本草和名』上卷にも「楊玄操音」として記載される。『本草和名』には「楊玄操」「楊玄操音」「楊玄操義」が多量に引用されている。これらは恐らく『日本國見在書目録』の「楊玄（操）本草注音」のことであろう。以上から楊玄操の書物が当時よく利用されていたと推測できよう。

⑧明堂經曰、大腸回運環返十六曲、長二丈一尺、受一斗七升升之半	明堂本文。"明堂經曰"の後に"太素經曰"と"（楊上善）注曰"がある。
⑨明堂經曰、膀胱、腎之府也、津液之府也、盛溺九升九合	"明堂經曰"の後に"八十一難經楊玄操曰"がある
⑩明堂經曰、腦空穴一名顳顬、注曰、頂骨相接之處、每鼓頷則顳顬然而動、故以為名。又曰、臂臑穴在肘下七寸、注曰、肩下肘上　肉高處謂之臑也、　肉在臂、故曰臂臑	明堂本文
⑪明堂經曰、腎、其時冬、其味鹹、其日壬癸。又曰、脾藏、其時長夏、其味甘、其日戊己	明堂本文
⑫明堂經曰、肺藏、其色白、其時秋、其日庚辛。又曰、肝藏、其色青、其時春、其日甲乙	明堂本文

　　『醫家千字文註』における『明堂經』本文と楊上善注の引用文12カ所のうち、①③⑥⑦⑧⑨⑪⑫は『明堂經』本文、④⑤は楊上善『明堂經』殘存第一卷の注釋である。また、⑥⑨の條に、『明堂經』引用文の後に、『明堂經』楊上善注ではなく、『難經』楊玄操注が引用されていることと、⑦⑧の條に『明堂經』引用文の後に『太素』楊上善注が引用されていることにも留意しよう。⑩の注釋は、"腦空穴"は足少陽膽經にあたり、"臂臑穴"は手陽明大腸經にあたり、それぞれ楊上善注本の第十一卷と第二卷にあると考えられる[1]から、この注文は楊玄操

―――――――――

〔1〕　注35、36、37の三つの復元本ともこのようになっている。

の注として考えてよいであろう。最後にカギとなっているのは
②である。②は“明堂經揚上善註曰”とはっきり言っているの
で、一見すると、『明堂經』卷一以外の楊上善注のように見え
る。もしこれが本当であれば、楊上善注『明堂經』卷一以外の
十二卷が鎌倉時代にまだ存在していたことが裏付けることがで
きる。しかし、調べてみると、この條は『太素』楊上善注の引
用文である。『太素』卷五の“十二水”に、“初生爲嬰兒、能
笑以上爲孩”。また『醫心方』卷二十五“小兒方例第一”に、
“今案太素經云、小兒初生爲嬰、能笑爲孩”となっている。但
し、『醫家千字文註』には“小兒知咲（笑）曰孩、未咲（笑）
之前瓔。”であり、文字の異同がある。これはまたどのように
考えればよいであろうか。『醫家千字文註』に『太素』の佚文
を含めて、70カ所も引用されている。佚文でない引用文を『太
素』と突き合わせてみると、一つのことが明らかになった。そ
れは惟宗時俊が引用する際、原文をそのまま忠實に引用するの
ではなく、原文から重要な言葉を抽出したり、纏めてアレンジ
したりすることが多いということである。幾つかの例を擧げて
みよう。

　　A『醫家千字文註』　太素經曰。雷公問黃帝曰、鍼論曰、得其人迺
傳、非其人勿言。何以知其可傳。黃帝曰、各得其人、任之其能、故明其
事。第一明人、第二聰聽人、第三智辯人、第四靜慧人、第五調柔人、第六
口苦人、第七毒手人、第八甘手人、謂之八能。
　　『太素』卷十九・知官能　雷公問于黃帝曰、鍼論曰、得其人迺傳、非
其人勿言。何以知其可傳。黃帝曰。各得其人、任之其能、故能明其
事。……黃帝曰。明目者、可使視色。〔（楊上善注）人之所能。凡有八
種。……此爲第一明人也。〕聰耳者、可使聽音。〔（楊上善注）……。此爲
第二聰聽人也。〕接疾辭給者、可使傳論而語余人。〔（楊上善注）……。此
爲第三智辯人也。〕安靜手巧而心審諦者、可使行鍼艾。……〔（楊上善注）

……。此爲第四靜慧人也。〕緩節柔筋而心和調者、可使導引行氣。〔（楊上善注）……。此爲第五調柔人也。〕疾毒言語輕人者、可使唾癰祝病。〔（楊上善注）……。此爲第六口苦人也。〕爪苦手毒、爲事善傷者、可使案積抑痹。〔（楊上善注）……。此爲第七苦手人也。〕……手毒者、可使試按龜、置龜于器之下而按其上、五十日而死矣。甘手者、復生如故。〔（楊上善注）……。此爲第八甘手人也。〕

B『醫家千字文註』　太素經楊上善注曰、人腎有二、左者爲腎、右者爲命門。命門者、精之所舍也。

『太素』卷六・藏府氣液。　腎藏精志。〔（楊上善注）五藏、財浪反。腎在二枚、左箱爲腎、藏志也、在右爲命門、藏精。〕

C『醫家千字文註』　太素經曰、鬲肓之上、中有父母。注曰、心爲陽、父也。肺爲陰、母也。故曰高處也。

『太素』卷十九・知鍼石　鬲肓之上、中有父母。〔（楊上善注）心下鬲上謂肓。心爲陽、父也。肺爲陰、母也。肺主于氣、心主于血、共營衛于身、故爲父母也。〕

　　上に擧げた例から、『醫家千字文註』の中の『太素』引用文は、作者が人爲的にアレンジするところが多く、しかもCのような誤りさえあることが分かる。以上の考察によって、②の"明堂經揚上善註曰"とは、事實上『太素』の楊上善注であることが間違いないと判斷できよう。

　　以上、『弘決外典鈔』と『醫家千字文註』所引の『明堂經』本文及び楊上善注を取り上げることによって、得られた結論をまとめてみる。

　　一に、日本では、『醫心方』の後の時代の文獻に引用されている『明堂經』では、楊上善『明堂經』注は第一卷の注しか見えない。つまり、引用されている『明堂經』本文は古い三卷本、また出處不明の注は楊玄操注の可能性が高い。さらに、以上の兩書に『明堂經』楊上善注のように見える引用文は、『醫家千字文註』の④⑤以外、すべて『太素』楊上善注であると考えられる。

二に、楊上善注『太素』と楊玄操注『難經』と『明堂經』類などは、日本の平安・鎌倉時代の知識層に廣く讀まれていた。

三に、楊上善注本の殘りの十二巻は『醫心方』が世に問われる前、もっと正確に云えば、『日本國見在書目録』が著される前に、すでに亡佚した可能性が高い。換言すれば、楊上善注本十三巻『明堂經』は、日本の知識層に正式に受容されていないうちに、すでに消失したことはほぼ事實であろう。

以上の結論から、丹波康賴が『醫心方』巻二「孔穴主治法第一」で依據したテキストは、經脈別の楊上善本ではなく、部位別の古い三巻本『明堂經』であることがより一層明らかになった。彼が冒頭に述べている言葉はその取捨方鍼の説明ではあるが、現實としてはやむを得ない選擇肢だったであろう。短い言葉の中から、隋唐時代の“循經取穴”の潮流の前で丹波康賴氏の心底にいくらか自信を缺いているところが幾分讀み取れる。

五　終わりに

最後に、「孔穴主治法第一」に見える注を考えたい。注は21カ所あるが、撰注者が明記されていない。小曽戸洋は楊上善注であると考えているが[1]、筆者は以上の考證を踏まえて、異なる可能性があることを示したい。「孔穴主治法第一」と「諸家取背輸法第二」では、丹波康賴は楊玄操の考えを採り入れ、楊玄操注釋本が基づく三巻本『明堂經』をテキストとした、と

---

〔1〕　注34を見よ。

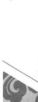

いうのは上で得た結論である。そこで、この21カ所の注は楊上善注よりも楊玄操注の可能性が高いことが十分考えられる、もちろん、後人によって付け加えられた可能性も殘されている。

　『醫心方』巻二「孔穴主治法第一」に見える二十一カ所の注のうち、楊上善注本『明堂經』巻一の注と、一カ所だけが重なっている。それは“寸口”に關する注である。

　『醫心方』　經渠二穴、在寸口陷者中。［注云、從關至魚一寸、故曰寸口。］
　楊上善注『明堂經』　行于經渠（注を略す）、爲經金也（注を略す）、在寸口陷者中、刺入三分、留三呼、不可灸、灸之傷人神明。［（注）口、通氣處也。從關至魚一寸、五臟六府之氣皆從此中通過、故曰寸口。手太陰脈等五臟五神之氣大會此穴、則神明在于此穴之中、火又克金、故灸之者傷神明也。］

　『醫心方』“寸口”注は半分しか解釋されていない。もし楊上善注のであれば、假に略して引用したとしても、後半の重要な解説部分を切り捨てるとは考えにくい。楊上善注本には、すべての穴名の由來が解釋されている。言葉の使い方も兩者は異なっている。例を擧げれば、

　『醫心方』注　扶承二穴。注云、扶承其身，故曰之。
　五里二穴。注云、去腹五寸，故曰之。
　楊上善注　中府。府、聚也、脾肺二氣聚于此穴、故曰中府也。
　天府。肺爲上蓋、爲府臟之天、肺氣歸于此穴、故謂之天府。

　兩注には、本質的な違いは見えないが、『醫心方』注はか

なり簡単であることは言うまでもない。

　　以上の考察から、平安時代に日本醫學の主流を代表する宮廷醫が『醫心方』鍼灸篇を編纂する際に用いたテキストは、循經取穴の方鍼を取った楊上善十三巻本ではなく、部位別の古い三巻本もしくは楊玄操注三巻本『明堂經』であること、また、「孔穴主治法第一」にある二十一カ所の注釋の作者は楊玄操である可能性が高いことの二點が本章の結論として得られた。

第四章　兩楊氏の著述斷片から見た『明堂經』の流傳の變化[1]

一　はじめに

　　鍼灸の原點である三卷本『明堂經』は現存しないため、その原初の面影を見ることはできない。楊玄操は兩唐志に記される『明堂經』三卷撰注本の唯一の注釋者である。彼の著作は殆ど亡佚してしまったが、『外臺祕要方』や『醫心方』『難經集注』などには引用されており、斷片的に殘っている。楊上善は高宗の時代に勅を奉じて『明堂經』を撰注したが、撰注した十三卷本は序文と卷一のみ殘っている。このほか、『太素』と『醫心方』にも彼の『明堂經』資料が見える。『明堂經』に注釋した人はこの二人の兩楊氏に限る。彼らは『明堂經』についてどのように考え、その『明堂經』注釋書はどのような性格を持つか、そして注釋書を通して唐初において『明堂經』にはどのような變化が見られ、その周邊はどんな樣相を呈していたかに注目したい。『外臺祕要方』や『醫心方』などに忘れられたまま眠っている資料を掘り起して、以上の點を追究してみたい。

　　筆者はすでに第二章の「孔穴主治法第一」テキストの考察に、孔穴配置の基くテキストは原三卷本『明堂經』もしくは楊玄操『明堂經』注釋本であることを論じ、なかに見える二十一カ

---

〔1〕　本章の一部は先に中國語で『從楊玄操文的片斷看「明堂經」在唐代的流傳情況』と題し、『東方學報』第 83 冊（2008 年 9 月發行）348 – 334 頁に發表した。それに新しい部分を加え、書き改めたものである。

所の短い細字の注は從來言われている楊上善注ではなく、楊玄操注であることを明らかにした。本章では、まず『醫心方』巻二「諸家取背輸法第二」に拔粋される楊玄操文と楊上善文に注目し、兩者の取穴に關する考え方の相違を檢討する。その後、楊上善の『黄帝内經明堂』序文を解讀し、楊上善の經脈思想を見る。併せて楊玄操『明堂音義』の斷片からその書の性格及び楊玄操の『明堂經』に對する考え方を分析する。これらの檢討を通して、唐代における『明堂經』の流傳の變化の一端を見てみたい。

二　楊玄操の生卒年代についての考證

　　楊玄操に關して、詳細なことは分からない。しかしながら、『舊唐書』經籍志 "明堂經脉二十六家" には無注本の「黄帝明堂經三卷」のほか、「黄帝明堂經三卷楊玄孫撰注」が著錄され、『唐書』藝文志 "明堂經脉類一十六家" にも、無注本「黄帝明堂經三卷」の次に「楊玄注黄帝明堂經三卷」が著錄されている。先の章で述べたように、楊玄孫も楊玄も "楊玄操" の間違いであると考えられる。また、『日本國見在書目録』に、楊玄操『黄帝八十一難經』九卷・楊玄操『八十一難音義』一卷・楊玄（操）『本草注音』一卷・楊玄操『鍼經音』一卷・楊玄操『明堂音義』二卷、『宋史』藝文志には楊玄操『素問釋音』一卷が著錄される。多紀元胤の『醫籍考』"楊氏（玄操）黄帝八十一難經註" の項では、楊玄操を初唐の人と考えている[1]。唐・張守節『史記正義』扁鵲倉公列傳には『難經』の文や呂廣の注以外に、楊玄操序と、主に二十三難四十二難の楊

---

〔1〕　多紀元胤『醫籍考』卷一 "楊氏（玄操）黄帝八十一難經註" の項に、「按、楊玄操、不詳何朝人。考開元中張守節作『史記正義』、于倉公伝採錄楊序及説、則知初唐人。其註全在于『王翰林集註』中。所謂亦是名亡而實不亡者。」と記す。

注が引用されているため、『史記正義』が成立した開元（713～741）年間には、楊玄操注『難經』がすでに存在していたことが分かる[1]。

　　それでは、楊玄操の生卒年代の下限は一體いつ頃までと確定できるのであろうか。楊上善より先の時代か、それとも同時代であるのか。この點を明らかにすることは、「諸家取背輸法第二」楊玄操文の次に配置されている楊上善文を解讀するために、必要不可缺なことである。

　　現時點で見ることのできる資料では、楊玄操の文は後の書物に斷片的に引用されることがあるが、纏まった文獻として見えるのは『難經』注以外にはない。この注は宋代まで存在していたと考えられるが[2]、現在ではほかの四人の注と一緒に纏められた明代の集注本『王翰林集注黃帝八十一難經』にしか殘っていない。しかも、楊玄操注と楊康侯注はともに"楊曰"となっているため、どちらの楊かは區別が容易につかない。

　　幸なことに、楊玄操の『難經』序文が『王翰林集注黃帝八十一難經』に收められている。その序文には、"世或以盧、扁爲二人者、斯實謬矣。"とあり、"世"が避諱されていない。しかし、『王翰林集注黃帝八十一難經』は、あくまでも明代の集注本であるので、唐代のテキストをそのまま引用したかどうかは分からない。このほかには、『外臺祕要方』にも楊玄操の『明堂音義』が摘錄されているが、これも原テキストのままか

---

　　〔1〕　以上、『難經』楊玄操注に關する考證は、浦山久嗣『「難經集註」について』（『宮澤正順博士古稀記念　東洋比較文化論集』青史出版所收 228 頁）を參考にした。

　　〔2〕　『郡齋讀書後志』卷二 "黃帝八十一難經一卷" の項に、"右秦越人撰、吳呂廣注。唐楊玄操演。越人授桑君秘術、洞明醫道、采黃帝内經精要之説凡八十一章、編次爲十參類。其理趣深遠非易了、故名難經。" と記載されていることから、楊玄操注『難經』が宋に存在していたことが分かる。

どうかは分からない。

　唯一證據として擧げられるのは、『醫心方』卷二「諸家取背輸法第二」に摘録される楊玄操文である。摘録文は、“如此、則『明堂』『甲乙』是聖人之祕寶、後世學者宜遵用之”と言う。ここでも『難經』序文と同様、“世”が避諱されていない。一方、これらの楊玄操文とは對照的に、楊上善の『黄帝内經明堂』序文の“教興絶代、仁被群有”では、“世”を避諱として“代”が使われている。これから、楊玄操は唐の太宗（李世民）時代（627 – 650）以前即ち唐の太祖（李淵）時代まで生きていたと推定できるのではないかと思われる。

三　楊玄操の取背腧穴の考え

　『醫心方』卷二「諸家取背輸法第二」には、鍼灸關係の諸家からの拔粹として、楊玄操と楊上善の二人の注釋者のほか、“黄帝明堂經輸椎法”『扁鵲鍼灸經』『華佗鍼灸經法』『龍銜素鍼經』“僧匡及徹公二家”『背輸度量法』『黄帝素問』『黄帝九卷』『金騰灸經』の順番で整理されている。

　所謂輸椎法とは背腧穴を定める方法である（筆者案。輸、俞、腧の三つの字は同音同義の異體字である。また、椎と槌も同じである。下同。）、即ち、督脈兩側の足太陽膀胱經にある五臟六腑に直接作用する腧穴の部位を定める方法である[1]。背腧穴を定めることは鍼灸學において極めて重要であるので、輸椎法に關して『靈樞』背腧と『素問』氣府論などにも論述されている。『黄帝明堂經』は編纂者の丹波康賴が“黄帝之正經，聖人之遺教”と考え、從い用いるテキストとしているので、本書の輸椎法は正統とされている。

---

　〔1〕『類經』卷七“五藏背腧”張介賓注に、「此亦取五藏之俞而量之有法也。背俞即五藏之俞。以其在足太陽經而出于背、故總稱為背俞。」と記す。

『黄帝明堂經』輸椎法曰。大抒在第一椎下傍。風門在第二椎下傍。肺輸在第三椎下。心輸在第五椎下。鬲輸在第七椎下。肝輸在第九椎下。膽輸在第十椎下。脾輸在第十一椎下。胃輸在第十二椎下。三焦輸在第十三椎下。腎輸在第十四椎下。大腸輸在第十六椎下。小腸輸在第十八椎下。膀胱輸在第十九椎下。中膂内輸在第廿椎下。白環輸在第廿一椎下。凡侠脊，椎下間傍相去三寸也。

『黄帝明堂經』の"取背輸法"は以下のようである。大抒は第一椎の両側にある。風門は第二椎の両側にある。肺輸は第三椎の両側にある。心輸は第五椎の両側にある。鬲輸は第七椎の両側にある。肝輸は第九椎の両側にある。膽輸は第十椎の両側にある。脾輸は第十一椎の両側にある。胃輸は第十二椎の両側にある。三焦輸は第十三椎の両側にある。腎輸は第十四椎の両側にある。大腸輸は第十六椎の両側にある。小腸輸は第十八椎の両側にある。膀胱輸は第十九椎の両側にある。中膂内輸は第二十椎の両側にある。白環輸は第二十一椎の両側にある。みな椎骨を挟んで、椎骨の両側にあり、両腧穴の間は三寸離れている。

『黄帝明堂經』と異なる系統である『扁鵲鍼灸經』『華佗鍼灸經法』『龍銜素鍼經』"僧匡及徹公二家"などは、背腧穴の名前と部位の記載に異同がある。楊玄操の取背腧穴の考えを論述する前に、これらの異系統の記載を一覧する必要があろう。

『扁鵲鍼灸經』曰[1]。第二槌名大抒（各一寸半、又名風府）。第四槌名關輸。第五槌名督脈輸。第六槌名心輸（與『佗』同）。第八槌名肺輸。

---

〔1〕『隋書』經籍志にこの書の名前は見えないが、「扁鵲偃側鍼灸圖三卷」は著録されている。また、孫思邈『千金要方』と楊上善『太素』では触れられている。すなわち、『千金要方』卷二十九"灸例第六"に、「依『扁鵲灸法』、有至五百壯千壯。」、『太素』卷二十一"氣穴"注文に、「至如『扁鵲灸經』、取穴及名字即大有不同。近代『秦承祖明堂』、『曹氏灸經』等所承別本、處所及名亦皆有異、而除痾遣疾、又復不少……。」と記す。楊上善の注文から、この書は少なくとも三国時代には成立し、『曹氏灸經』以前にすでに存在した可能性が高い。

第十槌名脾輸（與『佗』同）。第十三槌名懸極輸（不可灸、煞人）。第十五槌名下極輸。第十七槌名小腸輸（與『佗』同）。第十八槌名三焦輸（或名小童腸輸）。第十九槌名腰輸。第廿槌（主重下）。第廿一槌（不治）。第廿二槌（主腰背筋攣痺）。凡十九椎、應治其病、灸之諸輸俠脊左右各一寸半或一寸二分。但肝輸一槌灸其節。其第十三椎并廿一椎、此二椎不治、煞人。【筆者案。括弧の中の注文は、原文では細字の割注で、その注釋者は明らかでない。下同。】

　　『扁鵲鍼灸經』では以下のようにいう。第二槌は大抒という（椎骨から各々一寸半離れている、また風府ともいう。）第四槌は關輸という。第五槌は督脈輸という。第六槌は心輸という（『華佗鍼灸經法』と同じ）。第八槌は肺輸という。第十槌は脾輸という（『華佗鍼灸經法』と同じ）。第十三槌は懸極輸（灸をしてはいけない。すれば、死に至る。）。第十五槌は下極輸という。第十七槌は小腸輸という（『華佗鍼灸經法』と同じ）。第十八槌は三焦輸という（また小童腸輸ともいう）。第十九槌は腰輸という。第二十槌（腹痛・下痢に効く）。第二十一槌（鍼灸が禁じられている）。第二十二槌（腰・背の筋の痙攣、痛みや痺れに効く）。すべてで十九椎あり、病氣を治そうとすれば、諸腧穴に灸をする。椎骨を挾んで左右各々一寸半、あるいは一寸二分離れている。ところが、肝輸の場合は椎骨に灸をする。第十三椎と第二十一椎の二つの腧穴に鍼灸治療をしない。もしすれば、死に至る。

　　『華他鍼灸經法』[1]。第一椎名大椎。第三椎名雲門輸。第四椎名神俞。第五椎名脈俞（又云厥陰俞、又名少商）。第六椎名心俞（又云督脈俞、又名膏肓）。第八椎名肝俞（又云胃俞）。第九椎名膽俞。第十椎名脾俞（與『鵲』同）。第十一椎名胃俞。第十二椎名腸俞。第十三椎名太倉俞。第十五椎名陽結俞（又云氣海俞，又云不可灸）。第十六椎名裂結俞。第十七椎名大少腸俞（與『鵲』同）。第十八椎名三焦俞（又云八遼俞）。第廿椎名手少陰俞（又云重下俞）。第廿一椎名胃俞（又云解脊俞）。第廿

---

〔1〕『隋書』經籍志に著録されている“華佗枕中灸刺經一卷”は、この書の可能性がある。

二椎名盡腸俞（又云八遼俞）。第廿三椎名下極輸。凡諸槌俠脊相去一寸也。

『華他鍼灸經法』では以下のようにいう。第一椎は大椎という。第三椎は雲門輪という。第四椎は神俞という。第五椎は脈俞という（また厥陰俞という、また少商という）。第六椎は心俞という（また督脈俞といい、また膏肓という）。第八椎は肝俞という（また胃俞という）。第九椎は膽俞という。第十椎は脾俞という（『扁鵲鍼灸經』と同じ）。第十一椎は胃俞という。第十二椎は腸俞という。第十三椎は太倉俞という。第十五椎は陽結俞という（また氣海俞という，また灸をしてはいけないという）。第十六椎は裂結俞という。第十七椎は大少腸俞という（『扁鵲鍼灸經』と同じ）。第十八椎は三焦俞という（また八遼俞という）。第二十椎は手少陰俞という（また重下俞という）。第二十一椎は胃俞という（また解脊俞という）。第二十二椎は盡腸俞という（また八遼俞という）。第二十三椎は下極輸という。諸槌みな椎骨の兩側にあり、椎骨から一寸離れている。

『龍銜素鍼經』曰[1]。熱府、大椎上去髮一寸，横三間寸。心輪、第三椎横相去三寸，一名身樞。風門、第四椎相去三寸。肺輪、第五椎相去三寸（與『佗』、『鵲』同之）。肝輪、第七椎相去三寸（與匡家同）。胃管下輪、第八椎相去三寸。小腸輪、第十七椎相去三寸（與『鵲』同）。大腸輪、正當齊（又云第十五椎）。督脈、名中脊。凡人身長短肥瘦、骨節各有大小、故不可以一法取、宜各以其自夫尺寸爲度。横度手四指爲一夫、亦云“部”。

『龍銜素鍼經』では以下のようにいう。熱府は大椎の上にあり、髮際から一寸離れている（筆者案。"熱府" は即ち "風池" である）、横三間寸（筆者案。"横三間寸" は "横相去三寸" の誤りではないかと考えられる）。心輪は第三椎にあり、（兩腧の間は）横三寸離れている、一名は身

---

[1] 『隋書』經籍志には "徐悦龍銜素鍼并孔穴蝦蟇圖三卷"、両唐志には "龍銜素鍼經并孔穴蝦蟇圖三卷" と著録されている。この書は南北朝時代には成立していた可能性が高い。

楅という。風門は第四椎にあり、（兩腧の間は）三寸離れている。肺輸は
第五椎にあり、（兩腧の間は）三寸離れている（『華他鍼灸經法』と『扁
鵲鍼灸經』と同じ）。肝輸は第七椎にあり、（兩腧の間は）三寸離れてい
る（僧匡の"取背腧法"と同じ）。胃管下輸は、第八椎にあり、（兩腧の
間は）三寸離れている。小腸輸は第十七椎にあり、（兩腧の間に）三寸離
れている（『扁鵲鍼灸經』と同じ）。大腸輸はちょうと臍の向かいにあた
る（また、第十五椎にあるという）。督脈は中脊という。人の體格はそれ
ぞれ長短肥痩があり、骨節もそれぞれ大小あるので、一つの尺度で測るべ
きではない。人それぞれ自らの基準で測るべきである。（手の指を伸ば
し、指の間に隙間がないようにして）親指以外の四つの指の合わせた横
幅を"一夫"とする（筆者案。即ち"三寸"である）、また"部"とも
いう。

　　僧匡及徹公二家與上件四經不同者別出〔1〕。風門第三節。心輸第七節。
鬲輸第八節。脾輸第十二節（又云十六節）。胃輸第十一節。小腸輸第十二
節。大腸輸第十三節。結腸輸第十五節。大陽輸第十七節。少陽輸第廿節。
督脈輸第廿二節。凡俠脊相去二寸半。痩人相去二寸二分。

　　僧匡と徹公の二人の"取背輸（腧）法"には上の四者と異なるとこ
ろを別記する。風門は第三節にある。心輸は第七節にある。鬲輸は第八節
にある。脾輸は第十二節にある（また十六節にあるという）。胃輸は第十
一節にある。小腸輸は第十二節にある。大腸輸は第十三節にある。結腸輸
は第十五節にある。大陽輸は第十七節にある。少陽輸は第二十節にある。
督脈輸は第二十二節にある。これらの腧穴はすべて椎骨を挟み、間は二寸
半離れている。痩せている人は（背腧穴の間は）二寸二分離れている。

---

　　〔1〕『隋書』經籍志に"釋僧匡鍼灸經一卷"が著録されているが、"徹公鍼灸
經"は見えない。両書は南北朝時代に成立していたと考えられる。

以上の5つを表の形で纏めてみると下のようになる

脊椎	『明堂經』	『扁鵲』	『華他』	『龍銜素』	僧匡及徹公
第一椎	大抒		大椎		
第二椎	風門	大抒			
第三椎	肺輸		雲門輸	心輸	風門
第四椎		關輸	神俞	風門	
第五椎	心輸	督脈輸	脈俞	肺輸	
第六椎		心輸	心俞		
第七椎	鬲輸			肝輸	心輸
第八椎		肺輸	肝俞	胃管下輸	鬲輸
第九椎	肝輸		膽俞		
第十椎	膽輸	脾輸	脾俞		
第十一椎	脾輸		胃俞		胃輸
第十二椎	胃輸		腸俞		脾輸・小腸輸
第十三椎	三焦輸	懸極輸	太倉俞		大腸輸
第十四椎	腎輸				
第十五椎		下極輸	陽結俞		結腸輸
第十六椎	大腸輸		裂結俞		
第十七椎		小腸輸	大少腸俞	小腸輸	大陽輸
第十八椎	小腸輸	三焦輸	三焦俞	大腸輸	
第十九椎	膀胱輸	腰輸			
第二十椎	中膂内輸		手少陰俞		少陽輸
第二十一椎	白環輸		胃俞		
第二十二椎			盡腸俞		督脈輸
第二十三椎			下極輸		
椎骨との距離	椎下間傍相去三寸	俠脊左右各一寸半或一寸二分	俠脊相去一寸	橫相去三寸	俠脊相去二寸半。瘦人相去二寸二分

背腧穴の測り方について、『背輸度量法』『黄帝素問』『黄帝九巻』『金騰灸經』から拔粹しているが[1]、ここでは擧げない。『醫心方』に忠實に收録されたこれらの異系統の拔粹文を通して、六朝から唐代まで、正統とされる明堂系統と同時に存在していた異系統の異説の一斑、また取背腧穴についての基準が如何に多様であったかを窺い知ることができる。

　　第二章ですでに得られた結論によれば、丹波康賴が依據した『明堂經』テキストは古い三巻本もしくは楊玄操注三巻本『明堂經』の可能性が高かった。取穴方鍼の面でも、そのことは裏付けられた。『醫心方』の一つの特徴として、諸家の説を網羅して文章を組み立てているが、巻二の冒頭の言葉以外、全書にわたって丹波康賴が自らの觀點を一切述べていないことがある。しかし、彼の觀點は引用文の配置の仕方に反映されている。「諸家取背輸法第二」には、楊玄操文が冒頭に配置されている。

　　楊玄操曰。黄帝正經椎有廿一節。華佗、扁鵲、曹翕、高濟之徒、或云廿四椎、或云廿二、或云長人廿四椎、短人廿一椎。此并兩失其衷、大致或疑。夫人感天地之精、受五行之性、骨節孔竅一稟無虛、長短粗細、乃因成育。是以人長則骨節亦長、人短則骨節亦短、其分段機關無盈縮也。今云長人廿四椎者、其肢節寧即多矣。短人廿一椎者、其肢節便少乎。是知骨法常定、肢節無差。時人穿鑿、互生異見、宜取軒後正經、勿視雜術之淺法也。然華佗、扁鵲并往代名醫、遺文舊跡豈應如此。當是後人傳録失其本意也。又云。諸輸皆兩穴、俠脊相去三寸。諸家雜説多有不同。或云。肺輸第五椎、心輸第七椎。或云相去二寸半。或云二寸。或云三寸三分。或云諸輸皆有三穴。此又謬矣。『明堂』者、黄帝之正經、聖人之遺教、所注孔穴、靡不指的。又皇甫士安、晉朝高秀、洞明醫術、撰次『甲乙』、并取三部爲

---

　　〔1〕『背輸度量法』と『金騰灸經』については、その著者と成立年代は明らかではない。『黄帝九巻』は『靈樞』の別称であるが、この拔粹文は現行本の『靈樞』には見えない。

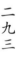

定。如此、則『明堂』『甲乙』是聖人之祕寶、後世學者宜遵用之、不可苟從異説、致乖正理也。

　楊玄操曰く、黄帝正經では、椎が二十一節あると記されている。華佗・扁鵲・曹翕・高濟の徒には、二十四椎という主張があれば、二十二椎との主張もあり、また、背の高い人は二十四椎、背の低い人は二十一椎という主張もある。これらはみな間違っており、おおむね疑われるところである。思うに人は天地の精氣を感じ取り、五行の性質を受け、骨節と孔竅は、すべて受けて一つも缺けていない。背の高さと太り具合は、成長發育によってできたものである。故に、身長が高ければ骨節も長い、身長が低ければ、骨節も短い、その分節と仕組みは變わりがないはずである。背の高い人が二十四椎と言うのは、その人の肢節が多いとでもいうのか。背の低い人は二十一椎というのは、その人の肢節が少ないとでもいうのか。ゆえに、骨のしくみは常に定められており、肢節には差がないことが分かる。當時の人々は穿鑿したので、異なる意見が生じた。軒轅黄帝の正經に從うべきであり、雜術の淺はかな説と比べてはいけない。しかし、華佗・扁鵲はともに古代の名醫であるから、その遺文や舊跡はまさかこのようであるはずがない。きっと後人が次から次へ書き寫した時、その本意を見失ってしまったのであろう。

　（黄帝正經では）また云う。すべての腧にはみな二つ腧穴があり、脊椎を挾んで相去ること三寸である。（しかし、）この點についても諸家の雜説にはそれぞれ異なるところが多い。或いは肺腧は第五椎にあり、或いは心腧は第七椎にあり、或いは兩穴相去ること二寸半ある、或いは二寸、或いは三寸三分、或いは諸腧穴皆三穴あるという。これもまた間違っている。『明堂』とは黄帝の正經であり、聖人の遺教である。なかに記されている腧穴は、合っていないものはない。また、皇甫謐は、晉の優れた人物で、醫術を知り盡くした。彼は『甲乙經』を編纂した際、三部（『素問』、『靈樞』、『明堂』）をひとまとめにして取り定めた。したがって、『明堂』『甲乙』は聖人の祕寶である。後世の學ぶ者は、これらに従い用いるべきであり、かりそめに異説に従って、正理にそむくようなことをしてはいけない。

以上は、楊玄操“取背腧法”についての考え方である。上記の楊玄操文はどこからの抄録かが氣になる。『外臺祕要方』の灸篇である巻三十九の冒頭“明堂序”にもまったく同じ論述があるが、楊玄操文であることさえ明示されていない。ところが、同巻の“論疾手足腹背灸之多少及補瀉八木火法”には、“楊操音義云”として灸を論述する抄録があり、楊玄操『明堂音義』からであることを明記している。そこで、『外臺祕要方』の“明堂序”に「諸家取背輪法第二」の“楊玄操云”と重なる部分も、同じ『明堂音義』からの抄録である可能性が高いと考えても差し支えなかろう。

　もう一つ氣になるところがある。『醫心方』に明示された楊玄操文の二カ所のうち、もう一カ所は同じ巻二の「灸例法第六」にある“楊玄操曰。灸瘡得膿壞、其病乃出、不壞則病不除。『甲乙』丙卷云。灸不發者、灸　熨之、三日即發也”である。それに續いて、“蘇敬『脚氣論』云”の文があるので、一見、楊玄操・『甲乙』丙卷・蘇敬『脚氣論』それぞれの抄録のように見えるが、『外臺祕要方』卷十九“灸用火善惡補寫法一首”にも、まったく同じパターンの論述がある[1]。このことは、丹波康賴が『醫心方』卷二を組み立てる際、『外臺祕要方』を參考にした上で、楊玄操『明堂經』類著作を引用していることを物語っている。『日本國見在書目録』には、楊玄操注三卷本『明堂經』は著錄されていないが、「明堂音義二楊玄操撰」は著錄されている。『醫心方』にあるこの二カ所の楊玄操文は、『明堂音義』からの可能性が高い。

　楊玄操は背中の骨椎の數や、背腧穴の位置など諸家の異なる説を、一括して反駁し、斷固とした態度で退け、もっぱら

---

　〔1〕　但し、蘇敬『脚氣論』からの引用文は異なっている。

"軒后正經"すなわち原三卷本『明堂經』を尊んだ。この考え方は、丹波康頼が「孔穴主治法第一」の冒頭に述べた取穴方鍼と呼應している。

四　楊上善と彼の取背腧穴の考え

楊上善の生きた時代に關して、正史に記載されていないため、今日まで色々な考證と議論が行われて來た。そこで、一つの結論に至った。つまり、楊上善は唐の高宗時代（650 – 683）に、"太子文學"、もしくはまた"太子司議郎"として活躍した人物であると考えられる。兩唐志に楊上善の著作が著録されている。舊唐志には、合計九部七十九卷のなか、道家類二十卷、佛教類六卷、三教に關する論述十卷、醫經四十三卷（『黄帝内經太素』三十卷、『黄帝内經明堂類成』十三卷）。新唐志の場合は、"道德經三卷"が何らかの理由で缺いている。また、杜光庭の『道德眞經廣聖義序』に楊上善の"『道德集注眞言』二十卷"が記載されていることから、唐志に漏れがあることが分かる。楊上善の著作で現存しているのは、奉勅撰注した『太素』二十五卷（原三十卷）及び『黄帝内經明堂』序文と第一卷（原十三卷）のみである。楊上善に關する考證の詳細は、丸山敏秋『楊上善と王冰——楊・王兩注の比較論的考察——』、篠原孝市『「黄帝内經太素」解題』、及び錢超塵『「黄帝内經太素」研究』に紹介があるので、それらを參考されたい[1]。

前節において、楊玄操は楊上善が活躍する以前にすでに『難經』『明堂經』などに注釋を施した人物であることを論證した。ところが、楊上善が『太素』と『明堂』に注釋した際、收

〔1〕　丸山敏秋と篠原孝市の論文はともに『東洋醫學善本叢書』八（東洋醫學研究会、1981 年）に收められている。錢超塵の論文は『「黄帝内經太素」研究』（人民衛生出版社、1998 年）に收められている。

集したそれまでの世に流布したテキストの中に、楊玄操注『明堂經』や『難經』類著作が存在しなかったはずはないのに、『太素』楊上善注には、『難經』の呂廣注を引くが、楊玄操注を引かない。このことは一體何を意味するかを考えなければならない。その存在を知っているにも關わらず、殊更に避けて一言も觸れないのは、當人の考えを暗に批判しているように讀み取れないだろうか。そして、筆者のこの推測を裏付けるかのごとく、『醫心方』"諸家取背輸法第二"では、はっきりとした狙いがあるような楊上善の文が楊玄操の文の次に配置されている。

　　楊上善曰。取背輸法、諸家不同者、但人七尺五寸之軀雖小、法于天地、無一經不盡也。故天地造化、數乃無窮、人之輸穴之分、何可同哉。昔神農氏錄天地間金石草木三百六十五種、法三百六十五日、濟時所用。其不錄者、或有人識用、或無人識者、蓋亦多矣。次黄帝取人身體三百六十五穴、亦法三百六十五日、身體之上移于分寸、左右差異、取病之輸、實亦不少。至如『扁鵲灸經』、穴名及名字即大有不同。近代秦承祖『明堂』『曹氏灸經』等、所承別本、處所及名亦皆有異、而除痾遣疾、又復不少、正可以智量之、適病爲用、不可全言非也。而并爲非者、不知大方之論、所以此之量法、聖人設教有異、未足怪也。[1]

　　楊上善曰く。取背腧穴の方法に關して、諸家の説が異なっているが、しかし、人の七尺五寸の體は、小さいといっても、天地に則っているところは、盡くしていない經脈は一つもない。故に、天地の造化は、その數が無窮であるのに、人の腧穴の數がどうして同じにできようか。むかし、神農氏が天地間の三百六十五種類の金・石・草・木を記録したのは、三百六十五日に則ったものであり、時の用を助けるためであった。神農氏が記録していない金・石・草・木は、その作用を認識した人がいれば、認識していない人もいる。思うにこのようなケースも多いだろう。さらに、黄帝が

---

　　[1] 『太素』卷十一の「氣穴」楊上善注に見える。「適病為用」は、原文に「適為用」に作るが、旁校では【遍、病】を加える。

人の身體に三百六十五の腧穴を取るのも、三百六十五日に則ったものである。腧穴を決めるとき、體表を分寸で分けて、左右に少し差があるケースも少なくない。『扁鵲灸經』の場合は、取穴と穴名で大いに異なるところがある。近代の秦承祖の『明堂』や『曹氏灸經』などが、基づくのは別系統の本であり、腧穴の場所と名前もみな異なるところがあるが、しかし、病いを除いたケースも少なくない。正に知惠を持って見極め、病いに合った治療法を用いる、全面的に否定してはいけない。全部否定しようとする人間は、至上の大論を知らないからである。このような諸家の異なる取穴法の存在は、聖人が教化を行うには異なることがあるからであり、なんら怪しむに足らない。

　「諸家取背輸法第二」の楊上善の文は『太素』卷十一「氣穴」に見える。楊上善の"取背輸法"についての考え方が、楊玄操と對照的になっていることは一目瞭然である。楊上善は柔軟性に富む"大方之論"を物差しとして、原本『明堂經』を正統として尊ぶと同時に、別の流派系統の説もすべて肯定する態度を取った。彼は、天地造化の無窮からして人の腧穴の數は同じはずはないと考え、神農氏の記録と黄帝の取穴法に拘泥しない。即ち一つの固定した基準を設けず、取穴・穴名・系統が異なっていても、完治するケースが多ければ、その取穴法を認める。醫者が治療する際、それぞれ異なるケースに對し、知惠を持って見極めた上で、臨機應變に治療法を選ぶのが最も肝心であり、これこそ"大方之論"である、と主張している。そして、まるで楊玄操を指して言っているかのように、設けられた基準と異なる説をすべて否定する人間は、"大方之論"を知らないからであるという、純粋な道家理念に立つ楊上善の嚴しい一面が感じ取れる。

　"大方之論"はそもそも『老子』同異篇"大方無隅、大器晩成、大音希聲、大象無形。"に基づく言葉である。また、『莊

子』徐無鬼篇にも“知大一、知大陰、知大目、知大均、知大方、知大信、知大定、至矣。大一通之、大陰解之、大目視之、大均縁之、大方體之、……”と見える。

　楊上善は『老子道德經二卷』と『莊子十卷』の注釋を撰した。兩書とも今は傳わらないので、“大方”について彼がどのように注釋したかを知ることができないが、『莊子』郭象注に從えば、“體之使各得其分、則萬方倶得、所以爲大方也。”とある。郭注に從ってここの“大方之論”を解釋すれば、すべての異なる説をそれぞれのいいところを體得した上で生かし、それによって漏れることなくあらゆる面で存在するものを網羅して手に入れることができると解釋される。楊上善もこれと同じ解釋をしていたのであろう。楊上善が道家の“大方之論”の立場に立ち、すべての物事に寛容な態度をとる姿勢は、『太素』の注釋にも隨所に見られ、また鍼灸經脈思想にも見える。

　楊上善が鍼灸理論に貢獻したことは、なんと言っても彼が勅を奉じて、三卷本『明堂經』を整理・再編纂・撰注という事業をやり遂げた點にある。それまでの明堂類資料を集めて參考にし、すべての腧穴を歸經すると同時に、經脈毎に一卷として、十二經脈と奇經八脈を合わせて十三卷本にしたうえで、撰注した彼の試みは畫期的なことと言えよう。この書は序文と卷一の手太陰肺經しか現存していないが、そこには楊上善の經脈思想と腧穴注釋のレベルの高さが十分現れている。『黄帝内經明堂』序文は、『太素』と『明堂經』の注釋文以外、楊上善の著述の中、現存する唯一の完全な文章であり、しかも『太素』序文が亡佚したため、なおさら貴重である。この序文は晦澁難解であるが、楊上善の『明堂經』を再編纂する意圖と方鍼、及び經脈思想をとらえるため、全文を現代語に翻譯する必要があろう。次節でそれを扱う。

五　楊上善『黄帝内經明堂』序

　　臣聞星漢照迴[1]、五潢分其瀾澳[2]。荊巫滀水[3]、九派洩其淪波[4]。亦所以發神明之靈化、通乾坤之氣象。人之秀異[5]、得自中和[6]。

---

　　[1]　『毛詩』大雅「倬彼雲漢、昭回于天」を踏まえる。毛傳に【回、轉也。】鄭箋に【雲漢、謂天河也。昭、光也。倬然天河、水氣也。精光轉運于天。】とある。

　　[2]　「潢」：文永本原注【切、湖光反、積水也。】『天池也、其數有五、故曰五潢。又云：五潢、天津之別名也。』「瀾」、文永本原注【瀾、切、于六反。切、洛干反、又勒干反、水之文也、或作瀾。】「澳」、文永本原注【澳、切、于六反、又作没俗、又隩、或又音郁、涯内也、又奧音。】／『史記』天官書：「西宮、咸池曰天五潢。五潢、五帝車舍。」「旁有八星、絶漢、曰天潢」、司馬貞『索隱』：【『元命包』曰：潢主河渠、所以度神、通四方。宋均云：天潢、天津也、津、湊也。ここでは、「潢」は「天池」を指すと考えられる。また、『文選』卷二十七に收められる顏延年の詩「始安郡還都與張湘州登巴陵城樓作」に「清雰霽岳陽、曾暉薄瀾澳」とあり、その呂向注に【瀾、水波。澳、水曲也。】

　　[3]　「荊巫」は荊山と巫山を指す。荊山は、湖北省南漳縣の西にあり、漳水の源流が流れ出る。巫山は四川省の巫山縣の東南、巴山山脈中の秀峰。「滀」、文永本原注：【音畜、又褚六反。】『莊子』達生に「忿滀之氣散而不反、則爲不足」陸德明注：【李云：忿、滿也。滀、結聚也。】／『册府元龜』卷六百七十八：「皇甫隆爲燉煌太守、初燉煌不甚曉田、常灌溉滀水、使極濡洽、然後乃耕。」

　　[4]　「派」、文永本原注：【玉：古胡反。集：芳賣反。水別流也。】「九派」は長江の九つの支流を指す。『文選』卷十二郭璞「江賦」：「惟岷山之導江、初發源乎濫觴、聿經始于洛沬、攏萬川乎巴梁、衝巫峽以迅激、躋江津而起漲、極泓量而海運、狀滔天以森茫、揔括漢泗、兼包淮湘、并呑沅澧、汲引沮漳、源二分于崌崍、流九派乎潯陽、鼓洪濤于赤岸、淪餘波乎柴桑。」とある。李善注：【郭璞曰、（中略）水別流爲派。尚書曰、荊州、九江孔殷。應劭『漢書』注曰、江自廬江潯陽分爲九也。】／劉向『説苑』卷一：「河間獻王曰：禹稱民無食則我不能使也。功成而不利于人則我不能勸也。故・河以導之、鑿江通于九派、灑五湖而定東海。」「洩」は「泄」の避諱字、唐太宗の名を避諱している。

　　[5]　『禮記』禮運：「故人者、其天地之德、陰陽之交、鬼神之会、五行之秀氣也。」鄭氏注：【言人兼此、氣性純也。】孔穎達疏：【故人者天地之德者、天以覆為德、地以載為德、人感覆載而生、是天地之德也。（中略）五行之秀氣也者、秀謂秀異、言人感五行秀異之氣、故有仁義禮知信、是五行之秀氣也。故人者、天地之德、陰陽之交、是其氣也。鬼神之会、五行之秀、是其性也。】

　　[6]　「人」について、楊上善が『太素』卷十九「設方・知鍼石」の注釋にこのように觸れている：「岐伯曰：夫人生于地、懸命于天、天地合氣、命之曰人。人能應四時者、天地爲之父母。」【（楊注）天與之氣、地與之形、二氣合之爲人也。故形從地生、命從天與。是以人應四時、天地以爲父母也。】「荷主萬物者。謂之天子。」【天地所貴者人、人之所歸者聖、唯聖荷物、故號曰天子也。】「黄帝曰：人生有形、不離陰陽。」【萬物負陰抱陽、沖氣以爲和、萬物盡然三氣而生、故人之形不離陰陽也。】

雖四體百節、必有攸繫。而五臟六府、咸存厥司〔1〕。在于十二經脈、身之綱領〔2〕。是猶玉繩分暑、而寒暑不僭〔3〕。金樞惣轡、而晦

〔1〕『太素』卷六「臟腑之一・五藏命分」：「五藏者、所以藏精神血氣魂魄者也。六府者、所以化穀而行津液者也。此人之所以具受于天也。愚智賢不肖、毋以相倚也。」【（楊注、下同）五藏藏神、六府化穀。此乃天之命分、愚智雖殊、得之不相依倚也。津液、即泣汗涎涕唾也。】／『太素』卷十一「輪穴・本輪」：「肺合大腸、大腸、傳導之府也。【傳道糟粕令下之也。】心合小腸、小腸者、受盛之府也。【胃化糟粕、小腸受而盛也。肝合膽、膽者、中精之府也。膽不同腸胃受傳糟粕、唯藏精液于中也。】脾合胃、胃者、五穀之府也。【受五穀之味也。】腎合膀胱、膀胱者、津液府也。【膀胱屎尿、故曰津液之府也。】少陰屬腎、腎上連肺、故將兩藏矣。【足少陰脉貫肝入肺中、故曰上連也。腎受肺氣、腎便有二、將為兩藏。『八十一難』曰：五藏亦有六者、謂腎有兩藏也。】三焦、中瀆之府也、水道出、屬膀胱、是孤之府也。（楊注略）此六府之所與合者也。」

〔2〕『太素』卷十一「輪穴・本輪」：「帝問于岐伯曰：凡刺之道、必通十二經脉之所終始。【手之三陰、始之于胸、終于手指。手之三陽、始起于手指、終于于頭。足之三陽、始起于頭、終于于足。足之三陰、始起于足、終于于腹。】絡脉之所別起、【十五絡脉皆從藏府正經別走相入】五輪之所留止、【各從井出、留止于合】五藏六府之所與合、【五藏六經為裏、六府六經為表、表裏合也。】四時之所出入、【秋冬陽氣從皮外入至骨髓、陰氣出至皮外、春夏陽氣從皮外入至骨髓、陽氣出至皮外。】藏府之所流行。【藏府出于營衛二氣、流行于身也。】"／『太素』卷五「人合・十二水」：「黃帝問于岐伯曰：經脈十二者、外合于十二經水、而內屬于五藏六府。天下凡有八十一州。此中國。州之一也。名爲赤縣神州。每一州之外、有一重海水環之。海之外、有一重大山遶之。如此三重海三重山環而圍遶。人居其內。名曰一州。一州之內。凡有十二大水。自外小山小水不可勝數。人身亦爾。大脈總有十二。以外大胳小胳亦不可數。天下八十一州之中。唯取中國一州之地。用法人身十二經脈、內屬藏府。以人之生在此州中、稟此州地形氣者也。」／『太素』卷六「臟腑之一・五臟命分」：「十二經脉、行營血氣、營于三陰三陽、濡潤筋骨、利關節也。」

〔3〕『文選』卷三十五張景陽「七命八首」：「望玉繩而結極、承倒景而開軒。」李善注：【『春秋元命苞』曰：玉衡北兩星爲玉繩。】／『史記』卷二十七天官書第五：「北斗七星、所謂“琁、璣、玉衡以齊七政。"杓攜龍角、衡殷北斗、魁枕參首。用昏建者杓。杓、自華以西南。夜半建者衡。衡、殷中州河濟之間。平旦建者魁。魁、海岱以東北也。斗為帝車、運于中央、臨制四鄉。分陰陽、建四時、均五行、移節度、定諸紀、皆繫于斗。」／『漢書』敘傳第七十下：「應天順民、五星同晷。」／『淮南子』本經訓「日月淑清而揚光、五星循軌、而不失其行」高誘注：【軌道、道也、循順也。】從って、晷は軌、道の意味である。「僭」は原文では「𥛱」に作るが、訛と見て、「僭」に改める。「僭」は「愆」の古字で、過ちの意、文永本原注の「過也」と符合する。

明是隔〔1〕。至于神化所財〔2〕、陶鈞之妙〔3〕、于形乃細而運之者廣、言命則微而攝之者大。血氣爲其宗本、經絡導其源流、呼吸運其陰陽、營衛通其表裏、始終相襲、上下分馳。亦有溪・谷・榮・輸・井・原・經・合〔4〕、

---

〔1〕宋・胡宏『皇王大紀』卷二「黄帝軒轅氏」:「北斗七星、一曰天樞、二曰天旋、三曰天機、四曰天權、五曰天衡、六曰開陽、七曰揺光、自一至四為天魁、是為璇璣、自五至七為天綱、是為玉衡、玉衡為杓、月建一辰、閏則指兩辰之間、周而復始。」/『文選』卷十二木華「海賦」:「若乃大明・礜于金樞之穴、翔陽逸駭于扶桑之津」、李善注【大明、月也、言月將夕也。…・、猶攬也。月有御、故言礜。金、西方也。河圖帝覽嬉曰、月者金之精、月有窟、故言穴。伏滔望濤賦曰、金樞理礜、素月告望。義出于此。」「晦明」:月の満ち欠け。宋・戴侗『六書故』卷二「天文上」:「月有盈闕、(中略)月行三旬而與日・日朔、朔而明始生、十有五日而望、望而盈、既盈而明始消。又十有五日而晦。晦、明盡也。晦而復朔。故自朔至晦謂之一月、月所以名也。」

〔2〕『易』繋辭下「神而化之、使民宜之。」陸德明音義【神而化之、使民宜之者、言所以通其變者、欲使神理微妙而變化之、使民各得其宜。】"財"、『易・泰』:「天地交泰、后以財成天地之道。」陸德明音義【財、…荀(爽)作裁】。孔穎達疏【后、君也。于此之時、君當翦財成就天地之道。】

〔3〕「陶鈞」:『史記』卷八十三「魯仲連鄒陽列傳」:「是以聖王制世御俗、獨化于陶鈞之上。」裴駰集解【漢書音義曰、陶家名模下圓轉者為鈞、以其能制器為大小、比之于天。】司馬貞索隠【張晏云:陶冶鈞範也、作器、下所轉者名鈞。韋昭曰:陶燒瓦之竈、鈞木長七尺、有絃所以調為器具也。崔浩云:以鈞制器萬殊、故如造化之運轉裁成也。】/『漢書』賈誼傳「大鈞播物、坱圠無垠」顔師古注【如淳曰:陶者作器于鈞上、此以造化為大鈞也。】案:「造化」について、楊上善が『太素』卷五「人合・陰陽合」にこのようにいう:「且夫陰陽者。有名而無形。故數之可十。離之可百。散之可千。推之可萬。此之謂也。五行次第陰陽、以甲爲厥陰、上下天地陰陽、以甲爲陽者、良以陰陽之道、無形無狀、裁成造化。理物無窮、可施名以名實、故數之可十、推之可萬也之。」【筆者の説明:「至于神化所財、陶鈞之妙」の表現を用いて、楊上善が伝えたいのは、五藏六腑と經脈の仕組み及び經脈に導かれている血と氣が体の中に起きる不思議な変化。】

〔4〕「溪谷」:『太素』卷十一「輸穴・気穴」:「黄帝曰:善。願聞溪谷之會。歧伯曰:肉之大会為谷、肉之小會為溪。肉分之間、溪谷之會、以行榮衛、以會大氣。"。「原」に關して、『難經』六十六難に以下のように説明されている:「經言、肺之原出于太淵、心之原出于太陵、肝之原出于太衝、脾之原出于太白、腎之原出于太溪、少陰之原出于兌骨、膽之原出于丘墟、胃之原出于衝陽、三焦之原出于陽池、膀胱之原出于京骨、大腸之原出于合谷、小腸之原出于腕骨。十二經皆以俞為原者、何也。然五藏俞者、三焦之所行、氣之所留守止也。三焦所行之俞為原者、何也。然臍下腎間動氣、人之生命也、十二經之根本也、故名曰原。三焦者、原氣之別使也。主通行三氣、經歷于五藏六府、原者、三焦之尊號也。故所止輒為原。五藏六府之有病者、皆取其原也。」"榮輸井經合"に關して、六十八難に以下のような記述がある:「五藏六府、皆有井榮俞經合、皆何所主。然經言、所出為井、所流為榮、所注為俞、所行為經、所入為合。井主心下滿、榮主身熱、俞主體重節痛、經主喘咳寒熱、合主逆氣而泄。此五藏六府井榮俞經合所主病也。」

虛實相傾、躁靜交競、而晝夜不息、循環無窮。聖人參天地之功〔1〕、測形神之理〔2〕、貫穿祕奧、弘長事業、秋豪不遺〔3〕、一言罕謬、教興絕代〔4〕、仁被群有。舊制此經、分爲三卷。診候交雜、窺察難明。支體奇經、復備八脈〔5〕。亦如沮漳沅澧〔6〕、沔波于江漢。豐滈潦潏〔7〕、分態于河宗〔8〕。是以十二經脈、各爲一卷。奇經八脈、復爲一卷。合爲十三

---

〔1〕『中庸』：「可以贊天地之化育則可以與天地參矣。」鄭玄注：【贊、助也。】／『莊子』刻意：「精神四達並流、無所不極、上際于天、下蟠于地。」郭象注【夫體天地之極、應萬物之數以爲精神者、故若是矣。若是而有落天地之功者、任天行耳、非輕用也。】從って、ここでの「功」は営みの意である。

〔2〕「形神之理」：体と精神との關係。この關係については、道・儒・佛三教に最も広く論じられたもので、人間の存在のあり方から人間を捉えたものである。楊上善はこれについて『太素』の中でたびたび論じている。楊氏の"形神観"が最も明白に表れているところは、巻六の「藏腑之一」である。以下、楊氏の注を挙げる：【五藏之神不可傷也。傷五神者、則神去無守、藏守失也。六府爲陽、五藏爲陰、藏無神守、故陰虛也。陰藏氣無、遂致死也。故不死之道者、養五神也。人皆怵惕思慮、則以傷神。悲哀動中、日亡魂性、喜樂無極、神魄散揚、愁憂不解、志意悗乱、藏怒無止、失志多忘、恐懼驚神、傷精◻骨。其以千端之禍、害此一生。終以萬欲情、濤乱眞性、仍服金石貴寶、催斯易性之嘔、多求神仙善草、日役百年之命。昔彭聃以道怡性、壽命遐長。秦武採藥求仙、早昇霞氣。故廣成子語黃帝曰：來、吾語汝。至道無視聽、抱神以靜、形將自正也。必靜必清、無勞汝形、無揺汝精、心無所知、神將守形、可以長生。故我修身千二百歲、人皆盡死、而我獨存。得吾道者、上爲皇、下爲王。失吾道者、上見光。下爲土。是知安國安人之道、莫大怡神、亡神亡國之災、無出情欲。故岐伯以斯◻◻、上答黃軒、述千古之遺風、拯萬葉之荼苦也。】

〔3〕「秋豪」同「秋毫」。

〔4〕「絕代」、唐太宗李世民の名を避諱して、「絕世」を「絕代」に改めたと考えられる。

〔5〕「支體」、身体を指す。「奇經」は十二經脈以外の經脈の中で、最も主要な八脈をひとまとめにした概念である。後漢中期の成立と考えられる『難經』に初めて見える。

〔6〕「沮漳沅澧」：洞庭湖付近で長江に流れ込む四つの河。沮水と漳水は荊山付近から南流し、澧水は歷山付近から東流し、沅水は湖南・貴州兩省の境界付近から東流する。以上は『文選』巻十二郭璞「江賦」に見える。

〔7〕「豐滈潦潏」：長安の上流で渭水に流れ込む四つの小河で、最も上流は潦水、下流に向かって豐水・滈水・潏水の順に渭水に流入する。『文選』巻八司馬相如「上林賦」に「酆鎬潦潏」とあり、注によりこれと同じ河を指す。

〔8〕「河宗」：黃河を指す。『洛陽伽藍記』巻三「城南」に、「近達河宗、遠朝海若。」とあり、範祥雍校注に、【宗、尊也、河宗謂洛水以河爲宗】という。渭水に流れ込む四つの小河も洛水と同様に黃河を宗とすると考えられる。

卷焉。欲使九野區分〔1〕、望修門而入郢〔2〕。五音疏越〔3〕、變混吹而歸齊〔4〕。且也、是古非今、或成累氣〔5〕。殊流合濟、无乖勝範。伏禀皇明〔6〕、以宣後學。有巢在昔〔7〕、而大壯成其棟宇〔8〕。網罟猶祕、以明離

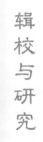
　　〔1〕「九野」：天・地・人それぞれの九区分。王逸『楚辭章句』卷八「九辯章句」：「九者、陽之數、道之綱紀也。故天有九星、以正璣衡。地有九州、以成萬邦。人有九竅、以通精明。」／『太素』卷十九「設方・知鍼石」：「天地合氣、別為九野、分為四時。」楊上善注【從道生一、謂之朴也。一分為二、謂天地也。從二生三、謂陰陽和氣也。從三生万物、分為九野四時日月乃至万物。】ここでいう「使九野区分」とは、人体にある十二の經脈と奇經八脈をそれぞれはっきり区分して、整えて明らかにさせる、という意味であると考える。

　　〔2〕『楚辭』卷九「招魂」：「魂兮歸來、入脩門些。」王逸注【修門、郢城門也。宋玉設呼屈原之魂歸楚都入郢門、欲以感激懷王使還之也。】ここでいう「望修門而入郢」は「招魂」を踏まえているが、前句の「欲使九野区分」に合わせて考えると、『明堂』の内容を經脈ごとに編纂し、腧穴をすべて帰經するという意味であろうと考える。

　　〔3〕「疏」、文永本原注【『礼』正義：疏、通也。】「越」、原注【趆】。『禮記』「樂記」：「清廟之瑟、朱絃而疏越、壹倡而三歎、有遺音者矣。」孔穎達疏【越、謂瑟底孔也。疏通之使聲遲】

　　〔4〕『韓非子』卷九「內儲說上」：「齊宣王使人吹竽、必三百人。南郭處士請為王吹竽、宣王説之、廩食以數百人。宣王死、湣王立、好一一聽之、處士逃。」「齊」：『荀子』卷六「富國篇」：「必將修禮以齊朝、正法以齊官、平政以齊民、然後節奏齊于朝。」楊倞注【齊、整也。】『禮記』「大學」：「欲治其國者、先齊其家。欲齊其家者、先脩其身。」從って、"齊"は整理、治理の意味がある。「變混吹而歸齊」は、上記の『韓非子』の出典を意識したものとも考えられるが、前句の「五音疏越」と合わせて考えると、ここでは、それまで混乱していた『明堂』の經脈の記述を編纂し直して、整然とした状態に戻すという意味であると考える。

　　〔5〕「累氣」：『文選』卷五十「後漢書二十八將傳論」：「王褒、劉向、揚、班、崔、蔡之徒、異軌同奔、遞相師祖。雖清辭麗曲、時發乎篇、而蕪音累氣、固亦多矣」李周翰注【古文章清麗之句時時有之、蕪穢累重固亦多矣。】

　　〔6〕「皇明」、文永本の原注に【皇亦明也】とあるが、永德本の原注には【以來在之】とある。「皇明」は「皇帝」の意味として使われる場合が多い。ここでは"皇帝"の意味がより通じると考える。

　　〔7〕文永本原注【注云、韓非子曰：上古之代、人少而禽獸衆、人不勝禽獸虺虵、有聖人作搆木為、以避羣害、而人悦之、使王天下、號曰有巢氏也。】ところで、この『韓非子』からの引用文には、唐の太宗李世民の名を避諱して、原文の"世"を"代"に、"民"を"人"に作っている。

　　〔8〕文永本原注【大壯成其棟宇。注云：易・繫辭曰、上古穴居而野處、後代聖人易之以宮室、上棟下宇、以待風雨、蓋取諸（大壯）。注云：宮室壯大、穴居故制、為取諸大壯。大壯即卦名、乾下震上。】筆者案：「代」は「世」の避諱字。

照其佃漁〔1〕。今乃成之。聖曰。取諸不遠〔2〕。然而軒丘所誄〔3〕、抑亦多門。『太素』陳其宗旨、『明堂』表其形見。是猶天一地二〔4〕、亦漸通其妙物焉〔5〕。

　　臣が聞くところによると。天の川が光り輝きながら天をめぐり、五潢（五つの天池）はその水際を分かつ。荊山と巫山は水を溜め、九派（湖北・江西あたりの長江）は大波をたてて勢いよく流れる。これもこれらを通じて、靈妙な造化作用をはっきりさせる手段であり、天地の有り樣に通じる手段である。【案。『臣聞星漢照迴』から『通乾坤之氣象』までまとめて説明すれば、楊上善がここで表現したいのは、自然の造化と人體の構造との對應關係、具體的に言えば、天においては天の川と五潢、地においては長江とその支流、人體においては臟腑と經脈の仕組み、つまり天・地・人の對應關係を念頭に置いて表現したものである、『太素』巻第五「人合・十二水」の關係部分を參考すれば、明らかになってくる。凡此五藏六府十二經水者、皆外有源泉而内有所稟、此皆外内相貫、如環無端。人經亦然。〔（楊注）十二經水、如江出岷山、河出崑崙、即外有源也。流入于海、即内有所稟也。水至于海巳、上爲天河、復從源出、流入于海、即爲外内相貫、如環無端也。人經亦爾。足三陰脈從足指起、即外有源也。上行胳府屬藏、比之入海。即内有所稟也。以爲手三陰脈、從胸至手、變爲手三陽脈、從手而起、即外有源也。上行胳藏屬府、即内有所稟也。上頭以爲足三陽脈、從頭之下足、復變爲足三陰脈、即外内相貫、如環無端也。】】人

---

〔1〕　文永本原注：【網罟猶秘、重離（照其）佃漁、注云、易・繫辭云、古者包羲氏之王天下也、仰則觀（象）于天、俯則觀法于地、觀鳥獸之文與地之宜。近取諸身、遠取諸物。（于）是始作（八）卦以通神明之德、以類萬物之情、作結繩而為網罟、以佃漁、盖取（諸）離。注云、離、麗也。網罟之用、必審物所麗乎水、獸麗乎山也。離卦名離、注曰、離上離下、故曰重離】

〔2〕　注116に引かれる「近取諸身、遠取諸物。」を意識して使った表現と考えられる。

〔3〕　「軒丘」、黄帝を指す。『漢魏六朝百三家集』巻一百十一『庾信集』「周車騎將軍賀婁公神道碑」：「昔者軒丘命氏、初分兄弟之姓。若水降居、始建諸侯之國。」

〔4〕　『易』繫辭上：「天一地二天三地四天五地六天七地八天九地十」司馬光注【此天地自然之數、所以成變化而行鬼神。】

〔5〕　『易』説卦「神者、妙萬物而爲言者也。」／『易』繫辭上「陰陽不測之謂神。」晉・韓康伯注【神也者、變化之極、妙萬物而為言、不可以形詰者也。】

間が特に優れているのは、天地の中和の氣を得たからである。四肢と各關節には、必ず繋がるところがあり、五臓六腑によって、みなそれが司るところがある。それは、十二經脈は體の中において大元のような性格を持っているからである。以上のことは、玉繩は軌道が分かれていることによって、四季がはっきりとしていることと、金樞が手綱をとっているから、月の滿ち缺けが明確に別れていること、というような自然の造化に似ているからである。【案。この四句の意味は、人體における十二經脈の大元のような性格は、天における北斗七星系統の存在と同じであり、兩者は對應している。】ものを神妙に變化させることや、天地造化の陶冶の現しかたは、小宇宙である身體の中においては、小さくても攝取するところが大きい。命（心の働き）というものにおいては、微妙であるが、コントロールするところが大きい。小宇宙の體には、血氣はもっとも基本的な要素であり、經絡が血氣の流れを導き、呼吸が陰陽二氣を運び、營氣と衛氣が經脈の表裏を貫通する。このすべては休まなく循環し、上下に分かれて動き回る。このほか、また溪・谷・榮・輸・井・原・經・合があり、虚と實は争いあい、陽の状態と陰の状態が競い合う。これらは晝も夜も休まず循環する。聖人は天地の營みに参加し、人間の體と心の間の道理を窮め盡くし、奥に隠された神秘的なものを完璧に理解し、大事業を大いに發揚し、ほんの少しも遺漏することなく、一言を間違えることすらめったにない。その教えは絶世に興り、すべて存在するものがその恩恵を受けた。この『明堂經』は昔作られた時、三巻に分けられた。ところが、なかでは診斷法と病氣の徴候が混ざり合っているため、探しても明らかにするのは難しい。人體においては、十二經脈の他に、また奇經があり、八本の脈が流れている。これらの經脈はまるで沮水・漳水・沉水・澧水が長江・漢水に波を流し、豊水・滈水・潦水・潏水がそれぞれ黄河に注ぐようなもので、ピッタリと自然と對應している。そこで、本書を編撰する際、十二經脈をそれぞれ一巻とし、奇經八脈もまた一巻として、合わせて十三巻とした。この區分の仕方によって、『明堂經』の内容を經脈ごとに編纂し、天地における九野のようにはっきりさせ、すべての腧穴を所属する經脈に歸經させた。また、ごっちゃまぜにした診斷法と病氣の徴候などの記述を、混亂した音樂の五音を調える如き分別し、整然とした形にした。古代を肯定し、現代を否定する考えは、すでにつまりにつまった風氣になっているようだが、異なる流れを合流させ、整った形を仕上げるのは前人の優れた規範に反するものではない。伏して、天子の聖明な命令に従い、(『明堂經』を再編纂して注を施し)、後學に傳えようと考える。有巢氏は昔、太壯の卦からヒントを得て、立派な家を建てた。狩漁用の網は、最初はみんな知らなかったが、八卦を作った伏犧氏が離卦からヒントを得て、狩漁用の網を始めて作った。そこで、私が(先人達から得たヒントを生かして)この『明堂經』を編纂し直し注を施して仕上げた。聖人の"近くといえば自分の身を手本とし、遠くといえば見回りの物からヒントを得"と云われたように、軒轅黄帝が歧伯に醫術について様々な方面から訪ね、醫術の眞髓を體得した。(その形として仕上げたのは、醫學の聖典である『素問』と『九卷』である。)(『素問』と『九卷』を混ぜ合わせた)『太素』は生理・病理・經脈・治療など重大な醫術の趣旨を陳べ、『明堂經』は經脈の走向・繫がり・經脈にある諸腧穴の位置及び主治など具體的な形態を示す。兩書はまるで天と地、陽と陰、表と裏、のような構造で成り立っている、これらを通して、醫術の靈妙さを次第に心得ることが可能になるのであろう〔1〕

　　序文は冒頭に天地人の對應關係の視點で、天における"五潢"と地における"九派"の地位と役割から十二經脈を引き出し、人體における十二經脈と"五潢""九派"の對應關係を示す。さらに、"玉繩"が"寒暑"を定め、"金樞"が晝夜を分ける功能の喻えを用い、十二經脈の人體における綱領的な性格と指導的な役割を述べる。續いて、三卷本『明堂經』を説明し、"診候交雜、窺察難明"の缺點を擧げて、再編纂して撰注する必要性を強調する。最後に『明堂經』を十三卷に分けて撰

---

〔1〕 楊上善『黄帝内經明堂』序文は、林克氏によってすでに詳しい譯注がでている（北里研究所東醫研醫史學研究部刊『黄帝内經明堂』、1999年 所收）。本譯注はそれを参考にしている。

注する意味と目的及び撰注した『太素』と『明堂經』の“天一地二”の關係を明らかにする。序文の終りに出る“是古非今、或成累氣”の言葉は、『醫心方』に引かれる“不知大方之論”の文を彷彿させ、三卷本『明堂經』の形式を固守する考えに對する批判的な雰圍氣が讀み取れよう。

　　楊上善が唐の高宗の時代に、勅を奉じて『素問』と『靈樞』の内容を混ぜ合わせた『太素』を撰注したと同時に、三卷本『明堂經』を十三卷に類編して撰注したことは、鍼灸の歴史において畫期的なことであり、鍼灸理論の發展にも臨床上の取穴にも大きく貢獻した。彼の貢獻は、具體的に言うと二點舉げられよう。

　　一つに、楊上善は始めて循經取穴の鍼灸理論と方法をはっきりさせた。所謂循經取穴とは、經脈の循行ルートにあるすべての腧穴と腧穴の主治症を記しておくことである。楊上善が十三卷本『黄帝内經明堂』（全稱『黄帝内經明堂類成』）編纂以前、明堂類文献では、身體の各部位にある腧穴と主治症を記すのが主流であった[1]。主要鍼灸文献を例に舉げれば、『甲乙經』は卷三と卷七以降の孔穴配列順は部位別となっている。具體的に言うと、頭部と體干部は後面と前面に分けて、眞ん中から兩側・上から下の順番に記され、四肢には手の陰經と陽經・足の陰經と陽經に分けられ、末梢から中樞へという順番に記されている。『甲乙經』の取穴法から、『甲乙經』の基づく三卷本『明堂經』も同樣な取穴法であることと判斷できる。『千金要方』と『千金翼方』は甄權の明堂圖を一つの依據として、全身

─────────

　　〔1〕『隋書』經籍志に「黄帝明堂偃人圖十二卷」「黄帝十二經脉明堂五藏人圖一卷」と『舊唐書』經籍志に「黄帝十二經脉明堂五藏圖一卷」「黄帝十二經明堂偃側人圖十二卷」が著録されていることから、楊上善以前からすでに十二經脈の明堂圖が存在していたように推測されがちであるが、現存資料には十二經脉を類編した明堂類文献は見当たらない。

の孔穴は仰人・伏人・側人の三つの圖に分け、それぞれを體干部は部位別、四肢は經脈別に分けて記されている。楊上善はこのような部位別の取穴法と主治症の記し方には缺點があると指摘する。それは"診候交雜、窺察難明"にある、つまり、部位別の場合は、各經脈の腧穴がごっちゃまぜになっていて、腧穴と經脈の關係が分かりづらい、從って研究や鍼灸治療の際、臟腑・經脈・腧穴という源と流のつながりを探しにくく、混亂を招きやすいことがある。そこで、楊上善は經脈ごとに再分類し、手三陰・手三陽・足三陰・足三陽という十二の經脈を十二卷とし、奇經八脈を一卷として、合わせて十三卷にした。卷一の構成を見れば、卷首は總論として、經脈の所屬する臟腑の病理と生理及び經脈の循行ルートが論じられており、その内容は『黄帝内經』と『難經』から取り出されたものと見られる。續いてその經脈に所屬する腧穴の名稱、位置及び主治症が詳しく述べられ、綿密な注釋がつけられており、原文は原『明堂經』の内容であると見られる。各卷はすべて以上のような構成となっていると考えられる。

　このように經脈ごとに卷を分ける編纂方法によって、臟腑・經脈・腧穴・主治症を一つに纏め、源を臟腑に求め、腧穴を經脈の流れに乗せることができる。それによって、網の大綱のように要點を掴め、系統立てて整然と秩序立てることが可能になる。楊上善十三卷『黄帝内經明堂』の編纂理念は、それまでの鍼灸理論における最高のレベルに達したと言え、この編纂形式は後世の手本となった。

　二つには、楊上善は始めて全面的に『明堂經』に注釋した點である。特に腧穴の名稱の釋義と訓詁の面での水準は、未だに彼の右に出る者がいない。現存する『黄帝内經明堂』卷一手太陰肺經の"中府""天府"など十の腧穴、及び現存二十五卷の『太素』にある六十條にも達する楊上善『黄帝内經明堂』注釋がこのことを物語っている[1]。楊上善の注釋文の特徴として、ここで特に擧げたいのは二點である。まず、彼が注釋文に自らの言葉を驅使して醫學理論をはっきり述べ、それまでの臨床經驗に合わせて醫學の基礎理論の價値を説明している點である。次に、歴代名醫達の醫療經驗より得られた重要な成果を注釋文に巧みに溶け込ませて、從來の異説の多い點について辯別して是非を明らかにしている點である。從って、現存する『黄帝内經明堂』卷一と『太素』に、すべての經脈や『黄帝内經明堂』出自の注釋文を合わせて研究することは、楊上善個人の鍼灸思想の研究の枠を超え、唐代初期までの鍼灸經穴思想の研究に繋がることになろう。このテーマを今後の研究課題にしたい。

　　最後に再び『醫心方』卷二「諸家取背輸法第二」に戻るが、ほかの諸家を取り上げる前に、編者丹波康賴が冒頭に眞っ向から對立している『明堂經』注釋者である兩楊氏の持論を配置したことを想起しよう。丹波康賴が楊玄操文を楊上善文の前に配置したことは、楊玄操の考えに贊同することを示そうとした表れと讀みとれよう。

六　『外臺祕要方』等に見える楊玄操の『明堂音義』

　　王燾撰『外臺祕要方』は唐の中期に編纂された大型醫方書である。この書にはそれまでの醫學資料が豐富に保存されているので、文獻の考證や補遺に資することは言うまでもないが、唐の中期までの醫學分野での諸家がどのように受け繼がれたかも覗い知ることができる。楊玄操は『明堂經』の一人の注釋者

---

　〔1〕　錢超塵『「黄帝内經太素」新校正』所收『「黄帝内經明堂類成」（殘卷）簡考』914–918頁による（學苑出版社、2006年）。

として、取背腧穴に關して『明堂經』を固く守る姿勢をとっていることは、すでに上で論じられた通りである。彼の『明堂音義』拔粹文が『外臺祕要方』に見える。本節では、"衆賢の砂礫を取り除き、群才の翠羽を拾い取る"（王燾原序語。"捐衆賢之砂礫，掇羣才之翠羽"）という趣旨で編纂された『外臺祕要方』に拔粹された楊玄操の『明堂音義』の斷片から、その書の性格の片鱗を掴むことを試みる。そして、この考證を通して彼の『明堂經』に關する考えを明らかにしたい。

『明堂音義』の拔粹文を見る前に、一點、疑問を提示したい。前文にも觸れたように、『外臺祕要方』のなかではっきりと楊玄操文として明示されたのは、灸篇の第三十九卷にある一箇所のみである。また、同卷"明堂序"の冒頭に編纂者王燾の文のように見える一節は實は楊玄操の『明堂音義』からの抄録である可能性が高い。さらに、"明堂序"の最後には『明堂經』系統の經典とこれに貢獻した功勞者として、『素問』『九卷』『甲乙』『千金方』、甄權、楊玄操が舉げられている[1]。

筆者の疑問はここにある。すなわち、王燾が長年にわたって國家圖書館にあたる弘文館の藏書に接するチャンスに惠まれていた以上、兩唐志に著録される楊玄操の"黄帝明堂經三卷"撰注本を見ていなかったはずがない點である。大型醫方書である『外臺祕要方』、特に"明堂"專章を王燾が編纂する際、引用する楊玄操の書物はなぜ"黄帝明堂經三卷"撰注本ではなく、『日本國見在書目録』に著録される"明堂音義"だったのであろうか。本章の第三節にすでに舉げたように、著録される楊玄操の著作は、『黄帝八十一難經』九卷のほか、『八十一難音

---

〔1〕 原文は以下の通りである：「『黄帝素問』摘孔穴、原經脉、窮萬病之所始。『九卷』『甲乙』及『千金方』、甄權、楊操等諸家灸法、雖未能遠窮其理、且列流注及傍通、終疾病之状爾。」（宋刻には、「玄」が避諱されて、「楊操」に作る）

義』一卷・『本草注音』一卷・『明堂音義』二卷・『素問釋音』一卷があり、"音義"のほうの比重が大きいことが分かる。そこで、筆者は唐突ながらこのように推測する。所謂"黄帝明堂經三卷"撰注本は『明堂音義』と本來は同一書物である可能性が高いのではないかと。この推測の正否については本論をすすめる上で、直接關わらないので、疑問點としてのみ提示するに止める。

　　『外臺祕要方』卷三十九の"論疾手足腹背灸之多少及補瀉八木火法"には、冒頭"楊操音義云"の拔粹文が置かれているが、この一節はすべて『明堂音義』からの拔粹文と考えられる。引用文は短いので、以下全文を擧げる。

　　"論疾手足腹背灸之多少及補瀉八木火法　　楊操音義云。凡手足内脈、皆是五藏之氣所應也。手足外脈、皆是六腑之氣所應也。四肢者、身之支干也。其氣係于五藏六腑出入。其灸疾不得過頓多也、宜依『經』數也。若頓多、血脈絶于火下、而火氣不得行隨脈遠去也。故云三壯五壯七壯者、『經』曰、乃更添灸、以差爲度。其手足外皆是陽脈也、不得過于二壯。腹中者、水谷之所盛、風寒之所結、灸之務欲多也。脊者、身之梁、太陽之所合。陰陽動作、冷氣成疾、背又重厚、灸之宜名經脈出入往來之處、故灸能引火氣。凡灸、皆有補瀉。補者無吹其火、須住（炷）自滅。瀉者亦不艾、即須吹其火至滅也。其艾炷根下、廣三分長三分、若減此、不覆孔穴、不中經脈、火氣不行、亦不能除病也。

　　凡灸忌用松・栢・桑・棗・竹・柿・楓・榆八木、以用灸人、害人肌・肉・筋・脈・骨・髓。可用陽燧火珠、映日取火。若陰無火、鑽槐木以菊莖延火、亦可硝石以艾蒸之取火、用灸大良。又無此、宜以香油布纏及艾莖、別引取火、則去疾不傷人筋骨。皆欲得觸傷其痛根、瘡若不攘、則病不除也。『甲乙』丙卷云、灸則不發者、灸故履底令熱好熨之、三日即發也。得發則病愈矣。"

　　手・足・腹部・背中に灸治療の時の壯數と補瀉及び八木の火の法則について論じる　楊玄操の『明堂音義』では以下のように云っている。凡

そ手足の内脈は、皆五臟の氣に對應している。手足の外脈は皆六腑の氣に
對應している。四肢は、體の枝と干であり、その氣は五臟の、六腑の出入
りにかかわっている。病があって灸をする時は、回數が多すぎてはいけな
い、『經』に記された壯數の通りにすべきである。もし回數を多くすれ
ば、血脈が火の下で切れて、火氣が動くことができず、脈に沿って遠くま
で廣がることができない。故に三壯五壯七壯というのは、『經』に云って
いるように、（最初は壯數を少なくして、）それから少しずつ足していき、
直る時點で止める。手足の外側は皆陽脈であり、二壯を超えてはならな
い。お腹の中は、水穀の氣が入っている所であり、風寒の氣が集まる所で
もあるから、灸をする時はなるべく壯數を多くしたほうが良い。背骨は體
において梁のような存在であり、太陽脈の合流する所である。陰陽の氣が
動き出すと、冷氣がそれに乗じて病氣をもたらす。また背中は分厚いの
で、經脈の出入りや往來するルートをはっきり見分けるべき、そこで、灸
をすることによって火氣を傳導することができるのである。凡そ灸治療に
は皆補と瀉がある。補とは、その火を消さず、炷が自ら自然に消えるのを
待つのである。〈瀉者亦不艾、即須吹其火至滅也。[1]〉艾炷の根元は廣さ
を三分、長さを三分にする。もしこれに達していなければ、孔穴を覆うこ
とができず、經脈にも的中することができず、火氣が進行することができ
ない。この場合も病いを取り除くことができない。

　　凡そ灸をする時は、松・栢・桑・棗・竹・柿・楓・楡を點火火種に用
いることを避けるべきである。もしこれらを火種に用いて灸をすれば、人
の肌・肉・筋・脈・骨・髓のいずれかを傷つけることになる。陽燧の火珠
を用いて日差しに當てて火を起こすのがよい。曇っていて火を起せない場
合は、エンジュの木にこすって火を起こし、菊の莖で火を移す。硝石を艾
で蒸して火を起し、灸の火源にもよい。またこれらがなければ、胡麻油を
塗った布で艾の莖に包み、他の火源から火を取るのも、病いを取り除き、
人の筋骨に傷をつけずに濟ますことができる。（灸治療の目的は）皆その

　　〔1〕　本稿で用いるテキストはオリエント出版社影宋版である。この部分は讀
解しがたく、原文のままにしておく。明・程衍道本原文は「補者無吹其火、須炷自
滅。瀉者疾吹其火傳其艾、須其火至滅也。」。

《八十一难经吕杨注》辑校与研究

三一三

痛みの根元をやっつけるためである。かさぶたを取り除かれなければ、病いが完治することができない。『甲乙經』丙卷に云う。灸をして發泡しない場合は、舊い布製の靴底を患部に載せ、その上に炷を立てて灸をすえ、靴底に熱を通す。三日間やれば發泡するはずである。發泡さえすれば、病いが治るはずである。

　　『醫心方』卷二「孔穴主治法第一」に二十箇所餘りある楊玄操注である可能性があると判斷された細字注文の內容を見てみると、彼の腧穴に施した注釋は楊上善の綿密な注釋とは異なり、簡單なものであったことが推測できる。しかし、ここの拔粹文は、まったく違う形で獨自の見解を述べ連ねている。さらに注意すべきことは、卷十九の「灸用火善惡補寫法一首」の內容である。この一節は楊玄操文であることは明示されてはいないが（最後に"出第一卷中"のみ記されているが、だれによって作られた注なのかは明らかでない）、上記の文とよく似ている。「灸用火善惡補寫法一首」は、『明堂音義』の性格を見るための重要な文章であるので、煩を厭わず全文を擧げてみる。

　　灸用火善惡補寫法一首（A）張仲景云。四肢者、身之支干也。其氣係于五藏六腑、其分度淺薄、灸之不欲過多、須依『經』數也。（B）過謂餘病則宜依之、若脚氣不得拘此例。風毒灸之、務欲多也、依此『經』數、則卒難愈疾。『小品』論灸有八木火、『明堂』論灸有補寫之法、若能依之、應有道理。（C）八木之火、凡灸用松木火則難愈。柏木火則瘡多汁。橘木火則傷皮。桑木火則肉枯。棗木火則髓消。竹木火則傷筋、多壯則筋縱。枳木火則陷脉潰。榆木火則傷骨、多壯則骨枯。凡八木之火、皆不可用也。火用陽燧之火、其次用硝石之火、天陰則用槐木之火。陽燧是以火珠向日下、以艾于下承之、便得火也。硝石似玉堅、以此石擊賓鐵即火出、仍以極爛榆木承之即得、亦用艾取之。（D）此是匈奴取火法、今胡人猶爾。灸有補寫者、（E）『甲乙經』云。用灸補者、無吹其火、須自滅也。以灸寫者、疾吹其火、拊其艾、須其火滅也。（F）此言以口炊艾炷令疾滅、即是寫也。不吹聽自滅者、

左余白：
《八十一难经吕杨注》辑校与研究

三一四

即補也。(G)『小品』又云。黄帝曰。灸不過三分、是謂從穴〔1〕。此言作艾炷、欲令根下濶三分也、若減此、則不覆孔穴、不中經脉、火氣不行、不能除病也。若江南嶺南寒氣既少、當二分爲準、燧小不得減一分半也。嬰兒以意減之。(H) 凡灸瘡得膿增壞、其病乃出。瘡不壞則病不除矣。『甲乙經』云。灸不發者、灸故履底熨之、三日即發也。甚宜解此。又近有蘇恭、善醫此疾、馳名于上京、顯譽于下邑、撰『脚氣方』卷、論方則信爲指南、敍灸亦未成膠柱、乃云毒氣如賊、出何必要在大門、腹背手足皆須灸也。愚謂灸痛風毒所、攻腹則引賊入室、如何令賊出門、特宜知之、不可輕脱。若手指疾悶、灸無妨也。出第一卷中。

灸治療用の火源の禁忌と補瀉法一首　張仲景がこのように云う。四肢は、體の枝と干であり、その氣は五臟六腑に繋がっており、その度合いは淺くて薄いので、灸をする時は壯數が多すぎてはならない。必ず『經』に書かれた壯數を守らなければならない。私の考えでは、ほかの病いは『經』に從うべきであるが、脚氣の場合は『經』に拘泥してはいけない。風毒の病いにして灸をする時は、できるだけ壯數を多くしたほうが良い。『經』に書かれた壯數にすれば、最終的に病いが治りにくくなる、以上のように考える。『小品方』に灸を論じるのに"八木の火"があり、『明堂經』に灸を論じるのに補瀉の法がある。もしうまくこれに從うなら、きっとそれなりの道理があるのだ。八木の火とは、凡そ灸をする時の火種が、松の木の火を用いれば、病いが治りにくくなってしまう。柏の木の火を用いれば瘡が濕ってしまう。橘の木の火を用いれば肌に傷をつけてしまう。桑の木の火を用いれば、肉に傷をつけてやせこけてしまう。棗の木の火を用いれば、骨髓が熔けてしまう。竹の火を用いれば、筋に傷をつけてしまい、壯數を多くすれば、筋がこわばってしまう。枳の木の火を用いれば、陷脉が潰れてしまう。楡の木の火を用いれば、骨に傷をつけてしまい、壯數を多くすれば骨が衰えてしまう。凡そ八木の火、みな用いてはいけない。灸に使う火種はまず陽燧の火を用いる。次に硝石の火を用いる。曇り

---

　　〔1〕「從穴」は、『醫心方』卷二「作艾用火法灸治頌第十一」に「徒瘞」に作り、旁校には［瘞］［窓］に作る。これは『千金要方』卷二十九「灸例第六」に「灸不三分、是謂徒冤」と一致する。また、「徒穴」も意味として通じる。

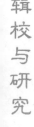

の日は槐の木を用いる。陽燧の火とは、火珠を日差しに向けて、艾を火珠の下に敷き、そこで火が得られる。硝石は玉のように堅いので、これで精錬された鐵を敲けば火が出る。さらに、とことんまで砕かれた榆の木材を下に敷けば、火が得られる。また艾を用いて（下に敷いても）火が取れる。これは勾奴の取火の法であり、今胡人もやはり同じ方法を使っている。灸に補と瀉があるというのは（筆者案。補とは弱った氣血を強めること、瀉とは強すぎる氣血を弱めることである）、『甲乙經』に云うように、灸治療でいう"補"とは、火を吹き消さずに、自然に消えるようにしなければならない。灸治療でいう"瀉"とは、急いで火を吹き消し、艾を敲き、火を完全に消さなければならない。すなわち、口で艾炷に息を吹きかけ、瞬間的に消す、というのは瀉である。吹き消さずにそのままにして自然に消えるようにするのは補である、ということである。『小品方』にまたいう。黄帝は以下のように言っている。灸をすえるとき、三分に達していなければ、ただ體に傷だけをつけてしまうことになるという。これはを作る時、の根元には三分に達すように、と言っている。これより少なければ、孔穴を覆うこともできないし、經脈にもあたらない。そうすると、火氣がめぐらず、病氣を取り除くことができない。江南や嶺南のような地域の場合には、寒氣が少ないので、二分を基準にすべきである。但し、を小さく作ってもいいと言っても、一分半より小さくしてはならない。嬰兒の場合は特にを小さくする。凡そ灸をしてかさぶたが次第に化膿して次第に潰れていくと、病原の毒が出てくる。かさぶたが潰れなければ、病いを取り除くことができない。『甲乙經』には次のように言う。灸をして化膿しない場合は、古い靴底を上に載せ、隔てた形で靴底にに作り、熱を通せば、三日間で化膿するはずである。これは化膿しない状況を解消する良い方法である。また、最近蘇恭という方が、この病い（筆者案。脚氣を指す）の治療を得意とし、都にも名をはせ、地方でも好評を博した。彼は『脚氣方』を撰しており、なかで處方を論じる部分も確かな指針であり、灸を述べる時も固執的でない。但し、彼が毒の氣は泥棒のようなものであるので、必ずしも門から追い出さなければならないということではなく、腹部・背中・手・足に皆灸をすべきある、と主張している。私の考えでは、風毒痛のため灸をする時、もし腹部に灸をして毒を追い拂おうとすれ

ば、かえって毒を部屋に引き入れようとしているような結果になりかねない、これではどうやって泥棒を部屋から追い出すことができようか。この點については特に知っておくべきであり、輕率に灸をすべきではない。ただ、もし手の指に血行が悪くて氣分が良くない時は、灸をしても構わない、ということである。（第一巻より）

　　小曽戸洋氏は『外臺祕要方』の記載形式について、"巻37・38・39の記載形式・文獻引用法は、他巻とは編者が違うのではないかと疑われるほど異なっている"[1] と指摘している。二つの引用文は小曽戸氏の指摘の正しさを證明している。巻三十九の編者は果たして王燾であるかどうか問題は殘るが、巻十九は王燾であることは確かである。二つの拔粹文は記載形式が異なっているとは言え、内容は一致している。特に『醫心方』巻二楊玄操文と明記される "凡灸瘡得膿壞其病乃出瘡不壞則病不除甲乙丙卷云灸不發者灸　熨之三日即發也" の一節が、上述の巻十九「灸用火善惡補寫法一首」のフレーズとほぼ一致していることから、巻十九「灸用火善惡補寫法一首」は楊玄操『明堂音義』第一巻よりの抄録であろうと判斷できる。

　　記載形式として、「灸用火善惡補寫法一首」の拔粹文は出所が明示されていて、しかも楊玄操の論述も含まれている（『明堂音義』からであることは明示されていないが）。楊玄操の灸に關する考えを見るため、この拔粹文を分かりやすく整理する必要があろう。（A）は張仲景文ではあるが、『醫心方』巻二 "灸例法第六" と照らし合わせてみると、略して摘録していることが分かる。（B）に、"過謂" となっているが、上下の内容や文章の最後にも "愚謂" があることから、"過" は "愚"

〔1〕　小曽戸洋『宋版「外臺秘要方」の書誌について』（『東洋醫學善本叢書』八『解題・研究・索引』所收。東洋醫學研究会、1981 年）。

の誤字と思われる[1]。これは楊玄操の論述であろう。（C）（E）（G）はそれぞれ『小品方』―『甲乙經』―『小品方』からの拔粹文、（D）（F）は楊玄操のコメント、（H）の前半は『醫心方』に楊玄操文と明示される內容と一致している。後半は『脚氣方』を撰した同時代の蘇恭（敬）に對する楊玄操の異議である。

　　以上の拔粹文からいくつかの點が讀み取れよう。まず、楊玄操は灸に精通している。『醫心方』卷二の拔粹文に、鍼關係の章節には楊玄操の名が見えないが、灸關係には見える。もちろん、これだけではなんらの證據にはならないが、この卷十九に見える楊玄操自らの解説とコメントは、灸に見識のある論述であると言えよう。次に、『醫心方』卷二「諸家取背輸法第二」では、取背腧穴に關して楊玄操は『明堂經』に固くこだわる姿勢を見せているが、實際（B）の論述を見ると、脚氣の灸治療の場合は、『明堂經』にこだわっていない。しかも『小品方』に記される〈八木の火〉避忌と『明堂經』に記される補瀉の方法を同時に言及して、それなりの道理があると認めている。このような柔軟な姿勢を彼が示していることは、自らの豐富な臨床經驗に基づいているに違いないが、時代の潮流も感じさせられる。また、（H）のコメントには、同時代の脚氣治療專門家の蘇恭（敬）を高く評價すると同時に、異議も唱え、獨自の考えを述べている。何故楊玄操が『明堂音義』に"音義"の枠を超えて、灸治療に力を注いで論述し、しかも『明堂經』に記されていない〈八木の火〉避忌まで重視するのであろうか。これについては節を改めて論じたい。

---

　　〔1〕　山脇東洋覆刻本（1746年）の校勘記に從う（華夏出版社校注本＜1993年＞參照）。

七 終わりに

　　灸の歴史は、現時點で見ることの出來る資料に基づけば、馬王堆から出土した『足臂十一脈灸經』と『陰陽十一脈灸經』に遡る。それ以降、魏晉の時代には『曹氏灸經』が現れた。晉の時代には『肘後備急方』や『小品方』などにも灸は唱道され、灸の適用できる病症や施灸の部位及び壯數などへの發展が見られる。隋志と兩唐志に著錄される鍼灸文獻では、灸と鍼の割合が拮抗しているように見えるが、實際『醫心方』卷二所引灸關係の文獻を見ると、紙幅の上でも内容の面でも明らかに鍼より灸は充實している。『醫心方』卷二「灸例法第六」の冒頭に、陳延之の文が引かれて次のように述べる。

　　夫鍼術、須師乃行、其灸則凡人便施。爲師、解『經』者、鍼灸隨手而行。非師、所解文者、但依圖、詳文則可灸。野間無圖、不解文者、但逐病所在便灸之。皆良法。但避其面目肢顯露處、以瘡瘢爲害耳。

　　鍼術は優れた師をまってこそ、行うことができるが、灸の場合は誰でもできる。師であって、『經』が分かる者は、鍼も灸も自由自在にやれる。師ではなく、『經』が分かる者は、自分で圖に突き合わせて『經』を詳しく研究した上ならば、灸をやってよい。民間にて圖もなく文字も讀めない者は、病のある部位をもとめて灸をするのである。これは皆良い方法である。但し、顔と四肢の露出部分を避けなければならない。瘡や瘢痕ができる弊害があるからである。

　　すなわち、鍼治療には技術が求められるので、專門の鍼師でないとできないが、灸の場合は素人でもできる。上記の文は當時における灸治療の普及ぶりを物語っている。また、同じ「灸例法第六」に孫思邈『千金要方』卷二十九からも拔粹されている。

依『扁鵲灸法』、有至千壯、有至五百壯、皆臨時消息之。『明堂』本經多鍼入六分、灸三壯、更無餘論。曹氏有百壯者、五十壯者。『小品』諸方亦皆有此、須准病輕重以行、不可膠柱。

　『扁鵲灸法』によれば、千壯があれば、五百壯もある。これらはみな臨時應變に斟酌すれば良い。『明堂』本經には、鍼の刺入は六分にとどめ、灸の壯數は三壯まで、と多く書かれているが、ほかのことは觸れていない。『曹氏灸法』には百壯もあれば、五十壯もある。『小品方』の諸處方にもみなこのような記し方がある。（いずれにせよ、經方に拘らずに）病氣の深刻さに應じて灸の治療を行う、一つの基準のみに拘泥することや、同じケースを繰り返されることを期待する考え方はあってはならない。

　“『明堂』本經”とは、原三卷本『明堂經』を指す。これに基づいている『醫心方』卷二「孔穴主治法第一」には、確かに孫思邈の述べたように三壯ないし五壯が多いが、『肘後備急方』や『千金方』のような隨年壯や百壯單位の多壯は殆どない。孫思邈は『明堂經』に拘らず、『扁鵲灸法』『曹氏灸法』『小品方』など明堂系統と異なる流派の多壯をすべて認め、病氣に合わせて臨機應變に壯數を決めるのが肝心だと言っている。そもそも“壯”の意味は壯年者への施灸數を意味するとされ、元々數が確定したものではなく、融通性が常に求められている[1]。この點は中國醫學の全般にも通じるものでもある。『明堂經』の内容は、『素問』や『靈樞』にある鍼灸資料及び成立年代の漢までの鍼灸書物を纏めて記述したものである。當時において三壯ないし五壯でも效果は十分あったが、社會の發展につれて、灸治療の際『明堂經』の通りでは治療效

---

〔1〕灸の壯數の意味について、宋・沈括『夢溪筆談』卷十八「技藝」に、「醫用艾一灼謂之一壯者、以壯人為法、其言若干壯、壯人當依此數、老幼羸弱量力減之。」と説明する。

果が薄くなる傾向が出てきたかのように思われる。この點に關して、孫思邈は『備急千金要方』の序文に鋭く指摘している。

黄帝受命創制九鍼、與方士岐伯雷公之倫、備論經脉、旁通問難、詳究義理、以爲經論、故後世可得依而暢焉。春秋之際良醫和緩、六國之時則有扁鵲、漢有仲景倉公、魏有華佗、竝皆探賾索隱、窮幽洞微、用藥不過二三、灸炷不逾七八、而疾無不愈者。晉宋以來、雖復名醫間出、然治十不能愈五六、良由今人嗜慾太甚、立心不常、嬌放縱逸、有闕攝養所致耳。

黄帝は天命を受け、九鍼を創制した、また、方士の岐伯や雷公の輩と共に、あらゆる經脈の道を論述し、問答式の議論を通じて、醫學の道理を詳しく究め、これらの論述を醫學理論の經典とした。ゆえに後の人々はこれをよりどころにして醫學の筋道を理解できるのである。春秋時代の名醫和緩、戰國時代の扁鵲、漢の張仲景と倉公、三國時代の魏の華佗、これらの名醫はみな深奥で捕らえがたい道を捜し求め、深く隠れた眞理を究めた。その時代では、藥の使用は二、三回まで、灸治療は七、八壯を超えず、ただこれだけでも病いを完治しないケースはなかった。ところが、晉と宋（六朝時代）以來、たとえ名醫がたまに現れたとしても、治癒率は十人に五、六人を超えないという現實になった、そのわけはすべて今の人は嗜欲が多すぎで、心が定まらず、放縱で締まりがなく、不養生のところにある。

孫思邈は、六朝時代以來、治癒率が下がった理由として、現代人が古代人のような無欲の精神と質素な生活から離れ、養生に心掛けることがなく、貪欲や享樂にふけり、心理状態や道德の面でも天地自然の道に反する點を擧げている。このような現實のために、六朝時代以前の經典に基づいた藥の回數と灸の壯數の治療はすでに効かなくなったという。六朝時代に現れた數多くの鍼灸書と灸の壯數の大幅の增加現象は、異なる角度から孫思邈の分析の正しさを裏付けている。

以上、六朝から唐代までの鍼灸治療の實態を檢證した後、再び楊玄操の『明堂音義』に立ち戻り、前節に擧げた彼の灸關係の拔粹文と第三節に擧げた取背腧穴に關する考えを照合して、楊玄操『明堂音義』の性格と『明堂經』系統の變化を少し明らかにした。

　取背腧穴に關して、『明堂經』を固く守る保守的な姿勢を示し、楊上善に批判の標的とされた楊玄操が、實は『明堂音義』においては、灸治療について自らの考えを論述した上で、明堂系統と異なる説まで取り入れて、柔軟な姿勢を示している。これは何よりもその時代の風潮のあらわれの典型的なケースであろう。當時、鍼灸多元化のなか、すべてを包容し、異なる系統の融合が求められていた。楊玄操は『明堂經』の限界を認識した上で、注釋書に力を入れて、異なる流れと思想を取り入れ、さらに自らの灸治療の經驗に基づいた"自説"を加味し、『明堂經』を補おうと考えていたのであろう。

　『醫心方』卷二「諸家取背輸法第二」に拔粹される取背腧穴に關する兩楊氏の異なる考え、及び楊上善序文に述べられた編纂趣旨、楊玄操『明堂音義』斷片に表れた柔軟な姿勢、これらはすべて異なる角度からの『明堂經』系統の變化を表していると讀み取れよう。

北厓本《难经》对同条双"杨曰"注文的处置方式分析

赵怀舟

摘　要：北厓本《难经》（1864）的实质是《难经吕杨注》辑录本，其辑复底本为佚存丛书本《难经集注》。本文通过相应例证讨论这个辑复过程中的一种特殊现象，即北厓本《难经》是如何处置《难经集注》中同一条文下的两个"杨曰"注文的。通过层层分析，最终得出结论。在尊重辑复底本的基础上，强调"注文与正文相应"是北厓本《难经》的主要辑复原则之一。

关键词：北厓本难经；难经吕杨注；难经集注；辑复原则；杨玄操

中国中医科学院图书馆所藏北厓主人手录本《黄帝八十一难经》（下简称北厓本《难经》），抄成于清·同治三年（1864年）。由于北厓本《难经》在书名作者项处仅仅罗列"吴·吕广注。唐·杨元操演"9字，故此该抄本的实质是对《难经集注》中吕广、杨玄操二家注文的辑录。因此，北厓本《难经》虽无《难经吕杨注》之名，却具《难经吕杨注》之实。本文讨论该辑录本对于《难经集注》中所保留之杨氏注文的解析思路及处理方式。事实上，大多数情况下如果《难经集注》的某个条文下只包含一个"杨曰"时是无需作过多讨论的。相反地，如果《难经集注》的某个条文下包含不止一个"杨曰"时，就是一个比较麻烦的情形，必须认真对待。

由于北厓本《难经》未曾以任何方式表达其辑录《难经吕杨注》的方式方法。因此，我们只能通过相关条文的举例分析做出相应的判断。笔者希望通过本文的初步分析，有助于读者理解北厓主人是如何对《难经集注》中有争议的条文进行一系列的处置安排的。

《难经集注》中包含吕广、杨玄操、丁德用、虞庶和杨康侯5家注文，由于体例所限，杨玄操与杨康侯两家注释皆以"杨曰"提示。因此，理论上必须对两家注文加以区分。对于此事北厓主人是有所意识的，并在一定程度上给出了自己的回答。

例1：以不录的方式排除杨康侯注文

《难经集注·四十八难》中"言者为虚，不言者为实"下连续出现两个"杨曰"。即"杨曰：肺主声，入心为言，故知言者为虚。肝主谋虑，故入心即不言，用为实邪，故知不言者为实也。○杨曰：藏气虚，精气脱，故多言语也。藏气实，邪气盛，故不欲言语也"。

北厓本《难经》（第102页）仅取第1个"杨曰"（35字）而不取第2个"杨曰"（23字），当是辑录者北厓主人（元祁氏）认为第2个"杨曰"并非杨玄操注文之故。

【按语】笔者以为第一个"杨曰"或是"丁曰"之误，理由有三：①《难经集注·四十八难》中仅有"丁曰"、"杨曰"二家之注。该处同样冠以"杨曰"的2条注文，在讨论同一个问题的同一个层面时，选择了完全不同的说理角度，显系两家之言，应首先考虑有没有误抄、误刻的可能；②所谓"肺主声，入心为言，故知言者为虚。肝主谋虑，故入心即不言，用为实邪，故知不言者为实也"的句式，与同难中"病之虚实者，出者为虚，入者为实"下的"丁曰：阴阳者，主其内外也。今阳不足，阴出乘之，在内俱阴，故知出者为虚也。阴不足，阳入乘之，在外俱阳，故知入者为实也"的句式雷同；③据笔者观察《四十八难》的"杨曰"多数较为简短，具体落实到此处是第2个"杨曰"（23字）相对简短。因此，第1个"杨曰"（35字）有误的可能性更大。甚至不除外未收入《难经集注》之前的《四十八难》"杨曰"每一条注释更为简短。换言之，笔者认为极有可能早期的本子中，《四十八难》"言者为虚"下有"杨曰：藏气虚，精气脱，故多言语也" 11 字短注；"不言者为实"下有"杨曰：藏气实，邪气盛，故不欲言语也" 12 字短注。即整理《难经集注》者为了协调好各家注（此处是丁德用注和杨氏注）之间的位置关系，曾经做过拼接两个"杨曰"为一个"杨曰"的工作。多年以来，笔者一直在考虑一个问题，即丁德用本中是否包含吕杨旧注？通过本文的分析，似乎可以得出一个暂时的结论，即丁德用本有可能不严格照录吕杨旧注。因为照录简单拼接难，所以《难经集注》的操作者依据的丁本可能不严格照录吕杨旧注（至少是杨氏注），以至于不得不事后对丁德用本同一条文下的"杨曰"进行一定程度的拼接对合。

例 2：以"又曰"方式保存同条杨注

《难经集注·十八难》中"人病有沉滞久积聚，可切脉而知之耶。然：诊在右胁有积气，得肺脉结。脉结甚则积甚，结微则气微。诊不得肺脉，而右胁有积气者何也？然：肺脉虽不见，右手脉当沉伏"下有两个"杨曰"，虽然位置并不紧密安排，而是被"虞曰"分开，但一条之下确实出现了两个"杨曰"。北厓主人经过分析后认为，这两个"杨曰"与例 1 有着本质的区别。它们所讨论的内容不是同一个问题的同一个层面，而是对同一条文的前后两部分内容的分别讨论。

北厓本《难经》（第 53 页）的处理方式是第二个"杨曰"改为"又曰"，并且"又曰"前面不空格。其文如下："杨曰：往来缓而时一止复来，谓之结也。脉结甚者，是诊脉之状也。结甚者此结训积。犹言脉结甚则积甚，脉积微则积微。其言积隐也。又曰：诊虽不得肺脉浮短而涩，但左手脉当沉伏，即右胁有积气矣。肺治在右也，极重积著骨乃得，故谓伏脉也。"

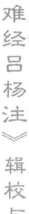

【按语】笔者以为，此处仍然是《难经集注》的操作者为了照顾丁本的行文，而将两个"杨曰"置于同一个条文之内来讨论，这种现象可以视为对"杨曰"的松散拼合。笔者的调整方式与北厓主人不同，不再保留"杨曰"的松散拼合状态，是把原文切成两部分，分别缀以杨氏注。个人认为这种辑复方式，可能更符合原著的模样，这段文字笔者调整后的格式如下：

人病有沉滞久积聚，可切脉而知之耶。然：诊在右胁有积气，得肺脉结。脉结甚则积甚，结微则气微。

○杨曰：往来缓而时一止复来，谓之结也。脉结甚者，是诊脉之状也。结甚者此结训积。犹言"脉结甚则积甚，脉结微则积微"，其言积隐也。

诊不得肺脉，而右胁有积气者何也？然：肺脉虽不见，右手脉当沉伏。

○杨曰：诊虽不得肺脉浮短而涩，但右手脉当沉伏。即右胁有积气矣。肺治在右也，极重指著骨乃得。故谓伏脉也。

例3：联系正文慎重考虑杨氏注次序

《难经集注·二十三难》中"经脉十二，络脉十五，何始何穷也？然：经脉者，行血气，通阴阳，以荣于身者也。其始从中焦注手太阴、阳明，阳明注足阳明、太阴，太阴注手少阴、太阳，太阳注足太阳、少阴，少阴注手心主少阳，少阳注足少阳、厥阴，厥阴复还注手太阴。别络十五，皆因其原。如环无端，转相溉灌，朝于寸口人迎，以处百病而决死生也。"下有两个"杨曰"，虽然位置并不紧密安排，而是被"虞曰"分开，但一条之下确实出现了两个"杨曰"。其文如下："○杨曰：行手太阳（阴）讫，即注手阳明。行手阳明讫，即注足阳明。输转而行，余皆仿此也。……○杨曰：经脉十二，络脉十五，凡二十七气，以法三九之数。天有九星，地有九州，人有九窍是也。其经络流行，皆朝会于寸口人迎。所以诊寸口人迎，则知其经络之病，死生之候矣。"

北厓主人经过分析后认为，这 2 个"杨曰"与例 2 的区别在于，它们不是对于《难经》原文的顺次讨论。很显然第 2 个"杨曰：经脉十二"云云当在前，而第 1 个"杨曰：行手太阴"当在后。他的处理方式是将第 2 个"杨曰"前置（北厓本《难经》第63 页）；第 1 个"杨曰"以"又曰"代之，且前空一格，整体后置。

【按语】北厓主人在"又曰"前空一格也非常有趣，若按照例 2 此处不空格亦可。可以思考者，若严格联系《难经》正文顺序，则杨注中"其经络流行，皆朝会于寸口人迎。所以诊寸口人迎，则知其经络之病，死生之候矣"还应当保持在最末的位置，而不是随着"杨曰：经脉十二"往前移。另，北厓本《难经》第63 页页眉处有"此二条前后当乙之" 8 个朱笔题字。据信，北厓本《难经》中朱笔眉批，当出自此书的原藏者范行准（1906 –1998）先生之手。

笔者初读至此时，也同样认为此处的"杨曰"顺序是北厓主人弄颠倒了。直至再三核红本书排印稿时才意识到，北厓主人此处"杨曰"顺序的调整是有深意在其间的。

总之，当同一条《难经》正文下出现两个"杨曰"时，北厓主人并非想象中的草率操作。而是首先判断这两个"杨曰"是不是同一人所作，如果他认为其中必然有一个"杨曰"不是杨玄操时，会做出自己的取舍（即便这种取舍不一定准确）；如果两个"杨曰"有可能出于同一人之手时，他会以"又曰"的形式加以同时保留；在同时保留的情形下，北厓主人还非常细致地照顾到了注文和正文相互对应的顺序关系。

在坚持"注文与正文相应"的基本辑录原则的同时，北厓主人相当尊重其辑复底本——佚存丛书本《难经集注》的原始文字。当出现两个互不相容的"杨曰"时（如例 1），他保留第 1

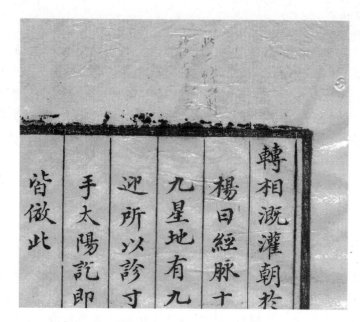

北厓本《难经》朱笔眉批（"此二条前后当乙之"）

个"杨曰"，客观上默认第 2 个"杨曰"为杨康侯；当宏观的先后位置已经得到确认（如例 2）或调整（如例 3）时，他一般不再对正文或"杨曰"进行改变佚存丛书本《难经集注》原始面貌的更细一层的切分与调序。

清代御医力钧氏《难经古注校补》中曾指出："《佚存丛书》中王氏《集注》本……撰人首列丁氏，注家首录丁氏，皆仍丁本之旧。按徐灵胎谓'《难经》有图始于宋·丁德用'，则《集注》似本丁本，而以杨注附之也，吕注则在杨注内。"力钧氏所言，似有一定的道理。

跋　文

笔者 2011 年元月起承担山西省中医药研究院院级课题“《难经吕杨注》辑校”的工作实施任务，该项课题为期两年。事实上，这是笔者工作十五、六年来首次承担官方课题任务。此前一年的 3 月、6 月份，课题组也曾以“《难经吕杨注》研究”为题，试着申报国家社会科学基金和自然科学基金项目均未获批准。转年更为务实的“《难经吕杨注》辑校”课题有幸获得院内项目支持，也是这个萦绕胸中日久的想法得以落实的最大契机。共襄此事者，除本科室成员王小芸、王象礼外，尚有《山西中医》副主编任光荣先生。两年的时间转瞬即逝，笔者试将两三年来工作过程中的点滴感想放在书后，权算作“《难经吕杨注》辑校”初稿的跋文。

1. 《八十一难经》的早期注本

据马继兴先生《中医文献学》（1990 年 10 月上海科学技术出版社版）一书介绍，《难经》是《黄帝八十一难经》的略称，又名《八十一难》。原书题：“卢国秦越人撰”。秦越人是春秋、战国之际的人，亦称扁鹊，《史记》曾载其传记，但未提到此书。从本书内容和有关资料分析，估计也是战国时人辑录秦越人的佚文而成，但现存的《难经》一书中也掺入了秦汉以后的部分文字（例如书中有类似两汉时期流行的五行纬说文字之类）。《难经》的早期注本有两种，分别是吕广注本和杨玄操注本。

《太平御览·卷七二四·方术部五·医四》引“《玉匮针经序》曰：吕博少以医术知名，善诊脉论疾，多所著述。吴赤乌二年（239）为太医令。撰《玉匮针经》及注《八十一难经》，大行于代"。引文中的"吕博"即"吕广",也有文献称作"吕博望"。吕广的注本是既知最古的一种《难经》注本,但其书早佚。对于吕广的生平事迹我们知之不多,他是三国时吴医学家,他的《难经》注本在《隋书·经籍志》中被称作《黄帝众难经》。除此书外,吕广还撰有《玉匮针经》和《募腧经》,均佚。

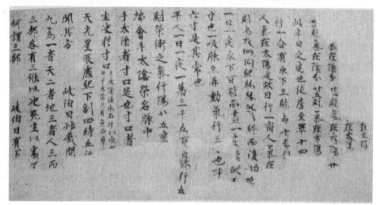

俄藏敦煌文献 Дх00613

李应存等人撰文指出:"俄藏敦煌文献 Дх00613,现存 28 行文字……12-16 行与《难经·第一难》的有关内容相似……生决于寸口手太阴法水,而行以水鱼手太阴亦有鱼,而象□此两行小字注文在《难经·第一难》注文中未见。"(李应存、李金田、史正刚. 俄藏敦煌文献 Дх00613"《黄帝内经》、《难经》摘录注本"录校〔J〕. 甘肃中医学院学报,2005,22(3):21-23.)今本《难经集注·十五难》吕注中有"心脉法火"、"肾脉法水"之说;《十六难》吕注中两见"法象无多"一语,由此可知以取类比象之法为注亦是吕注的特征之一。笔者以为,此条注语不除外系吕广旧注的可能性。

据沈澍农先生考证《难经》吕广注本很早就流传到了东邻日本,其《〈难经〉导读》一书明确指出:"《难经》传入日本则更早,详情虽不可考,但日本圆融天皇永观二年(是年为中国宋太宗雍熙元年，公元 984 年）成书的《医心方》已经引用《八十一难》2 条，还在注文中引用 4 条，在背记中引用 1 条。另外，又在卷十六注文中引用'八十难经吕氏注'（原文如此，应夺一'一'字）1 条，由引可以推论，《医心方》撰著时所引用的应是吕氏注本。"（沈澍农、武丹丹．《难经》导读［M］．北京：人民军医出版社，2008：13.）

　　需要指出的是，丹波康赖（912－995）固然引过《难经》吕氏注本，他也曾同时得见《难经》的杨玄操注本。《医心方卷十·治八痞方第五》引"《八十一难》云：脾之积名曰痞气，在胃管，覆覆大如盘，久不愈，令人四肢不收，发黄疸，饮食不为肌肤"。下有"今按：杨氏注云：痞，否也。言否结成积也"云云。"今按"中"杨氏注云"的内容与今本《难经集注·五十六难》下杨玄操注文相合；《医心方·卷二十四·知有子法第二》夹注曰："今按，《八十一难》云：以掌后三寸为三部，则寸与关尺各得之一寸。凡诊脉者，先明三部九候。"内容与今本《难经集注·二难》下杨玄操注文相合。而《医心方·卷十·治诸疝方第二》中所引"《八十一难》云：五藏谓之疝，六府谓之瘕"一语，今本《难经》的正文并注文均未见。

　　杨玄操注本（《难经吕杨注》）是唐初医家杨玄操据吕广注本所作的次注本。书中保留了他所见到的吕注，同时附以己注称之为"演"。杨玄操的生平里贯，我们同样知之甚少。他是唐初医家，大约生活于公元 7 世纪。曾任歙州歙县（今安徽歙县）尉。他用 10 年时间撰成《黄帝八十一难经注》五卷、《八十一难音义》一卷、《黄帝明堂经》三卷、《明堂音义》二卷、《针经音》一卷、《素问释音》、《本草注音》一卷等。

《医心方》引《八十一难》书影

　　山西旅日学者阎淑珍对杨玄操的生平有较为详细的考证，她参考浦山久嗣的相关文章后指出："唐·张守节的《史记正义·扁鹊仓公列传》里，除引用《难经》原文和吕广注之外，还引用了杨玄操序以及二十三难和四十二难的杨注。《史记正义》著于开元（713－741）年间，因此可以断定杨玄操注《难经》在开元就已存在。"阎氏接着指出："杨玄操的'难经序'……里有这样一句：'以其与轩辕时扁鹊相类，乃号之为扁鹊。又家于卢国，因命之为卢医，世或以卢扁为二人者，斯实谬矣。'可以注意到序文中的'世'并未避讳。这与杨上善《黄帝内经明堂》序中'教兴绝代，仁被群有'（'代'为'世'的避讳字）恰好形成了鲜明的对照。到这里就可以作出如下推断：杨玄操生活时代的下限应在唐太宗时代（627－650）之前的太祖时代。"（见阎氏2008年9月发表于日本《东方学报》第83册348－334页上的"从杨玄操文的片断看《明堂经》在唐代的流传情况"一文）

2.《难经吕杨注》的点滴线索

唐代以后，《难经吕杨注》仅见载于个别书目中。如：

藤原佐世（828－898）《日本国见在书目录》："《黄帝八十一难经》九，杨玄操撰。《八十一难音义》一，同撰。"

南宋·赵希弁《郡斋读书后志》："《黄帝八十一难经》一卷。右秦越人撰，吴吕广注，唐杨玄操演。越人受桑君秘术，洞明医道，采《黄帝内经》精要之说，凡八十一章，编次为十三类，其理趣深远非易了，故名《难经》。元操编次为十三类。"

元·马端临《文献通考》："吕杨注《八十一难经》五卷。陈氏曰：《汉志》亦但有《扁鹊内外经》而已，《隋志》始有《难经》，《唐志》遂属之越人，皆不可考。难，作去声读。晁氏曰：秦越人撰，吴·吕广注，唐·杨元操演。越人，勃海人，家于卢，受长桑君秘术，明洞医道。世以其与黄帝扁鹊相类，乃号之为扁鹊。采《黄帝内经》精要之说，凡八十一章，以其为趣深远，末易了，故名《难经》。元操编次为十三类。"

明·毛晋《汲古阁毛氏藏书目录》："《吕阳注八十一难经》五卷，秦越人撰，吴·吕广注，唐·玄操演。"

清·陈揆（1780－1825）《稽瑞楼书目》："《黄帝八十一难经》一卷，吴·吕广注，唐·杨元操演。抄本。一册。"

日本《宝素堂藏书目录》："《黄帝八十一难经》五卷，一册。多纪元坚校定，吕、杨之家注本。"（上述资料节引化裁自日本冈西为人著、郭秀梅整理的《宋以前医籍考（上）》88－90页）

事实上，日本《宝素堂藏书目录》记载的本子已非原本之旧，而是多纪元坚（1795－1857）辑复的本子。在日本《难经吕杨注》原本最后一次出现大约是室町时代（むろまちじだい，1392－1573年）临济宗僧人，月舟寿桂（1460－1533）别号幻云、中孚道人者，在其对《史记·扁鹊仓公列传》所做批注中提示的信息了。其书 139 页，月舟寿桂先生批道："幻所见杨玄操注写本也，字多谬误。"然而这个本子，此后似乎无人得见。以至于辑复《难经吕杨注》的多纪元坚不得不感叹道"大永（1521－1527）迄今未三百年，而轶亡不传，深为可惜"！

笔者得见日本内经学会影印的濯缨堂本《难经集注》后便有意辑复此经，但直到真正动手方知其难。随着工作的深入，笔者渐渐意识到简单地把《难经集注》中吕曰、杨曰的条文录出，距离《难经吕杨注》的辑复尚远。

3. 《难经吕杨注》的辑复之难

通过相关古籍文献的阅读，我逐渐意识到以下几个问题，而这些问题均是辑复《难经吕杨注》过程中不得不面对和必须加以合理处置的。首先，今本《难经集注》是否较好地保留了宋本的特征。

3.1 《难经集注》的前世今生

笔者辑复《难经吕杨注》的主要工作底本是《难经集注》，《难经集注》目前最早的刻本是日本江户时期庆安五年（1652 年，相当于清·顺治九年）孟夏武村市兵卫刻本（下称"庆安本"）。需要指出的是岩波书店《日本史年表》1652 年栏下标注的年号是"承应"，其书简要指出该年 9 月 18 日（阳历 10 月 20 日）改元，故彼栏作"承应"而不作"庆安"。是年孟夏（旧历四月）尚未改元，因此此本最初刊印时间确为庆安五年。也有个别目录书籍谨守"年表"而核改作"承应"云云，如《全国中医图书联合目录》作"日本承应元年壬辰（1652）武村市兵卫刻本"。

一般认为《难经集注》成书于北宋末南宋初，日本学者篠原孝市在综合各家意见的基础上进一步指出，此书约形成于公元 1100－1269 年之间。

慶安五歲孟复月
武村市兵衛刊行

1999年3月20日　発行	
研　究　報　告　書　2	
発行人	大東文化大学人文科学研究所 所長　林　　　克
発行所	大東文化大学人文科学研究所 〒175-8501 東京都板橋区高島平1－9－1 電話 03 (5399) 7 3 2 5
印刷	株式会社至　　誠　　堂

庆安本《难经集注》影印件的牌记和版权页

　　说明：本次辑校《难经吕杨注》所用的《难经集注》底本是大东文化大学人文科学研究所 1999 年 3 月 20 日发行的《难经集注》庆安五（1652）年"武村市兵卫刊行"本的影印本。该本由茨城大学人文学部中国科学史的真柳研究室真柳诚教授所提供。庆安本《难经集注》已是目前可以得见该书的最早刊本。

　　如果说《难经集注》日本庆安本的发现和影刊完整地保留和再现了它 360 年前的所有细节，那么为什么还要继续追问庆安本《难经集注》在多大程度上保持了四五百年以前它成书时的模样？

　　依据多纪元胤在《中国医籍考》中的考证，《难经集注》的前身当是《十家补注难经》，而《十家补注难经》当是李元立辑十家单行注本而成。丹波氏的考证非常重要，它掀开了历史的一角，有助于人们在脑海中重新建立该书的初期模样。其文如下：

　　辛巳仲冬十八日，西城侍医野间君（成式）、令嗣仁夫（成已）得皇国亡名氏《难经俗解钞》，持来见示。卷首称《难经》有十家补注。所谓十家，并越人而言之，曰卢秦越人撰，吴太医令吕广注，济阳丁德用补注，前歙州歙县尉杨玄操演，巨宋陵阳草莱虞庶再演，青神杨康侯续演，琴台王九思校正，通仙王晳象再校正，东京道人石友谅音释，翰林医官朝散大夫殿中省尚药奉御骑都尉赐紫金鱼袋王惟一重校正，建安李元立锓木于家塾。据此诸家校注本，固各单行，李氏鸠集其说编十家补注。而若署名，似不以朝代为次序，后人以王惟一名在最后，谓系其所集，仍别为一书，题以王翰林集注字。（日·丹波元胤编《聿修堂医书选·中国医籍考》1956 年人民卫生出版社第 67 页）

我们从浦山久嗣的相关文章中可以看到东京国立博物馆资料馆所藏的《难经俗解抄（乾卷）》（旧和三八三三）相关情况："又有《十家补注黄帝八十一难经》。第一序'承议郎守尚书屯田员外郎前知三泉县兼管勾兵马桥道劝农事骑都尉赐绯鱼袋黎泰辰撰、治平（宋英宗）四年端午序之'。次有济阳丁德用补注序、末云'太宋嘉祐（仁宗）七年岁次壬寅子月戊申日济阳丁德用题'。又次有淮南遁翁序、末云'□困熙宁（神宗）元年岁涅滩春正月一日淮南遁翁题'。次云'十家补注□□囻国秦越人撰、吴大医令吕广注（本作吕博、按吕氏本名吕广、避讳为博）、济阳丁德用补注、前歙州歙县尉杨玄操演、巨宋陵阳草莱虞庶再演、青神杨康侯续演、琴台王九思校正、通仙王晸象再校正、东京道人石友谅音释、翰林医官朝散大夫殿中省尚药奉御骑都尉赐紫金鱼袋王惟一重校正'。建安李元立锓木于家塾、此八字作二行、在方墨之中也。所谓'十家'加越人而十人也。臣只五家而已、其余校正等。"

除了日本医家提供的信息而外，在中国也有一些学者提到此书。比如：

南宋咸淳五年（1269 年）己巳李駉《黄帝八十一难经纂图

句解》自序中提到："予业儒未效，惟祖医是习，不揆所学，尝集解王叔和《脉诀》矣，尝句解《幼幼歌》矣。如《八十一难经》，乃越人授桑君之秘术，尤非肤浅者所能测其秘，随句笺解，义不容辞。敬以《十先生补注》为宗祖，言言有训，字字有释。"

元末明初吕复《难经附说》自序中提到："《难经》十三卷，乃秦越人祖述《黄帝内经》设为问答，以示学者。所引'经言'多非《灵》、《素》本文。盖古有其书，而今亡之耳。隋时有吕博望注本不传。宋·王惟一集五家之说，而醇疵或相乱，惟虞氏粗为可观。"（转引自元·戴良《九灵山房集·沧洲翁传》）杨继洲（约 1522 – 1620）《针灸大成·针道源流》卷一亦引述吕复之言，然未指明出处。

基于上述信息，多数学者认为南宋书贾李元立辑录汇刻的《十家补注难经》正是今本《难经集注》的前身。然而今天所谓《十家补注难经》（或《十先生补注》）已不得而见，我们只能从历史文献留下的点滴资料中推知，在流传过程中今本《难经集注》与宋时《十家补注难经》相较已经发生了一定程度的变异。

3.2 《难经集注》的流传变异

能够在一定程度上体现出《难经集注》在流传过程中产生出微妙变异的例证同样保留在月舟寿桂对《史记·扁鹊仓公列传》所做批注中。现有证据显示，幻云先生不仅见到了早期的杨玄操注本《黄帝八十一难经》，他也见到了某种与《难经集注》体例形制略相雷同的早期多家注本。幻云批注南化本，史记·扁鹊仓公列传》26 页，在对原书注中"肺之原出于太渊"一语加以阐释的文字中保留了这个本子中《六十六难》的大体模样。为了分析方便，录之如下：

"○注肺之原，出于太渊。《难经·六十六难》：经言肺之原出于太渊穴手掌后是。心之原，出于太陵骨后两间。肝之原，出于太冲足大指本节后二寸，或一寸半陷中。脾之原，出于太白足内侧核骨下。肾之原，出于太溪足内踝下起大骨上。少阴之原，出于兑骨。兑骨者颧窌也。兑骨者颧窌也。杨氏曰：此皆五藏俞也，所以五藏皆以俞为原。少阴者心脉也，亦有原在面颧窌焉。前云心之原出于太陵者，者心包络脉也。凡云心病者，皆在心包络脉焉。真心不病，故无俞。今有原者，治外经之病，不治内藏也。胆之原，出于丘墟^{足内踝微 前也}。胃之原，出于冲阳^{足跗上五寸 骨间}。三焦之原，出于阳池^{手表 腕上}。膀胱之原，出于京骨^{足外侧大骨下，赤白肉际}。大肠之原，出于合谷^{手大指 岐骨间也}。小肠之原，出于腕骨^{在手腕陷中，按者悗也}。十二经皆以俞为原者何也？然：五藏俞者，三焦之所行，气之留止也所。三焦所行之俞为原者何也？然：齐下肾间动气者，人之生命也，十二经之根本也，故名曰原。三焦者，原气之别使也，主通行三气，经历于五藏六府。原者，三焦之尊号也，故所止辄为原。五藏六府之有病者，皆取其原也。杨氏曰：齐下谓肾间动气者，丹田也。丹田者，人之根本也，精神之所藏，五气之根元。太子之府也。男子以藏精，女子以藏月水，主生养子息，合和阴阳之门户也。在齐下三寸，方圆四寸，附著脊脉两肾之根，其中央黄，左青，右白，上赤，下黑。三寸法三才，四寸法四时，五色法五行。两肾之间，名曰太海，一名溺水。中有神龟呼吸，元气流行，作为风雨，通气四支，无所不至也。肾者，分为日月之精，虚无之气，人之根本也。齐者，人之命也。一名太中极，一名太渊，一名昆仑，一名特枢，一名五城。五城有五真人，即五帝也。五城之外有八使者，即八卦神也。八使者，并太一为九乡。八卦之外有十二楼，楼有十二子也，并三焦神为二十七大夫、八十一元士。齐中央名太一君之侯王，主天大将军特进侯，主人身中万二千神也。郊在头上脑户中。庙在项后顶上。社在脾左端。稷在大肠穷。风伯在八门，八门在齐傍。两师在小肠穷。四渎云气在昆仑。溺水在胞中。所以备言此者，欲明肾为人生之根本也。故知丹田性命之根也。道士思神、比丘坐禅，皆行心气于齐下者，良为此也。故云原者，三焦之尊号也。三焦合气于肾故也。"（此文见引于宫川浩也·小曽户洋·真柳诚《〈扁鹊仓公传〉幻云注的翻字和研究·南化本〈史记〉扁鹊仓公传标记（翻字）》第23-24页。引用者标点。）

幻云对于此条相对完整的引用，初看仅有正文和注文两个部分，符合一般为《难经》作注的常规格式，除了末一段"杨氏曰"386字，依体例当用双行小字外，并无特别之处。但若核对今本《难经集注》同条的实际内容，可以发现这个仅显示13处注文（其中2个地方标明"杨氏曰"）的本子中实际包含了杨曰（7处）、丁德用（4处）、虞庶（2处）至少三人之注。虽然幻云先生它处引"杨氏曰"3字时有专指杨玄操的例证（如【三〇页】眉批）。但此处包含"杨氏曰"在内的总凡7个《难经集注》中的"杨曰"具体指谁还难以遽定。

暂放下这段原文对应的"杨曰"或"杨氏曰"的归属不谈，也不追究流传过程中的鲁鱼豕亥之异，仅核对其中存在明显区别的异文呈现。书中"少阴之原，出于兑骨"之注，今本《难经集注》作"杨曰：此皆五藏俞也，所以五藏皆以俞为原。少阴真心脉也，亦有原在掌后兑骨端陷者中。一名神门，一名中都。前云心之原出于太陵者，是心胞络脉也。凡云心病者，皆在心胞络脉矣。真心不病，故无俞。今有原者，外经之病，不治内藏也。"很显然，今本"亦有原在掌后兑骨端陷者中，一名神门，一名中都"一语，与幻云批注时所引的所谓早期多家注本中"亦有原在面颧窌焉"完全不同。这说明《难经集注》在流传过程中有一定程度的变异和修正，这一现象也值得重视。

事实上，幻云批注时所引的多家注本"杨氏曰"中的"面颧窌"3字并非无本之木。它是继承了"兑骨者颧窌也"的古注。很显然，该注的正确性是值的怀疑的。虽然《黄帝针灸甲乙经·面凡三十九穴第十》卷三中明确指出："颧窌，一名兑骨。"但颧窌是手少阳、太阳之会，并非手少阴心经之原穴。所以今本《难经集注》已将这种明显的错误乃至错误的承袭谨慎地抹去了。从古书校注后出转精的一般规律推测，笔者倾向于认为该"杨氏曰"之注系杨玄操旧注，而所谓"兑骨者颧窌也"的古注或者出

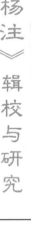

于吕广旧注。古书旧注中偶然的失误是难免的，这一点倒不必苛责前人。

拾起前面暂时放下的"杨曰"归属问题，笔者倾向于认为幻云批注时所引用的《难经》多家注本中出现的"杨氏曰"皆为杨玄操旧注。而对比今本《难经集注》的其余5条"杨曰"更大的可能性当是"杨康侯曰"。理由是，"小肠之原出于腕骨"的（杨曰）"在手腕陷中，按若误也"当是"在手腕陷中。指腕误也"的讹写。那么，所谓"指腕误也"是对丁德用同条注释"丁曰：在小指腕骨内"的驳辨。正如多纪元简在"重刊《难经集注》序"中所言："注中称杨曰而辨驳丁氏之说者两条，明是康侯注矣"。

如果承认幻云引用《难经》多家注本的标注体例饶有深意，那么除了两引"杨氏曰"的地方是杨玄操之注，其余肺、胆、三焦、大肠、小肠至少五条"杨曰"注文或当出于杨康侯之笔。这个结论与多纪元简先生的判断略有区别，十分遗憾的是笔者未能找到另一条杨曰辨驳丁氏之文，否则还将再发现一处杨康侯注文。

不管上述论证过程是如何琐碎复杂，归结到一点即《难经》在以"集注"形式流传的过程中还存在着一定的变异。这些变异或许不仅仅是流传过程中的自然损失，还包括了未知数量的人为改造。

3.3 《吕杨注》的调整和损失

古代文献传承的历史情节，往往要比保留于今的文献本身所呈现的具体细节复杂得多。因此，今本《难经集注》是否保留了《难经吕杨注》的全部信息同样值得怀疑。前节已经提到《难经集注》在流传过程中可能已经发生了一定的人为变异。事实上，我们无法排除《难经吕杨注》在收入《难经集注》之前或之后已经有个别条文的调整或佚失。

《脉经》中保留了《难经吕广注》的部分文字，它的某些特点与今天《难经集注》中的吕注不太一样。比如：《脉经卷二·平奇经八脉病第四》中事实上包含了今本《难经》第二十七难、二十八难、二十九难的全部内容，及奇经脉例 13 条。与今本《难经集注》相比，行文不一致处较多，集中体现在如下几端：①行文用字略异，不详细举例。②正文经脉出现次序略异：《难经·二十八难》依督脉、任脉、冲脉、带脉、阳跷、阴跷、阳维、阴维的顺序出现；《脉经》此难则依阳维、阴维、阳跷、阴跷、冲脉、督脉、任脉、带脉的顺序出现。《难经·二十九难》依阴跷、阳跷、冲脉、督脉、任脉、带脉、阳维、阴维的顺序出现；《脉经》此难则依阳维、阴维、阴跷、阳跷、冲脉、督脉、任脉、带脉的顺序出现。③小字注与正文的互异。《难经·二十八难》正文曰："任脉者，起于中极之下，以上毛际，循腹里，上关元，至喉咽。冲脉者，起于气冲，并足阳明之经，挟齐上行，至胸中而散也。"《难经·二十九难》之末杨玄操曰："一本云冲脉者，起于关元，循腹里，直上于咽喉中。任脉者，起于胞门、子户，挟齐上行，至胸中。二本虽不同，亦俱有所据。并可依用，故并载之。吕氏注与经不同者。由此故也。"核之《脉经》，杨玄操《二十九难》注中所说的"一本云"是《脉经·二十八难》中的正文，而今本《难经·二十八难》的正文反是《脉经》中的小字注。一般认为，《脉经》中关于《难经》的小字注系吕广注文的早期引用（王叔和《脉经序》中提到"其王、阮、傅、戴、吴、葛、吕、张所传异同咸悉载录"之"吕"即吕广也）。

《太平圣惠方》成书于北宋淳化三年（992 年），该书保存了包括《难经》在内的许多非常珍贵的历史文献。比如，其书卷一之《辨奇经八脉法》一篇就保留了《难经吕杨注》的早期面貌——包含了二十七难、二十八难、二十九难的全部内容，及奇经脉例13条（此处的13条奇经脉例与《脉经》有2条互异者，《太平圣惠方》首2条阴络、阳络云云《脉经》未见；《脉经》中第9条督脉、第11条冲脉脉例《太平圣惠方》未见）。需要指出的是，该篇的正文主体结构虽然移自王叔和《脉经卷二·平奇经八脉病第四》，但其具体内容却是更接近于《难经吕杨注》了。其中第二十八难的奇经诸脉顺序全同《难经》，第二十九难的奇经诸脉顺序除首阳跷、次阴跷略有不同而外，与《难经》悉同（本文所说的《难经》，指今本《难经集注》所载的《难经》正文）。这是一个非常有意义的现象，它反映了《难经吕杨注》学术地位的进一步确认，这是一个有趣的宏观结论，但更有意义的地方出现在《太平圣惠方》对《难经吕杨注》第二十九难引用的一个小小细节中。该本"阳维为病苦寒热，阴维为病苦心痛"之下的吕注中"卫为气，气主肺"6字今本《难经集注》有所脱失，只有凭借《太平圣惠方》的引用方能补辑。

幻云《史记·扁鹊仓公列传》【五九页】【六〇页】批注中分段引有《难经·二十七难》的全文。省略引文中的"熊注"及它难内容，可以把该难格式复录如下：

【五九页】难经二十七难曰：脉有奇经八脉者，不拘于十二经，何谓也？然：有阳维，有阴维，有阳跷，有阴跷，有冲，有督，有任，有带之脉。凡此八脉者，皆不拘于经，故曰奇经八脉也。

杨氏曰：奇，异也。此之八脉，与十二经不相拘制，别道而行，与正经有异，故曰奇经也。

……

"故曰奇经八脉也"之次。

【六〇页】二十七难曰：经有十二，络有十五，凡二十七气，相随上下，何独不拘于经也？然：圣人图设沟渠，通利水道，以备不然。天雨降下，沟渠溢满，当此之时，霶霈妄行，圣人不能

复图也。此络脉满溢，诸经不能复拘也。霈音霶沛。

从上述引文中可以看出，其中的"杨氏曰"出现在"故曰奇经八脉也"之后，这与今本《难经集注》的格式不同。今本《难经集注·二十七难》全条并不分段，完整的《二十七难》条正文后，依次附录丁、杨、虞三家之注。

虽然，幻云的引用至少包含了杨玄操、熊宗立两家之注，但从其正文后"霈音霶沛"的释音情况，可知推测此处的《二十七难》正文引文极有可能出自熊宗立《勿听子俗解八十一难经》一书（熊书正文后有"霶霈，音滂沛；复，扶又反"之音释）。熊书的分段出注位置，正同幻云氏的引用。事实上，幻云氏在《史记·扁鹊仓公列传》【一三〇页】批注中再次引用《二十七难》时基本格式已与今本无别。唯误"杨氏曰"的"与"为"焉"。

幻云《史记·扁鹊仓公列传》【三六页】批注中引有《难经·二十难》的大部分内容。今本《难经集注·二十难》中保留了丁、杨、虞三家之注，而幻云先生此处的引用仅有"杨氏曰"一家之注。笔者倾向于认为幻云先生批注引文中凡是标有"杨氏曰"3字的注文均指杨玄操注文。那么，此处极有可能是对《难经吕杨注》的直接引用。我们截取其中的一小部分加以讨论。

其中，幻云《史记·扁鹊仓公列传》【三六页】批注中引作："脉虽时沉涩而短，此阳中伏阴也^{杨氏曰：尺中已浮滑而长，又时时沉涩而短，故云阳中伏阴也}。脉居阳部而阴脉见者，为阴乘阳也^{杨氏曰：寸口关中沉短而涩也}。"

今本《难经集注》作："脉虽时沉涩而短，此谓阳中伏阴也。脉居阳部而反阴脉见者，为阴乘阳也。○杨曰：尺中已浮滑而长，又时时沉涩而短，故曰阳中伏阴。寸口关中沉短而涩也。"

很显然，两种引用方式虽无本质区别。但幻云氏的引用，两个"杨氏曰"与正文的关系更加密切、贴近、准确。而《难经集注》将两个杨注调整拼合为一条，虽然所要表达的学术信息量未变，但释文与正文的关系略有悬隔之感。

一条注文从 A 处移到 B 处，或者两条注文拼成一条，都可以视为一种调整和变化。虽然不能完全排除个别条文位置的移动，缘于幻云先生抄录诸书时的方便操作。但整体观察，幻云先生的引用似乎更加原始，或许体现了《难经吕杨注》的早期模样。

初步的结论是，幻云先生看到的《难经吕杨注》尚未经大的调整，而收入《难经集注》中的《难经吕杨注》为了更好地融入新书的整体框架，其局部细节已经发生了未知程度的变化。我们有理由相信，除了吕、杨二氏的注文，收入《难经集注》的丁德用、虞庶、杨康侯等其余各家诸文也都有不同程度的调整和变化。

由上可知，在《难经吕杨注》收入《难经集注》的过程中，至少可以证明杨玄操注有所调整和变化，却暂时无法明确证实杨玄操注有所损失，但可以间接证明在这个过程中吕博望注有所损失。

证明这一点，仍离不开对幻云先生批注《史记》时所引《难经》相关信息的分析。笔者 2010 年 1 月 10 日在东洋针灸专门学校参加了日本《内经》医学会的年终会议，在会议交流过程中与与会专家讨论了《难经》吕广佚文一则凡 33 字，此条吕广佚文亦得之于幻云先生《史记》批中的引录。既然幻云先生所见的诸种《难经》中以杨玄操注本（即《难经吕杨注》）的抄件最为久远，那么笔者相信极有可能《难经吕杨注》在被收录到《难经集注》之前的流传过程中已有部分内容的佚失。

庆安本《难经集注·五十一难》"病有欲得温者，有有欲得寒者，有欲得见人者，有不欲得见人者"云云，只有丁德用一人之注，凡 78 字（不计"丁曰"2 字）。

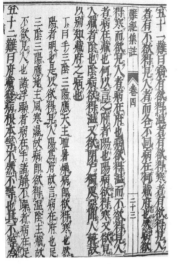

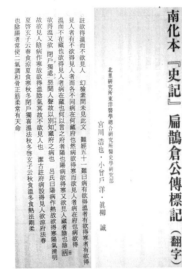

庆安本《难经·五十一难》未见吕注　幻云批注中引录的《五十一难》吕广注

月舟寿桂先生在《史记·扁鹊仓公列传》批注中赫然引用了今本《难经集注》所不存在的"吕氏曰：阳病作热故欲得寒，阳气清明故欲见人；阴病作寒故欲得温，阴气冥故不欲见人也"凡33字，是令人吃惊的。

笔者推测，从《难经吕杨注》增辑为《难经十家补注》、再定型为《难经集注》的过程中，除了流传过程中的偶然脱失之外，也不排除人为的删裁。因为现存159条吕氏注虽然"足可垂训"但却少了些"会合玄宗"的味道。

事实上，吕博望注释条文的损失不仅仅发生在《难经吕杨注》成书之后。我们有理由相信，杨玄操本人看到的吕博望注本《黄帝众难经》中的吕氏注已有一定程度的损失和磨灭。

3.4 杨玄操看到的吕博望注本《黄帝众难经》已非完帙

杨玄操《黄帝八十一难经序》中明确指出："吴太医令吕广为之注解，亦会合玄宗，足可垂训。而所释未半，余皆见阙。……吕氏未解，今并注释；吕氏注不尽，因亦伸之，并别为音义，以彰厥旨。"很难想像大行于代，且身为吴太医令的吕广所注的《黄帝众难经》原本会是"所释未半"的状态。

杨玄操留意《难经》十年以上，他所收集到吕广注本也非止一本。比如：《二十九难》中杨氏说："一本云冲脉者，起于关元，循腹里，直上于咽喉中。任脉者，起于胞门、子户，挟齐上行，至胸中。二本虽不同，亦俱有所据。并可依用，故并载之。吕氏注与经不同者，由此故也。"此说提到"一本"。《三十一难》中杨氏说："气街者，气之道路也。三焦既是行气之主，故云府在气街。街，衢也。衢者，四达之道焉。'一本曰冲'此非扁鹊之语，盖吕氏再录之言。别本有此言，于义不可用也。"此说提到"别本"。

事实证明，杨玄操所见"一本"、"别本"中的相关内容，有可能是吕广《黄帝众难经》原本，甚至有可能还是吕广注释语中的内容，然而上述别本异文显然不是杨玄操工作底本中的特征。换言之，杨玄操的工作底本并不完整。从吕注"所释未半，余皆见阙"8字推断，杨玄操所看到的最为主要的吕广注本极有可能是个残本，而并非完帙。

上述推断，从杨上善（589－681）《黄帝内经太素》中对吕注本的引用可以有所体会。比如：《太素》卷十冲脉条，杨上善注曰："吕广注《八十一难》本云：冲脉起于关元，随腹里直上，至咽喉中。"任脉条，杨上善注曰："又吕广所注《八十一难》本云：任脉起于胞门子户，侠齐上行至胸中。"上述现象提示，杨玄操做为工作底本的吕广注本《八十一难经》与杨上善所见者并不完全一致。

当然，杨上善所见的吕广注本中也有让人非常难以理解的现象存在。比如：《太素·经脉之三·督脉》卷十杨上善注引："《八十一难》云：起于下极。"横骨一名下极，即是少腹之下也……又《八十一难》云："起下极之输，并脊上行至于风府，为阳脉之海。"义亦同也。

上述引文见钱超尘、李云校正《〈黄帝内经太素〉新校正》（2006年3月学苑出版社第1版）第164页；亦见于左合昌美校正《〈黄帝内经太素〉新新校正》（2009年4月1日日本内经医学会发行）第106页。

上述引文中"起下极之输，并脊上行……"云云，见今本《难经·二十八难》。然而令人非常疑惑的是所谓"起于下极"4字，与今本《二十八难》"起下极之输"句的前3字"起下极"并无本质区别。今本《难经》不再以任何方式重复督脉"起（于）下极"一说，但杨上善却说"云"、"又云"、"义亦同也"，提示他所看到的吕广注本《八十一难经》在这个细节上独特之处——即既有"起下极之输"又有"起于下极"的分别表达。

上述论说，粗略地逆向回顾了《难经集注》的前世今生和意料之外的变异存在、《难经集注》中引录《难经吕杨注》的文字损失、杨玄操看到的吕广注本《黄帝众难经》已非完帙等具体事例和一般性的结论。对于上述与《难经吕杨注》一书的形成和流传相关的历史现象的温习和分析，意在揭示《难经吕杨注》辑复的难度之大。值得幸庆的是，尽管面临着重重困难，有志于辑复《难经吕杨注》者并不乏人，并且不论中外皆有医家成功辑复此书，这份工作并不孤独。

4.《难经吕杨注》的前人辑本

应当说最早对《难经吕杨注》进行辑复的医家是日本的多纪元坚（1795－1857）茞庭氏，此人的辑复本著录于《宝素堂藏书目录》之内。从其兄多纪元胤的《中国医籍考》中我们可以约略得知多纪元坚辑录此书的基本情形，《医籍考》中指出："按，杨玄操，不详何朝人。考开元中张守节作《史记正义》，于《仓公传》采录杨序及说，则知为初唐人。其演注全在于王翰林《集注》中，所谓亦是名亡而实不亡者，然似与杨康侯注相错。弟坚尝抄出吕、杨旧注，更据晋唐以来诸书所引，校订以为一编，并附'考异'。《医籍考》此下完较为整地引用了多纪元坚校定的所谓"吕、杨之家注本"的序文。该序对于考察《难经吕杨注》的源流演变极为重要，现重录之如下：

宽平中藤原佐世《现在书目》："《黄帝八十一难经》九，杨玄操注。《八十一难音义》一，同撰。"赵希弁《读书志》曰："《黄帝八十一难经》一卷，秦越人撰，吴吕广注，唐杨玄操演。"马端临《文献通考》作五卷。又详《读书后志》有丁德用、虞庶注，书并五卷，而今《集注》亦作五卷。九、五字形相似易讹，疑玄操原书五卷，诸注仍之者欤。

某侯旧藏宋本《史记·扁鹊仓公列传》，有大永间僧幻云"附标"，不啻板心牍尾皆满，添以别纸，援证诸家。所引《难经》为杨氏原本，而载其卷首署名，正与《读书后志》合。有曰"所见杨玄操注写本也，字多谬误。"又曰："《难经》杨氏云：难，音乃丹反。"然则当时并"音义"而行于世。大永迄今未三百年，而轶亡不传，深为可惜。然其所引不下数十节，文本端雅，足窥古本真面。又《集注》每卷署"杨康侯"名，是似玄操之外，更有注解。

然注文称"杨曰"，殊无分别。向为二家相混，仍欲证明之，考索有日。尝检黄鲁直《豫章集》，有杨子建《通神论序》，称子建名康侯，审是元符间人。因知如熙丰以上，《太平圣惠方》、《通真子注脉诀》、《神功万全方》，并皇国《医心方》、《弘决外典钞》等所引，及丁、虞所驳，皆非康侯注矣。仍于诸书所引，一一表出，殆似无出康侯者云。

考证杨康侯的大体活动时间为元符（1098－1100）间，指出此前熙宁（1068－1077）、元丰（1078－1085）以上的相关著作中所引的《黄帝八十一难经》杨氏注都是杨玄操注而不可能是杨康侯注。上述考证，无论从最终结论的得出和方法学上的点拨都是准确无误的。

十分遗憾的是多纪元坚校定的《难经吕杨注》现已不得而见，笔者仅在周与权《八十一难经辨正条例》的小岛尚质校录多纪元简抄本中看到两三条相关转引描述。比如《二十四难》"三阴气俱绝者……目瞑者为失志"处"刘茝庭《新校吕杨注》本改原文作'眩'，云：'按注文及周氏引《注义》、道藏本据改'）"。周氏《八十一难经辨正条例·难经疏》今存台湾中央研究院历史语言研究所傅斯年图书馆（《故宫新目》下册六八九页，《扁鹊八十一难经辨正条例》一卷一册。（宋）周与权撰。日本考古斋抄本、小岛质朱笔手校并题记，箱号一四六八、观字六一九号、天字一〇三一号、故观号一四〇六七）。

对比多纪元坚氏的工作，让笔者感到十分惭愧。据该抄本后多纪元简（1793）跋、迁巢散人胤（1814）题、小岛尚质（1825、1842）识诸文，并结合多纪元坚"大永（1521~1527）迄今未三百年，而轶亡不传，深为可惜！"一语推测，多纪元坚完成《新校吕杨注》时可能还不到而立之年，而笔者已过了四十不惑之年，但所做的工作仍未如190年前的多纪元坚那般周到细致、果断了当。

此外，山田业广（1808－1881）《难经辑释备考》一书中曾引用茝庭先生评说《难经》遗文若干，疑亦出自丹波元坚《新校吕杨注》之手稿文字。

真柳诚先生2008年在台湾《故宫学术季刊》第26卷第1期上曾经发表"杨守敬之医书校刊与江户考证医学家之文献研究"一文，其中有多纪元坚和小岛尚质二人的肖像各一帧，笔者转录于此，以为永久的鞭策和纪念。

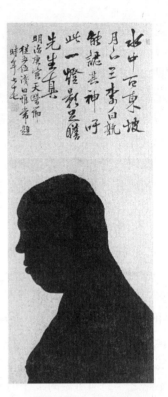

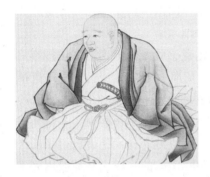

多纪元坚像 引自宗田一
《图说日本医疗文化史》第 276 页

小岛尚质像　引自小曽户洋
《考证医学の人人とその业绩》
第 102 页

　　笔者希望有朝一日可以得见该本，也曾向熟悉的日本学者、师友请益，希望各位前辈代为留意多纪元坚《难经吕杨注》辑复本的下落。

　　虽然日本学者多纪元坚氏约 190 年前的这个《难经吕杨注》新校本暂时不得而见，但是笔者有幸得见中国中医科学院图书馆馆藏的中国医家的《难经吕杨注》辑本。该本的相关目录学信息，从中国中医科学院图书馆的网站上亦可查到，其相关内容如下表所示：

项目	内容
顺序号	0001181
正书名	黄帝八十一难经
著者	题（三国）吕广注　（唐）杨玄操演
版本	清同治3年甲子（1864）北厓主人抄本
索书号	丑52/0618//2/2
财产号	5028515
函数	1
册数	1
藏书地点	善本书库

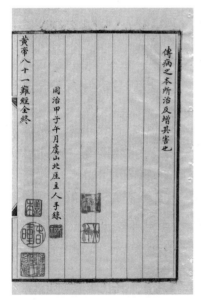

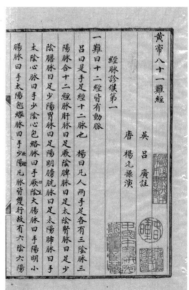

北厓主人抄本《难经吕杨注》书影（中国中医科学院图书馆藏品）

　　通过多方努力，笔者终于得到该本的全部扫描件并与相关人员合作将其略作校勘，收入本书"附录"之中，这为本课题的高质量完成提供了重要的助力。北厓主人元祁的《难经吕杨注》本虽然比多纪元坚的工作晚了至少 40 年，但这也是到目前为止，国内可以见到的唯一一部类似著作。十分遗憾的是，我们对于北厓主人的生平事迹知之甚少。

5.《难经吕杨注》辑本的不足

课题组此番完成的《难经吕杨注》虽然整体格局略具规模，但仍有许多不足尚待完善。应当说这个本子，只是为这项辑复工作奠定了一个初步的基础。

5.1　未能全面区分杨玄操杨康侯二家之注

事实上，为期两年的《难经吕杨注》辑校过程虽然完成了《难经集注》中所有"吕曰"、"杨曰"文字的辑录，并给出了一定的校注文字，但尚无精力全面考察晋唐以来诸书，对其进行更为深入的审度和取舍。

较之于多纪元坚氏的"考异"工作，笔者领衔完成的这次《难经吕杨注辑校》存在的不足之处尚多。最为明显的一个例证就是，尚未对全书的所有"杨曰"给出明确的判断，该条源自杨玄操而彼条源于杨康侯等等。

不同的学者对于《难经集注》一书中"杨曰"出现的频率统计有所不同，郭霭春 1983 年 12 月《八十一难经集解·序例》第 3 页中说"引杨注一百八十五条"；2006 年 5 月山东中医药大学刘姝硕士学位论文《〈难经集注〉的文献研究》第 16 页指出："在《集注》中，杨玄操与杨康侯的注文混淆，只以'杨曰'示之。在 197 条'杨曰'注文中，据前后文义、林亿'新校正'及唐·张守节《史记正义》'扁鹊仓公列传'的部分杨玄操注之引文推测，明确杨玄操注 40 条。另《集注》中杨氏辨驳丁氏之说 2 条，可知为杨康侯之注文，余不可辨。"笔者的统计是"杨曰"凡 201 条。笔者勉强可以判断其出于杨玄操之笔者约 160 条，暂时尚不能加以甄别者尚有 40 条。

在此次《难经吕杨注》的辑复过程中，笔者为了区别可以初步判断为杨玄操的注文，与尚未能确定为杨玄操或杨康侯的两种注文，而新拟出"杨演曰"的体例。书中凡是"杨演曰"的标志，皆有相关证据或相关学者认为该条出自杨玄操之笔，而为数尚多的"杨曰"云云，是暂时尚未取得证据证明其归属的条文。依多纪元坚意见，似乎《难经集注》中所有的"杨曰"都是杨玄操之笔，而"殆似无出康侯者云"。因为缺乏更加深入的调查研究，笔者对此结论暂不作评价。

换言之，笔者试图在校注过程中还原《难经吕杨注》的早期模样，但未能最终取得完全意义上的成功。即便如此，将《脉经》、《太素》、《史记正义》、《弘决外典抄》、《太平圣惠方》、《通真子补注王叔和脉诀》、《补注通真子脉要秘括》、《楞严经熏闻记》、幻云《史记·扁鹊仓公列传》批注、许浚《纂图方论脉诀集成》……前人文献引入辑复校注的具体操作过程，对于《难经吕杨注》局部文字特征一定程度的再现和恢复还是有所帮助的。

需要指出的是，笔者断定某条注文属于杨玄操者的判别标准是相对严苛的。一般情况下，征引文献中必需明确出现"杨玄操"的字样方才引以为证。唯独对于幻云僧和山田业广二人的文字有所例外，理由是幻云僧拥有《难经吕杨注》的抄本一部，那么其批注中的"杨氏曰"当指"杨玄操曰"无疑；山田业广撰《难经辑释备考》一书，书前"纂辑诸注家"总凡17家，其中仅列杨玄操而无杨康侯，且其书卷下《五十七难》中有："○按，杨玄操云诸方家利有二十余种，而此惟见五种者，盖举其宗维耳。愚按凡痢，虽命名多种，而其症之分别，不过此五者。"云云，故其书中多见的"杨注"当指"杨玄操注"无疑。

5.2　个别注释出自主观推测尚未最终落实

有些注释出自推测，比如《四难》中"一阴二阳"、"一阴

"沉者,阴也。短者,阴也。涩者,阴也。所谓一阴一阳者,谓脉来沉而滑也。

丁曰:其脉若在左尺而见,此是肾与膀胱表里,顺也。若在左寸口,即为病脉,逆也。

一阴二阳者,谓脉来沉滑而长也。

此脉见于阴部,即是阳下乘于阴也。

一阴三阳者,谓脉来浮滑而长,时一沉也。

此者是阳伏于阴也。

所言一阳一阴者,谓脉来浮而涩也。

丁曰:浮涩者肺脉,当见右手寸口。即是本部之阴阳,即顺也。若在左关,病,即是逆也。"

笔者依校勘用语的频次统计法指出,《难经集中》中"即是"一词出现16次,"此者是"一词出现13次。除"一阴二阳"、"一阴三阳"句下出处未详,其余皆为"丁曰"云云,故断定此二注出自丁德用之笔。这样的结论故然有一定的语言学基础,参酌上下文,亦可品味其中的医理旨趣,但毕竟属于理校的层面,尚需更进一步的求证。近人牛兵占《难经译注》(2004年4月中医古籍出版社出版)一书第23页此二句径直冠以"丁德用"3字,却未给出相应的理由。

由于笔者得见相关参考书目的版本所限,故也不除外因此带来的判断失误。然而,总以提供分析问题、解决问题的思路为要。有时候版本问题带来的困惑是巨大的,比如:《纂图方论脉诀集成》卷上引用《二十五难》时冠以"虞氏注难经曰"的条文后的"又曰"云云的内容竟然是"丁德用注"的内容,这似乎提示二者有着一定的联系。

《纂图方论脉诀集成》书影一（郑金生提供）

《纂图方论脉诀集成》书影二（郑金生提供）

然而沈澍农、武丹丹撰著的《〈难经〉导读》一书指出："北宋·丁德用《补注难经》5卷，成书于嘉祐七年（1062）……北宋·虞庶《注难经》5卷，成书于治平四年（1067）。见《文献通考》：'晁氏曰：皇朝虞庶注。庶，仁寿（今四川仁寿）人，寓居汉嘉，少为儒，已而弃其业习医。为此书以补吕、杨所未尽，黎泰辰治平间为之序。'原本已佚。"上述介绍中，并未明确指出虞庶曾引用丁德用的补注成果。虽然上述问题与《难经吕杨注》的辑校没有直接关联，但它也说明与《难经》相关的文献中存在着的未解之谜甚多，不可轻易放过。

5.3　辑校过程中的某些相关文字尚无着落

在《难经吕杨注》辑校过程中，会偶然接触到一些据称是《难经》的文字，却一时没有着落。

比如，《医心方卷十·治诸疝方第二》中引"《八十一难》云：五脏谓之疝，六腑谓之瘕"，该文在《难经》中未检得。

再如，《通真子补注脉诀·左手寸口心部脉歌》卷三中有"据《经》云：四十一动一止，四岁死；三十动一止，三岁死；二十动一止，二岁死；十动一止，一岁死；不满十动一止者，七日死。"若"《经》云"2字不误，据宋元祐五年七月望日刘元宾"通真子序"中所言"注或称《经》者，即《难经》尔"，则该条当为《难经》之文，然今本《难经》中并未检得该文。倒是《十一难》杨玄操注文中说："按《经》言：持其脉口，数其至也。五十动而不一代者，五藏皆受气，是为平和无病之人矣。四十动而一代者，一藏无气，四岁死。三十动而一代者，二藏无气，三岁死。二十动而一代者，三藏无气，二岁死。十动而一代者，四藏无气，一岁死。不满十动而一代者，五藏无气也，七日死。《难经》言止。《本经》言代。"一般认为本条杨玄操注中的《经》和《本经》指《灵枢经·根结第五（法音）》，但杨注中所说的"《难经》言止"却未能具体落实，或是《通真子补注脉诀》中上述引文之指？诚如此，"四十一动一止"云云42字，有可能是《十一难》的佚文。

5.4　杨玄操的生平、著述未能有较大突破

杨玄操在其《黄帝八十一难经·序》中说："以其与轩辕时扁鹊相类，乃号之为扁鹊。又家于卢国，因命之为卢医，世或以卢、扁为二人者，斯实谬矣。"笔者尚不清楚隋唐之世，是何人或何书"以卢、扁为二人"看待？杨玄操在《四十二难》的注文中说："今人多以两胁下及小腹两边为膀胱，深为谬也。"也不详何种文献较早提出"两胁下及小腹两边为膀胱"？如果类似细节可以被一一剖明，或许对于杨玄操所处的学术背景能有更加细致切近的描述。

虽然相关学者对于杨玄操的生平、著述已能做出大体的勾勒。但相较于与杨玄操几乎同时，或者稍晚一点的杨上善（589－681）生卒年和生平履历的成功确认，对于杨玄操生平、著述的研究还未能有大的突破，这是存有一点点遗憾的。吉林大学古籍研究所张固也、张世磊二位先生完成的《杨上善生平考据新证》一文（《中医文献杂志》2008年第5期），是非常好的基础性工作。笔者希望，在不久的将来关于杨玄操的生平也会有新的重大的发现。

为更多地了解杨玄操的生活背景、有关线索，笔者曾向安徽省歙县博物馆的方晖先生寻求帮助，他为我检索了馆藏文物、书籍资料，虽然未能有所收获，也对歙县博物馆的热情相助表示由衷的感谢！

《难经吕杨注》的总体框架已经成就，希望后之学者能在此框架基础上更上层楼，最终完成本书的全面辑复工作，为中医基础理论的深入研究打下一个较为扎实的文献学基础。

日本京都大学阎淑珍女士平成22年（2010年）9月24日正式完成的博士论文《〈黄帝明堂经〉系统的传承和流变——以六

朝到唐代的针灸资料为线索》的第二章和第四章中详细讨论了杨玄操在针灸方面的学术成就。其中局部内容已公开发表：《〈医心方〉卷二"孔穴主治法第一"所据底本的考察》（发表于《历史文化社会论讲座纪要》第五号第13－28页）（京都大学大学院人间·环境研究科 历史文化社会论讲座发行 2008年3月）。《从杨玄操文的片断看〈明堂经〉在唐代的流传情况》（中文）、发表于《东方学报》第83册第348－334页，2008年9月。为使广大读者对于杨玄操的学术成就有一个更为完整的了解，经阎淑珍女士同意在本书第三部分"研究"之末，原文附载其博士论文的这两个章节。

　　旅居日本的郭秀梅女士在百忙之中，为本书笔译松冈尚则先生"《难经集注》书名之由来"全文。并提供1982年日本出版的《难经古注集成》目录，但其书部头较大，一时难以复印，故至今未能得见全帙。相信从该丛书中可以得到更多有益的信息。为方便学者进一步研讨，今附其子目如下：

2013年12月20日《中国中医药报》报道："近日，成都市金牛区天回镇老官山汉墓考古工作基本结束，共清理出西汉时期土坑木椁墓4座，出土一批珍贵文物。成都文物考古研究所副研究员谢涛说，发现的920支竹简分为10部医书。这些医书除《五色脉诊》之外都没有书名，经初步整理暂定名为《敝昔医论》、《脉死候》、《六十病方》、《尺简》、《病源》、《经脉书》、《诸病症候》、《脉数》，涉及内科、外科、妇科等。确认为扁鹊学派失传医书。"如果老官山汉墓出土竹简诚为"扁鹊学派失传医书"，则对于《难经》原文之考订意义重大。"另外，还有'心'、'肺'等线刻小字的人体经络髹漆人像。其中，首次发现的《医马书》，填补了中国兽医史的空白。"我们期待着老官山汉简考古资料早日出版。

致　谢

　　本书的写作是一个团体合作的过程，所有参与人员都付出了辛勤的劳动。此外还得到真柳诚、荒川绿、松冈尚则、宫川浩也、郑金生、和中浚、郭秀梅、王迅、钱超尘、梁永宣、李云、邱浩、沈澍农、伊广谦、刘更生、胡森、葛敬生、沈津、天舒、舜梁、石宝宝、衣之镖、高驰、张懋镕等人的无私帮助，特此致谢！

　　为更多地了解杨玄操的生活背景、有关线索，笔者曾向安徽省歙县博物馆的方晖先生寻求帮助，他为我检索了馆藏文物、书籍资料，虽然未能有所收获，也对歙县博物馆的热情相助表示由衷的感谢！

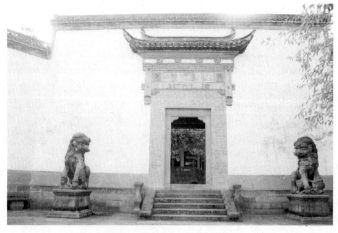

歙县博物馆图片 1（方晖提供）

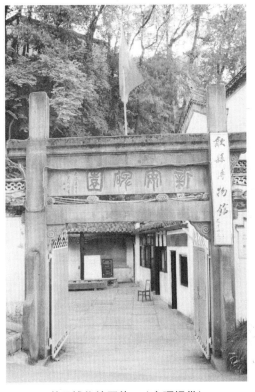

歙县博物馆图片2（方晖提供）

山西省中医药研究院中医基础理论研究所、"北京中医药薪火传承3+3工程建设单位钱超尘人文学术传承工作室"成员　赵怀舟

参考著作

北里研究所东洋医学综合研究所医史学研究部编撰.《扁鹊仓公传》幻云注の翻字と研究［M］. 日本：北里研究所东洋医学综合研究所医史学研究部发行，1996 年 3 月 31 日发行

大东文化大学人文科学研究所影印整理. 1998 年度研究报告书 2·难经集注（庆安本）［M］. 日本：大东文化大学人文科学研究所，1999 年 3 月 20 日发行（发行人：林克）

日·丹波康赖撰，高文铸、谷田伸治、杉立义一、钱超尘等校注研究. 医心方（校注研究本）［M］. 北京：华夏出版社，1996.

日·丹波康赖撰，沈澍农主编. 医心方校释［M］. 北京：学苑出版社，2001.

日·多纪元胤编. 医籍考［M］. 上海：中西医药研究社影印，民国二十五年［1936］九月发行（发行者：周济）

日·丹波元胤编. 聿修堂医书选·中国医籍考［M］. 北京：人民卫生出版社，1956.

日·鼋成公观辑，钱超尘、萧红艳校注. 素问考［M］. 北京：学苑出版社，2012.

日·丹波元简著，钱超尘、萧红艳校注. 素问记闻［M］. 北京：学苑出版社，2012.

日·山田业广著，于雷、王育林点校. 难经辑释备考［M］. 北京：学苑出版社，2012.

日·冈西为人著，郭秀梅整理. 宋以前医籍考［M］. 北京：学苑出版社，2010.

日·历史学研究会编. 日本史年表（增补版）［M］. 东京：

岩波书店，1993.

日·小曽户洋著，郭秀梅译.日本汉方典籍辞典［M］.北京：学苑出版社，2008.

日·武田时昌编.阴阳五行のサイエンス思想编［M］.京都：京都大学人文科学研究所，2011.

隋·巢元方撰.丁光迪主编，倪和宪副主编.诸病源候论校注［M］.北京：人民卫生出版社，1991.

唐·杨上善撰注，李克光、郑孝昌主编.黄帝内经太素校注［M］.北京：人民卫生出版社，2005.

唐·杨上善撰注，钱超尘、李云校正.黄帝内经太素新校正［M］.北京：学苑出版社，2006.

宋·王怀隐等编.太平圣惠方（上下册）［M］.北京：人民卫生出版社，1958.

宋·刘昉撰，幼幼新书点校组点校.幼幼新书［M］.北京：人民卫生出版社，1987.

宋·李駉撰，王立点校.黄帝八十一难经纂图句解［M］.北京：人民卫生出版社，1997.

元·滑寿著，傅贞亮、张崇孝点校.难经本义［M］.北京：人民卫生出版社，1995.

明·朱橚等编.普济方［M］.北京：人民卫生出版社，1959.

明·李时珍编写，刘衡如、刘山永校注.《本草纲目》新校注本（上下册）：缩印本［M］.北京：华夏出版社，2002.

明·熊宗立撰.勿听子俗解八十一难经［M］.北京：中医古籍出版社，1983.

明·王九思、王鼎象、石友谅、王惟一辑，穆俊霞、翟春涛、王玉校注.中医非物质文化遗产临床经典读本·难经集注［M］.北京：中国医药科技出版社，2011.（说明：将此书归属明人著作有误，今暂依版权页信息加以著录。）

清·莫熺撰，张晓利、赵东丽校注．难经直解［M］．郑州：中原农民出版社，2012.

范行准撰．栖芬室架书目录［M］．北京：北京医学院理论小组，1975.

中国中医研究院图书馆编．馆藏中医线装书目［M］．北京：中医古籍出版社，1986.

马继兴著．经典医籍版本考［M］．北京：中医古籍出版社，1987.

薛清录主编，傅景华、王庆福、王树芬、刘振远、陆寿康、伊广谦副主编．全国中医图书联合目录［M］．北京：中医古籍出版社，1991.

张善忱、张登部编．针灸甲乙经腧穴重辑［M］．济南：山东科学技术出版社，1982.

烟建华编著，王洪图审订．中医院校选修课教材·难经讲义［M］．北京：北京中医学院，1986.

魏稼主编．高等医药院校试用教材·各家针灸学说［M］．上海：上海科学技术出版社，1987.

马继兴著．中医文献学［M］．上海：上海科学技术出版社，1990.

廖育群译注．中国古代科技名著译丛·黄帝八十一难经［M］．沈阳：辽宁教育出版社，1996.

郑金生主编．海外回归中医善本古籍丛书（第一册）［M］．北京：人民卫生出版社，2002.

沈澍农著．中医古籍用字研究［M］．北京：学苑出版社，2007.

沈澍农、武丹丹主编．《难经》导读［M］．北京：人民军医出版社，2008.

黄帝八十一难經

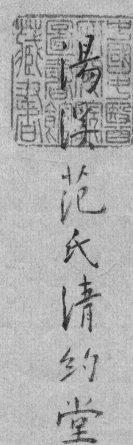

湯溪

范氏清約堂

難

經 北厓主人手錄

黃帝八十一難經序

黃帝八十一難經者斯乃勃海秦越人之所作也越人受桑

君之祕術遂洞明醫道至能徹視藏府剖膓別心以其與軒

轅時扁鵲相類乃號之為扁鵲又家於盧國因命之曰盧醫

世或以盧扁為二人者斯實謬矣披黃帝有內經二帙帙各

九卷而其義幽賾殆難窮覽越人乃採摘英華抄撮精要二

部經內凡八十一章勒成卷軸伸演其首探微索隱傳示後

鼠名為八十一難以其理趣深遠非卒易了故也既宏暢聖

言故首稱黃帝斯乃醫經之心髓救疾之樞機所謂脫牙員

於象犀收羽毛於翡翠者矣逮於吳太醫令呂廣為之註解

亦會合元宗足可垂訓而所擇未半餘皆見闕余性好醫方

問道無倦斯經章句特承師授既而躭研無斁十載于茲雖

未達其本源蓋亦舉其綱目此教所興多歷年代非惟文句

舛錯抑亦事緒參差後人傳覽良難領會今輒條貫編次使

類例相從凡為一十三篇仍舊八十一首呂氏未解今並註

釋呂氏註不盡因亦伸之並別為音義以彰嚴音皆皇甫元

晏總三部為甲乙之科近世華陽陶貞白廣肘後為百一之

製皆所以留情極憲濟育群生者矣余今所演蓋亦遠慕高

仁邇遵盛德但愧庸識有量聖旨無涯綿促汲深元致難盡

前歙州歙縣尉楊元操序

黃帝八十一難經

經脉診候第一

吳　呂　廣　註

唐　楊元操　演

一難曰十二經皆有動脉

呂曰是手足經十二脉也　楊曰凡人兩手足各有三陰脉三

陽脉合十二經脉肝脉曰足厥陰脾脉曰足太陰腎脉曰足少

陰膽脉曰足少陽胃脉曰足陽明膀胱脉曰足太陽肺脉曰足

太陰心脉曰手少陰心包絡脉曰手厥陰大腸脉曰手陽明小

腸脉曰手太陽包絡脉曰手少陽凡脉皆雙行故有六陰六陽

也 呂曰足太陽動委中足少陽動耳前 楊曰下關穴也又

動縣鍾 呂曰足陽明動跗上 楊曰衝陽穴也在足跗上故

以為名又動頸人迎又動大迎 呂曰手太陽動目外眥 楊

曰瞳子窌穴也 呂曰手少陽動客主人 楊曰又動聽會

呂曰手陽明動口邊 楊曰地倉穴也 呂曰又動陽谿足厥

陰動人迎 楊曰按人迎乃足陽明脉非足厥陰也 呂曰厥

陰動人迎誤矣人迎通候五藏之氣非獨因厥而動也按厥

陰動於回骨焉 呂曰足少陰動內踝下 楊曰太谿穴也按

脉動非少陰脉也斯乃衝脉動耳衝脉與少陰並行因謂脉

此動脉非少陰脉也斯乃衝脉動耳衝脉與少陰並行因謂脉

動其實非也亦呂氏之謬焉少陰乃動內踝上五寸間也經曰

彈之以候宛生是也　呂曰足太陰動髀上　楊曰箕門穴也

呂曰手少陰動腋下　楊曰極泉穴也又動靈道少海　呂

曰手心主動勞宮手太陰脉動大淵　楊曰又動尺澤俠白天

府也

獨取寸口以決五藏六府死生吉凶之法何謂也

楊曰自難至此是越人引經設問從然字以下是解釋其義餘

恐如此例可知也

然寸口者脉之大會手太陰之脉動也

呂曰太陰者肺之脉也肺為主藏上蓋主通陰陽故十二經皆

會手太陰寸口所以決吉凶者十二經有病皆見寸口知其何

經之動浮沉滑濇春秋逆順知其死生也

人一呼脉行三寸一吸脉行三寸呼吸定息脉行六寸

呂曰十二經十五絡二十七氣皆候於寸口隨呼吸上下呼脉

上行三寸吸脉下行三寸呼吸定息脉行六寸二十七氣皆隨

上下行以窬行於身藏畫夜流行無有休息時

人一日一夜凡一萬三千五百息脉行五十度周於身漏水下百

刻榮衛行陽二十五度行陰亦二十五度為一周也故五十度復

會於手太陰寸口者五藏六府之所終始故法取於寸口也

呂曰人一息脉行六寸十息脉行六尺百息脉行六丈千息六

十丈萬息六百丈一萬三千五百息合為八百一十丈為一周

陽脈出行五度二十陰脈入行二十五度合為五十度陰陽呼

吸覆溢行周畢度數也脈行周身畢即漏水百刻亦畢也謂一

日一夜漏刻盡天明日出東方脈還寸口當復更始也故曰寸

口者五藏六府之所終始也

二難曰脈有尺寸何謂也然尺寸者脈之大要會也

呂曰脈有尺寸何謂也然尺寸者脈之大要會也

呂曰諸十二經脈三部九候有病者皆見於尺寸故言脈之大

要會也

從關至尺是尺內陰之所治也從關至魚際是寸內陽之所治也

呂曰至尺者言從尺至關其脈見一寸而言尺者是其根本寸

尺長一寸而脈見九分陽數奇而陰數偶也

故分寸為尺分尺為寸故陰得尺內一寸陽得寸內九分尺寸終

始一寸九分故曰尺寸也

楊曰寸關尺三位諸家所撰多不能同故備而論之以顯其正

按皇甫士安脉訣以掌後三指為三部一指之下為六分三部

凡一寸八分華陀脉訣云寸尺位各八分關位三分合一寸九

分王叔和脉訣云三部之位輒相去一寸合為三寸諸經如此

差異則後之學者疑惑彌深然脉法始於黃帝難經越自扁鵲

此之二部俱祖宗諸家諸論蓋并枝葉爾正可務本遺末不容

逐末忘本今的舉指歸用明人要宜依黃帝正經以掌後三寸

為三部則寸與關尺各得一寸備三才之義也此法永定不可

移改其叔和可謂得之矣凡診脉者先明三部九候之本位五

藏六府之所出然後可以察其善惡以別浮沉如其本位尚迷

則病源莫辨欲其愈疾亦難矣夫三部者寸關尺也九候者天

地人也一部之中則有天地人三部之中合為九候以候五藏

之氣也其五藏六府所出者左手寸口者心與小腸脉之所出

也關上者肝與膽脉之所出也尺中者腎與膀胱脉之所出也

關前一分者人迎之位也關後一分者神門之位也右手寸口

者肺與大腸脉之所出也關上者脾與胃脉之所出也尺中者

命門三焦脉之所出也關前一分者氣口之位也關後一分者

神門之位也凡五藏之脉並為陰陰脉沉皆六府之脉並為陽

陽脉皆浮假令左手寸口脉浮者小腸脉也沉者心之脉也餘

皆倣此斯乃脉位之綱維診候之法式也

三難曰脉有大過有不及有陰陽相乘有覆有溢有關有格何謂

此然關之前者陽之動脉當見九分而浮過者法曰大過減者法

曰不及遂上魚為溢為外關内格此陰乘之脉也

呂曰過者謂脉過九分出一寸名曰大過減者脉不及九分至

八分七分六分也此為不及之脉也遂上魚者出一寸至魚際

此一名溢脉一名外關之脉一名内格之脉一名陰乘之脉一

脉有四名也

關以後者陰之動也脉當見一寸而沉過者法曰大過減者法曰

不及遂入尺為覆為内關外格此陽乘之脉也

呂曰過者謂脉出過一寸至一分二分三分四分五分此大過

之脉也減者謂不滿一寸脉見八分七分或六分五分此不及

之脉遂入尺以言覆脉者脉從關至尺澤皆見也此覆行之脉

所以言覆者脉從關至尺澤脉見一寸其餘伏行不見也令從

關見至尺澤故言覆行也一名覆脉一名内關一名拊格一名

陽乘之脉也

故曰覆溢是其真藏之脉人不病而死也

呂曰脉見來如此者此皆諸病相乘尅之脉非謂外邪中風傷

寒之類脉已見人雖未病病即死不可治也

四難曰脉有陰陽之法何謂也然呼出心與肺吸入腎與肝呼吸

之間脾受穀味也其脉在中

呂曰心肺在膈上藏中之陽故呼其氣出腎肝膈下藏中之陰

故吸其氣入脾者中州主養四藏故曰呼吸以受穀氣

浮者陽也

楊曰按之不足舉之有餘故曰浮

沉者陰也

楊曰按之有餘舉之不足故曰沉

故曰陰陽也心肺俱浮何以別之然浮而大散者心也浮而短濇

者肺也

楊曰細而遲注來難且散或一止名曰濇也

腎肝俱沉何以別之然牢而長者肝也

楊曰按之但覺堅極故曰牢

按之濡舉指來實者腎也

楊曰按之不足舉之有餘謂之濡也大而長微強按之隱指幅

幅然者謂之實

脾者中州故其脉在中

楊曰脾王於季夏主養四藏其脉來大小浮沉故依四時王脉

俱至四季一十八日即變寬緩是脾之王氣也上有心肺下有

腎肝故曰在中也

是陰陽之法也脉有一陰一陽一陰二陽一陰三陽有一陽一陰

一陽二陰一陽三陰如此之言寸口有六脉俱動耶然此言者非

有六脉俱動也謂浮沈長短滑濇也

楊曰過於本位謂之長不及本位謂之短也

浮者陽也滑者陽也長者陽也

楊曰按之往來流利輾轉替替然謂之滑

沈者陰也短者陰也濇者陰也所謂一陰一陽者謂脉來沈而滑

也一陰二陽者謂脉來沈滑而長者一陰三陽者謂脉來沈滑而

長時一沈也所言一陽一陰者謂脉來浮而濇也一陽二陰者謂

脉來長而沈濇也一陽三陰者謂脉來沈濇而短時一浮也各以

其經所在名病逆順也

楊曰隨春夏秋冬觀其六脉之變則知病之逆順也

五難曰脉有輕重何謂也然初持脉如三菽之重與皮毛相得者

者肺部也如六菽之重與血脉相得者心部也

呂曰菽者豆也言脉之輕重如三豆之重在皮毛之間皮毛者

肺氣所行也言肺部也心主血脉次於肺如六豆重

如九菽之重與肌肉相得者脾部也

呂曰脾在中央主肌肉故次心如九豆之重也

如十二菽之重與筋平者肝部也

呂曰肝主筋又在脾下故次之

按之至骨舉指來者疾腎也故曰輕重也

呂曰腎主骨其脈沉至骨故曰腎也

六難曰脈有陰盛陽虛陽盛陰虛何謂也然浮之損小沉之實大

故曰陰盛陽虛沉之損小浮之實大故曰陽盛陰虛是陰陽虛實

意也

呂曰陽脈是寸口本浮而實今輕手浮而得之更損減而小故

曰陽虛重手按之沉反更實大沉者陰故言陰實也

七難曰經言少陽之至乍小乍大乍短乍長陽明之至浮大而短

太陽之至洪大而長太陰之至緊大而長少陰之至緊細而微厥

陰之至沉短而敦此六者是平脈邪將病脈邪然皆王脈也其氣

以何月各至幾日然冬至之後得甲子少陽王復得甲子陽明王

復得甲子太陽王復得甲子少陰王復得甲子

厥陰王王各六十日六六三百六十日以成一歲此三陽三陰之

王時日大要也

呂曰少陽王正月二月其氣尚微少故其脉來進退無常陽明

王三月四月其氣始萌未盛故其脉來浮大而短也太陽王五

月六月其氣大盛故其脉來洪大而長太陰王七月八月乘夏

餘陽陰氣未盛故其脉來緊大而長少陰王九月十月陽氣衰

而陰氣盛故其脉來緊細而微也厥陰王十一月十二月陰氣

盛極故言厥陰其脉來沈短而敦敦者沈重此四時經一陰一

陽八王此難經三陽在前三陰在後其王所以不同者其移各

異也難經謂従正月至六月春夏半歲浮陽用事故言三陽王

在前従七月至十二月秋冬半歲沈陰用事故言三陰在後謂

四時陰陽夫婦之王也

八難曰寸口脉平而死者何謂也然諸十二經脉者皆係於生氣

之原所謂生氣之原者謂十二經之根本也謂腎間動氣此五藏

六府之本十二經脉之根呼吸之門三焦之原一名守邪之神故

氣者人之根本也根絕則莖葉枯矣寸口脉平而死者生氣獨絕

於內也

呂曰寸口脉平而死者非應四時脉其脉狀若平和也又曰十

二經皆係於生氣之原所謂生氣之原者為十二經之本原也

夫氣衝之脈者起於兩腎之間主氣故言腎間動氣狹任脈上至咽喉通喘息故云呼吸之門上係手三陰三陽為支下係足

三陰三陽為根故聖人引樹以設喻也其三氣之原者是三焦之府宣行榮衛邪不妄入故曰守邪之神也人以尺脈為根本

寸脈為莖葉寸脈雖平尺脈絕上部有脈下部無脈者死也

楊曰寸口脈平者應四時也所云死者尺中無脈也尺脈者人之根本根本既絕則莖葉枯焉然則以尺脈為根本寸脈為莖之根本根本既絕則莖葉枯焉然則以尺脈為根本寸脈為莖葉故引樹以為喻也

九難曰何以別府藏之病耶然數者府也遲者藏也

楊曰去來急促一息過五至名數也呼吸三至去來極遲故曰

遲也

數則為熱遲則為寒諸陽為熱諸陰為寒故以別知藏府之病也

呂曰府者陽故曰脈數藏者陰故其脈來遲

楊曰陽脈行疾故病乃數陰脈行遲故病乃遲此直云病在藏

府不顯其名則病莫知准的若數而弦者病在膽遲而弦者病

在肝餘藏府卷依本狀而遲數皆倣此也

十難曰一脈為十變者何謂也然五邪剛柔相逢之意也假令心

脈急甚者肝邪干心也

呂曰夏心主脈見浮大而散今反弦弦者肝脈來干心也

楊曰干猶乘也

心脈微急者膽邪干小腸也

呂曰小腸心之府也當浮大而洪長而微弦者膽脈也

心脈大甚者心邪自干心也

呂曰心脈雖洪大當以胃氣為本今無胃甚故其脈大甚也此

為心自病故言自干心也

心脈微大者小腸邪自干小腸也

呂曰小腸心之府微大者其脈小為小腸自病故言自干也

心脈緩甚者脾邪干心也

心脈緩者脾脈乘心故令心脈緩也

呂曰緩者脾脈乘心故令心脈緩也

心脉微緩者胃邪干小腸也

呂曰胃脉小緩見於心部小腸心府故言干之

心脉濇甚者肺邪干心也

呂曰濇肺脉故言干心也

心脉微濇者大腸邪干小腸也

呂曰微濇大腸脉小腸心府故曰干也

心脉沉甚者腎邪干心也

呂曰沉者腎脉故言干也

心脉微沉者膀胱邪干小腸也

呂曰微沉者膀胱脉也小腸心府故言干也

五藏各有剛柔邪故令一脈輒變為十也

呂曰此皆夏王之時心脈見如此者為失時脈

楊曰剛柔陰陽也邪者不正之名非有身王氣而水來干身為

病者通為之邪也

十一難曰經言脈不滿五十動而一止

呂曰經言一藏五十動五藏二百五十動謂之平脈不滿五十

動者無有五十動也是以一藏無氣也

一藏無氣者何藏也然人吸者隨陰入呼者因陽出令吸不能至

腎至肝而還故知一藏無氣者腎氣先盡也

楊曰按經言持其脈口數其至也五十動而不一代者五藏皆

受氣是為平和無病之人矣四十動而一代者一藏無氣四歲

死三十動而一代者二藏無氣三歲死二十動而一代者三藏

無氣二歲死十動而一代者四藏無氣一歲死不滿十動而一

代者五藏無氣也七日死難經言止本經言代按止者按之覺

於指下而中止名止代者還尺中停久方來名曰代也止代雖

兩經不同據其脉狀亦不殊別故兩存之

十二難曰經言五藏脉已絕於內用鍼者反實其外五藏脉已絕

於外用鍼者反實其內內外之絕何以別之然五藏脉已絕於內

者腎肝氣已絕於內也而醫反補其心肺五藏脉已絕於外者其

心肺脉已絕於外也而醫反補其腎肝陽絕補陰陰絕補陽是謂

實實虛虛損不足益有餘如此死者醫殺之耳

呂曰心肺所以在外者其藏在隔上上氣外為榮衛浮行皮膚

血脈之中故言絕於外也腎肝所以在內者其藏在隔下下氣

內養筋骨故言絕於內也

十三難曰經言見其色而不得其脈反得相勝之脈者即死得相

生之脈者病即自巳色之與脈當參相應為之奈何然五藏有五

色皆見於面亦當與寸口尺內相應假令色青其脈當弦而急

呂曰色青肝也弦急者肝脈是謂相應也

色赤其脈浮大而散

呂曰色赤心也浮大而散心脈也是謂相應

色黃其脉中緩而大

呂曰色黃者脾也中緩而大脾脉也

色白其浮脉濇而短

呂曰白者肺也浮濇而短肺脉也

色黑其脉沉濇而滑

呂曰色黑者腎色也腎主水水性沉腎亦在五藏之下故其脉

沉濇而滑

此所謂五色之與脉當參相應也

呂曰此正經自病不中他邪故也

脉數尺之皮膚亦數脉急尺之皮膚亦急脉緩尺之皮膚亦緩脉

瀒尺之皮膚亦瀒脉滑尺之皮膚亦滑

呂曰此謂陰陽藏府浮沉滑瀒相應也

五藏各有聲色臭味當與寸口尺內相應其不相應者病也假令

色青其脉浮瀒而短若大而緩為相勝浮大而散若小而滑為相

生也

呂曰色青者肝也浮瀒而短者肺也肺勝肝為賊邪若大而緩

為脾脉也肝勝脾故言相勝也浮大而散者心脉也心為肝之

子若小而滑者腎脉也腎為肝之母肝為腎之子子母相生故

為相生也

經言知一為下工知二為中工知三為上工上工者十全九中工

者十全八下工者十全六此之謂也

呂曰五藏一病輙有五令經載肝家一藏為例耳解一藏為下

工解二藏為中工解五藏為上工

十四難曰脉有損至何謂也然至之脉一呼再至曰平

呂曰平者謂平調之脉也

三至曰離經

呂曰經言再至曰平三至曰離經不知經言也其人必病

四至曰奪精

呂曰其人病困奪精者鼻目脣口精候奪色診見也

五至曰死

呂曰其人病證候巳見脉復加一至定當死也

六至曰命絕此死之脉

呂曰不出日死

何謂損一呼一至曰離經二呼一至曰奪精三呼一至曰死四呼

一至曰命絕此謂損之脉也至脉從下上損脉從上下也

呂曰至脉從下上者謂脉動稍增上至六至多而呼七損脉從

上下者謂脉動稍減至一呼多而至少也

損脉之為病奈何然一損損於皮毛皮聚而毛落二損損於血脉

血脉虛少不能榮於五藏六府也三損損於肌肉肌肉消瘦飲食

不為肌膚四損損於筋筋緩不能自收持五損損於骨骨痿不能

趣於床反此者至於收病也

呂曰收者取也經但載損家病不載至家病至家者諸陽六府

病六府病苦頭痛身熱忽時不利與損家病異令反載損家病

證故損脉於此受病非是至家病也

從上下者骨痿不能趣於床者死

呂曰從肺損至骨五藏俱盡故死肺在上也

從下上者皮聚而毛落者死

呂曰從腎損之肺亦復五藏俱盡故死也此是損家然病證非

至家病證腎在下故也

治損之法奈何然損其肺者益其氣

呂曰肺主氣令損故當以鍼藥益其氣也

損其心者調其榮衛

呂曰心者榮衛之本令損當以鍼藥調之

損其脾者調其飲食適寒溫

呂曰脾主飲食令其氣衰損穀不消化故當調適寒溫也

損其肝者緩其中

呂曰肝主怒其氣急故以鍼藥以緩其中

損其腎者益其精此治損之法也

呂曰腎主精令損故以鍼藥補益其精氣

脉有一呼再至一吸再至有一呼三至一吸三至有一呼四至一

吸四至有一呼五至一吸五至有一呼六至一吸六至有一呼一

至一吸一至有再呼一至再吸一至有呼吸再至脉来如此何以

別知其病也然脉来一呼再至一吸再至不大不小曰平一呼三

至一吸三至為適得病前大後小即頭痛目眩前小後大即胸滿

短氣一呼四至一吸四至病欲其甚脉洪大者苦煩滿沈細者胸

中痛滑者傷熱濇者中霧露一呼五至一吸五至其人當困沈細

夜加浮大晝加不大不小雖困可治有大小者難治一呼六至一

吸六至為死脉也沈細夜死浮大晝死一呼一至一吸一至名曰

損人雖能行猶當著床所以然者血氣皆不足故也再呼一至呼

吸再至名曰無魂無魄者當死也人雖能行名曰行尸上部有脉

下部無脉其人當吐不吐者死上部無脉下部有脉雖困無能為

害也所以然者譬如人之有尺樹之有根枝葉雖枯槁根本將自

生脉有根本人有元氣故知死不

楊曰上部寸口下部尺中也

十五難曰經言春脉弦夏脉鈎秋脉毛冬脉石是王脉耶將病脉

也然弦鈎毛石者四時之脉也春脉弦者肝東方木也萬物始生

未有枝葉故其脉之來濡弱而長故曰弦

呂曰春萬物始生未有枝葉形狀正直如弦故脉法之也

夏脉鈎者心南方火也萬物之所盛垂枝布葉皆下曲如鈎故其

脉之來疾去遲故曰鈎

呂曰心脈法火曲如鉤又陽盛其脈來疾陰虛脈去遲也脈從

下上至寸口疾還尺中進寸口滑不泄故令其脈環曲如鉤

秋脈毛者肺西方金也萬物之所終草木華葉皆秋而落其枝獨

在若毫毛也故其脈之來輕虛以浮故曰毛

呂曰肺浮在上其氣主皮毛故令其脈浮如毛也

冬脈石者腎北方水也萬物之所藏也盛冬之時水凝如石故其

脈之來沉濡而滑故曰石

呂曰腎脈法水水凝如石又伏行溫於骨髓故其脈實牢如石

也

此四時之脈也如有變奈何然春脈弦反者為病何謂反然其氣

來實強是謂太過病在外

呂曰實強者陽氣盛也少陽當微弱令更實強謂太過陽主表

故令其病在外也

氣來虛微是謂不及病在內

呂曰厥陰之氣養於筋其脉弦令更虛微故曰不及陰處中故

令其病在內

氣來厭厭聶聶如循榆葉曰平

呂曰春少陰厥陰俱合主其脉之來如春風吹榆葉濡弱而調

故曰平脉也

益實而滑如循長竿曰病

呂曰此謂弦多胃氣少也

急而勁益強如新張弓弦曰死

呂曰此謂但弦無胃氣也

春脉微弦

呂曰平弦多胃氣少曰病但弦無胃氣曰死春以胃氣為

本

呂曰胃在水穀故人稟胃氣

夏脉鈎反者為病何謂反然其氣來實強是謂太過病在外

呂曰實強者太陽受氣盛也太陽者浮散今反實強故曰太過也

氣來虛微是謂不及病在內

呂曰手少陰主血脉其氣尚平實今反見虛微故曰不及也

其脉來累累如環如循琅玕曰平

呂曰心滿實累累如人指循琅玕者是金銀鐶釧之物勁也此

皆實之類也故云平

來而益數如雞舉足者曰病

呂曰心脉但當浮散不當數也雞舉足者諭其數也

前曲後居如操帶鉤曰死

呂曰後居謂之後直如人草帶之鉤前曲後直也是謂但鉤無

胃氣

夏脉微鉤曰平鉤多胃氣少曰病但鉤無胃氣曰死夏以胃氣為

呂曰胃者中州主養於四藏也

秋脉微毛反者為病何謂反然氣來寔强是謂太過病在外

呂曰肺脉者當微毛令更寔强故曰病在外

氣來輭微是謂不及病在內

呂曰肺脉輕輭浮如毛令按之益輭微是無胃氣故病在內

其脉來藹藹如車蓋按之益大曰平

呂曰車蓋乃小車之蓋輕浮藹藹然也按之益大有胃氣故曰

平也

不上不下如循雞羽曰病

呂曰如循雞羽者是其氣虛微胃氣少故曰病

按之消索如風吹毛曰死

呂曰此無胃氣也

秋脉微毛為平毛多胃氣少曰病但毛無胃氣曰死秋以胃氣為

本

呂曰四藏皆須稟胃氣也

冬脉石反者為病何謂反然其氣來實強是謂太過病在外

呂曰冬脉當沉濡今反實強故曰太過太過者陽脉病故言病

在外也

氣來虛微是謂不及病在內

呂曰冬脉沉濡令反靈微故言不及不及者陰病在內也

脉來上大下兌濡滑如雀之啄曰平

呂曰上大者足太陽下兌者足少陰陰陽得所為胃氣強故謂

之平雀啄謂本大末兌也

啄啄連屬其中微曲曰病

呂曰啄啄者不息故謂之連屬其中微曲是脾來乘腎脉緩而

曲故病

來如解索去如彈石曰死

呂曰解索謂靈縵無根本也來遲去疾故曰如彈石也

冬脉微石曰平石多胃氣少曰病但石無胃氣曰死冬以胃氣為

本胃者水穀之海也主稟四時故以皆胃氣爲本是謂四時之變

病死生之要會也脾者中州也其平和不可得見衰乃見耳來如

崔之如水之下漏是脾之衰見也 啄

呂曰脾寄王四季故言不王言平和脈不見其衰病見耳其脈

見如屋之漏如崔之啄如水之下漏皆腎來乘脾故使衰病肝

乘脾則死腎不勝脾故但病也

十六難曰脈有三部九候

呂曰三部者寸關尺也九候者上部三候中部三候下部三候

三三如九也

有陰陽

呂曰寸口者陽脉見九分而浮尺部者陰脉見一寸而沈

有輕重

呂曰肺如三菽之重是謂輕腎脉按之至骨如十五菽之重是

謂重也

有六十首

呂曰首頭首也蓋三部從頭者脉輒有六十首

一脉變為四時

呂曰是太陰之動以決四時遞順吉凶之法也

離聖久遠各自是其法何以別之

呂曰言三部是一法九候是一法陰陽是一法輕重是一法六

十首是一法言法象無多難可分別故言之此難也

然是其病有內外證

之難也

呂曰法象無多或變為四時難可分別故以中外別其病以名

其病為之奈何然假令得肝脉其外證善潔面青善怒

呂曰足少陽膽者府也故有病則見於外也又膽為清淨之府

故善潔也主於外見面青也又膽為中正之官主決斷故善其

怒也

其內證齊左有動氣按之牢若痛其病四肢滿閉癃溲便難轉節

有是者肝也無是者非也

呂曰外證者府之候膽者清淨之府故面青善潔若衣被飲食

不潔者其人便欲怒膽色青故面青怒也其內證者肝之證肝

者東方為青龍在左方故肝之證在齊左

假令得心脉其外證面赤口乾喜笑其內證齊上有動氣按之牢

若痛其病煩心心痛掌中熱而啘有是者心也無是者非也

呂曰外證者小腸手太陽脉為熱故令口乾陽主燥故喜笑也

其內證者心心在前為朱雀故證在齊上也

假令得脾脉其外證面黃善噫善思其內證當齊有動氣按之牢

若痛其病腹脹滿食不消體重節痛怠惰嗜臥四肢不收有是者

脾也無是者非也

呂曰外證足陽明胃脉之證胃氣實穀氣消即多所思欲飲食

胃氣弱穀食不消氣力羸羸其人感思慮內證者脾也脾在中

央故證當齊齊者又陰陽之中改其脉在脾也

假令得肺脉其外證面白善嚏悲愁不樂欲哭其內證齊右有動

氣按之牢若痛其病喘咳洒洒寒熱有是者肺也無是者非也

呂曰外證者大腸脉也乃手陽明之脉為肺之府氣通於鼻故

善嚏肺主秋秋愁也故其病悲哭內證者肺之證肺主皮毛有

寒則洒淅咳嚏肺在西方為白虎主右方故證在齊右

假令得腎脉其外證面黑善恐欠其內證齊下有動氣按之牢若

痛其病逆氣少腹急痛泄如下重足脛寒而逆有是者腎也無是

者非也

呂曰外證足太陽膀胱脉也其人善欠者其人善惡寒若脛寒

身體洒洒而寒故其善欠腎與手少陽俱主候心故善恐其內

證者腎王於冬主北方元武故證在齊下

十七難曰經言病或有死或有不治自愈或連年月不已其死生

存已可切脉而知之耶然可盡知也診病若閉目不欲見人者脉

當得肝脉強急而長

楊曰強急猶弦急

而反得肺脉浮短而濇者死也

楊曰肝為木肺為金肝病得肺脉真鬼來尅金勝木故必死也

病若開目而渴心下牢者脉當得緊實而數反得沉濡而微者死
此

楊曰心病得腎脉水勝火故死也按之短實而數有似切繩謂
之緊也按之短小不動搖若有若無輕手乃得重手不得謂之
微也

病若吐血復衂衄血者脉當沉細而反浮大而牢者死也病若譫
言妄語身當有熱脉當洪大而手足厥逆脉沉細而微者死也

楊曰按之遟但小謂之微

病若大腹而洩者脉當微細而濇反緊大而滑者死也

楊曰凡此五者病脉相反故為必死經云五逆者死此之謂也

十八難曰脉有三部部有四經手有太陰陽明足有太陽少陰為

上下部何謂也然手太陰陽明金也足少陰太陽水也金生水水

流下行而不能上故在下部也

楊曰手太陰肺脉也肺為諸藏上蓋其治在右方故在右手上

部也手陽明大腸脉是肺之府故隨肺居上部也足少陰腎脉

腎為水肺之子水流趨於腎又最居下故為左手下部也足太

陽膀胱為腎之府故隨腎居下部焉經言下有三部部有四經

者謂總兩手而言之也兩手各有三部部各有二經兩手上部

合四也中下二部亦復如此三四十二則十二經也肺金居上

而下生腎水故肺腎在左右手上下部也

足厥陰少陽木也生手太陽少陰火火炎上行而不能下故為上

部

楊曰足厥陰肝脉也肝治在左方故為左手之下部足少陽膽

者為肝之府故隨肝居下部也手太陽小腸脉為心之府故隨

心居上部也為

手心主少陽火生足太陰陽明土土主中宮故在中部也

楊曰手心主心包絡脉也手少陽三焦脉也故合為左手中部

足太陰脾脉也足陽明胃脉也故合為右手中部此經作如此

分別若依脉經配二部又與此不同也

此皆五行子母更相生養者也脉有三部九候各何所主之然三

部者寸關尺也九候者浮中沉也

楊曰寸口陽也關中部也尺中陰也此三部各有浮中沉三候

三三九候也故曰九浮為陽沉為陰中者胃氣也

上部法天主胸以上至頭之有疾也

楊曰所謂自膈以上為上焦也

中部法人主膈以下至齊之有疾也

楊曰所謂自膈以下為中焦也

下部法地主齊以下至足之有疾也

楊曰所謂自齊以下至足為下焦也

審而刺之者也

楊曰用鍼者必當審詳三部九候病之所在然後各依其源而

刺之也

人病有沈滯久積聚可切脉而知之耶然診在右脇有積氣得肺

脉結脉結甚則積甚結微則氣微診不得肺脉而右脇有積氣者

何也然肺脉雖不見右手脉當沈伏

楊曰往來緩而時一止復來謂之結也脉結甚者是診脉之狀

也結甚者此結訓積猶言脉結甚則積甚脉積微則積微其言

積隱也又曰診雖不得肺脉浮短而濇但左手脉當沈伏即右

脇有積氣矣肺治在右也極重積著骨乃得故謂伏脉也

其外痼疾同法耶將異也然結者脉來去時一止無常數名曰結

也伏者脉行筋下也浮者脉在肉上行也左右表裏法皆如此假

令脉結伏者內無積聚脉浮結者外無痼疾有積聚脉不結伏有

痼疾脉不浮結為脉不應病病不應脉是為死病也

楊曰脉與病不相應為逆逆者難治故曰是死之病也

十九難曰經言脉有逆順男女有常而反者何謂也然男子生於

寅寅為木陽也女子生於申申為金陰也

楊曰元氣起於子人之所生也男從子左行三十之巳女從子

右行二十俱至於巳為夫婦懷孕也古者男子三十女者二十

然後行嫁娶法於此也十月而生男從巳至寅左行為十月故

男行年起於丙寅女從巳右行至申為十月故女行年起於壬

申所以男子生於寅女子生於申

故脉男在關上女脉在關下是以男子尺脉恒弱女子尺脉恒盛

是其常也

楊曰男子陽氣盛故尺脉弱女子陰氣盛故尺脉強此是其常

性

反者男得女脉女得男脉也其為病何如然男得女脉為不足病在內左得之病則在左右得之病則在右隨脉言之也女得男脉為太過病在四肢左得之病則在左右得之病則在右隨脉言之

此之謂也

楊曰男得女脉為陰氣盛陰主內故病在內女得男脉為陽氣

盛主四肢故病在四肢也

二十難曰經言脉有伏匿伏匿於何藏而言伏匿耶然謂陰陽更

相乘更相伏也脉居陰部而反陽脉見者為陽乘陰也

楊曰謂尺中浮滑而長

脉雖時沉濇而短此謂陽中伏陰也脉居陽部而反陰脉見者為

陰乘陽也

楊曰尺中已浮滑而長又時時沉濇而短故曰陽中伏陰寸口

關中沉短而濇也

脉雖時浮滑而長此謂陰中伏陽也

楊曰寸關已沉短而濇濇而時時浮滑而長故曰陰中伏陽也

重陽者狂重陰者癲脫陽者見鬼脫陰者目盲

楊曰重陰者陽氣并於上也謂關以前既浮滑而長兼實強復

喘數是謂重陽也重陰者謂尺中既沉短而濇而又盛實是謂

重陰脫陽者無陽氣也謂關以前細甚微也故目中妄見而覩

鬼物為脫陰者謂尺中微細甚也陰者精氣也精氣脫故盲盲

脫之言失也謂亡失陰陽之氣也

二十一難曰經言人形病脉不病曰生脉病形不病曰死何謂也

然人形病脉不病非有不病者也謂息數不應脉數也此大法

呂曰形病者謂五藏損形體羸瘦氣微脉又遲與息不相應其

脉不相應為形病也脉病者謂數諸至脉已病人雖未頭痛寒

熱方病不久病病不死

二十二難曰經言脉有是動有所生病一脉輒變為二病者何也

然經言是動者氣也所生病者血也邪在氣氣為是動邪在血血

為所生病氣主呴之血主濡之氣留而不行者為氣先病也血壅

而不濡者為血後病也故先為是動復所生病也

楊曰經言手太陰之脉起於中焦下絡大腸還循胃口上膈屬肺

肺從肺系橫出腋下循臑內行少陰心主之前下肘內上骨

下廉入寸口上循魚際出大指之端其肢者從腕後直出次指

內廉出其端是動則病肺脹滿膨膨而喘欬故缺盆中痛甚則

交兩手而瞀是為臂厥是主肺所生病者欬上氣喘渴心煩臂

滿臑腎內前廉痛厥掌中熱氣盛有餘則肩背痛也汗出中風

小便數而欠氣虛則肩背痛寒少氣不足以息弱色變略舉此

一經為例餘經皆可知也凡人所以得主命者氣與血也氣為

陽陽為衛血為陰陰為榮二氣常流所以無病也邪中於陽陽

為氣故氣先病陽氣在外故也若在陽不治則入於陰中陰為

血故為血後病血在內故也氣實則熱氣虛則寒血實則為寒

血虛則為熱陰陽之道理其然也凡一藏之病有虛有實有寒

有熱有內有外皆須知藏府之所在識經絡之流行隨其本原

以求其疾則病形可辨而鍼藥無失矣如其不委斯道則雖命

藥投鍼病難愈也故黃帝曰夫十二經脈者所以調虛實處百

病決生死不可不通哉此之謂也

二十三難曰手足三陰三陽脈之度數可曉以不然手三陽之脈

從手至頭長五尺五六合三丈

楊曰一手有三陽兩手合為六陽故曰五六合三丈也

手三陰之脈從手至胸中長三尺五寸三六一丈八尺五六三尺

合二丈一尺

楊曰兩手各有三陰合為六陰故曰三六一丈八尺

足三陽之脈從足至頭長八尺六八四丈八尺

楊曰兩足各有三陽故曰六八四丈八尺也按此脈度數七尺

五寸中人之形而云長八尺理則難解然足之六陽從足指而向

上行由其紆曲故曰八尺也

足三陰之脉從足至胸長六尺五寸六六三丈六尺五六三尺合

三丈九尺

楊曰兩足各有六陰故曰六六三丈六尺也按足太陰少陰皆

至舌下足厥陰至於頂上今言至胸中者蓋擧其相按之次也

人兩足蹻脉從足至目長七尺五寸二七一丈四尺二五一尺合

一丈五尺

楊曰人長七尺五寸而蹻脉從踝至目不得有七尺五寸也今

經言七尺五寸者是脚脉上於頭而行焉至目者擧其綱維也

督脉任脉各長四尺五寸二四八尺二五一尺合九尺凡脉長一

十六丈二尺此所謂十二經脉長短之數也

楊曰督脉起於脊膊上於頭下於面至口齒縫計則不止長四

尺五寸今言四尺五寸者當取於上極於風府而言之也手足

合十二脉為二十四脉并督脉任兩蹻又四部合為二十八脉

以應二十八宿凡長十六丈二尺榮衛行周此數則為一度

也故曰長短之數也

經脉十二絡脉十五何始何窮也然經脉者行血氣通陰陽以榮

於身者也其始從中焦注手太陰陽明注足陽明太陰注足太陰

注手少陰太陽注足太陽少陰注手心主少陽少陽注

足少陽厥陰厥陰復還注手太陰別絡十五皆因其原如環無端

轉相溉灌朝於寸口人迎以處百病而決死生也

楊曰經脉十二絡脉十五凡二十七脉氣以法三九之數天有

九星地有九州人有九竅是也其經絡流行皆朝會於寸口人

迎所以診寸口人迎則知其經絡之病死生之候矣　又曰行

手太陽訖即注手陽明行手陽明訖即注足陽明輪轉而行餘

皆倣此

經曰明知終始陰陽定矣何謂也然終始者脉之紀也寸口人迎

陰陽之氣通於朝使如環無端故曰始也

楊曰經脉流行應於天之度數周而復始故曰如環無端也

終者三陰三陽之脉絕絕則死死各有形故曰終也

揚曰陰陽氣絕其候亦見於寸口人迎覎則死矣其死各有形

診故曰終也

二十四難曰手足三陰三陽氣巳絕何謂以爲候可知其吉凶不然

足少陰氣絕即骨枯少陰者冬脉也伏行而溫於骨髓故骨髓不

溫即肉不著骨骨肉不相親即肉濡而却因濡而却故齒長而枯

髮無潤澤者骨先死戊日篤己日死

揚曰足少陰腎脉也腎主冬故曰冬脉也腎主内榮骨髓故曰

伏行而溫於骨髓也腎氣既絕則不能榮骨髓故因濡而却

結縮也謂齒齦之肉結縮而故齒長漸而枯燥也謂齒乾燥色

不澤也腎爲津液之主令無津液故使髮不潤也戊己土也腎

水也土能尅水故云戊日篤己日死也

足太陰氣絕則脉不榮其唇口口唇者肌肉之本也脉不榮則肌

肉不滑澤則肉滿肉滿則唇反唇反則肉先死甲日篤乙日死

楊曰足太陰脾脉也脾主肌肉其氣既絕故肌肉麤澀而唇反

甲乙木也脾土也木能尅土故云甲日篤乙日死也

足厥陰氣絕即筋縮引卵與舌卷厥陰者肝脉也肝者筋之合也

筋者聚於陰器而絡於舌本故脉不榮則筋縮急即引卵與舌故

舌卷卵縮此筋先死庚日篤辛日死

楊曰足厥陰肝脉也肝主筋其氣即絕故筋縮急而舌卷卵縮

庚辛金也肝木也金能尅木故云庚日篤而辛日死也

手太陰氣絕即皮毛焦太陰者肺也行氣溫於皮毛者也氣弗榮

則皮毛焦皮毛焦則津液去津液去即皮節傷皮節傷則皮枯毛

折毛折者則毛先死丙日篤丁日死

楊曰手太陰肺脉也肺主行氣故曰溫皮毛丙丁火也肺金也

火能尅金故云丙日篤丁日死也

手少陰氣絕則脉不通脉不通則血不流血不流則色澤去故面

黑如梨此血先死壬日篤癸日死

楊曰經云手三陰令此推釋太陰少陰而心主一經不言之何

也然心主者心包絡之脉也少陰者心脉也二經同候於心故

言少陰絕則心主亦絕其診既同故不別解也本經云面黑如

漆柴此云如梨漆柴者恒山苗也其草色黄黑無潤澤故以為

喻梨者即人之所食之果也亦取其黄黑也言人即無血則色

黄黑似此二物無光華也壬癸水也心火也水能尅火故云壬

日篤癸日死也

死即目瞑也

三陰氣俱絶者則目眩轉目瞑目瞑者為失志失志者則先志死

楊曰三陰者是手足三陰脉也此五藏之脉也五藏者人之根

本也故云陰俱絶則目瞑瞑閉也言根絶於内而華諸於外目

者人之光華也眩亂也言目亂不識人也腎藏精與志精氣已

竭故曰失志也三陰絶皆止得一日半死也

六陽氣俱絕則陰與陽相離陰陽相離則湊理泄絕汗乃出大如

實珠轉出不流即氣先死旦占夕死夕占旦死

楊曰此六陽氣絕不出日死六陽氣絕之狀今暑條之經云太

陽脉絕者其絕也戴眼反折瘛瘲其色白絕汗乃出則終矣

少陽脉絕者其絕也耳聾百節盡縱目環絕系絕系一日半死

其色青者乃死陽明脉絕者其絕也口耳張善驚妄言色黃其

上下經盛而不仁則終矣此是三陽絕之狀也前云六陽令經

曰三陽絕狀者手足諸陽脉絕其絕狀並同所以不別出陰與

陽相離者陰陽隔絕不相朝使也腠理泄者陽氣已下毛孔皆

開所以然也絕汗乃汗出如珠言身體汗出著肉如綴珠而不

流散故曰貫珠也旦占夕死夕占旦死者正得半日也惟少陽

絕得一日半矣

經絡大數第二

二十五難曰有十二經五藏六府十一耳其一經者何等經也然

一經者手少陰與心主別脈也心主與三焦為表裏俱有名而無

形故言經有十二也

楊曰手少陰真心脈也手心主心包絡脈也二脈俱是心脈而

少陰與少陽合心主與三焦脈合三焦有位而無形心主有名

而無狀故二經為表裏也五藏六府各一脈為十一脈心有兩

脈合成十二經也據此而言六府亦止五府耳

二十六難曰經有十二絡有十五餘三絡者是何等絡也然有陽

絡有陰絡有脾之大絡陽絡者陽蹻之絡也陰絡者陰蹻之絡也

故絡有十五焉

楊曰十二經各有一絡為十二絡耳今云十五絡者有陰陽之

二絡脾之大絡合為十五絡也人有陰陽兩蹻在兩足內外男

子以足外者為經足內者為絡女子以足內者為經足外者為

絡故有陰陽蹻二絡也經云男子數其陽女子數其陰當數者

為經不當數者為絡此之謂也脾之大絡名曰大包此則脾有

二絡也凡經脉為表裏支而橫者為絡^絡之別者為孫也

奇經八脉第三

二十七難曰脉有奇經八脉者不拘於十二經何謂也然有陽維

有陰維有陽蹻有陰蹻有衝有督有任有帶之脉凡此八脉者皆

不拘於經故曰奇經八脉也經有十二絡有十五凡二十七氣相

隨上下何獨不拘於經也然聖人圖設溝渠通利水道以備不然

天雨降下溝渠溢滿當此之時霶霈妄行聖人不能復圖也此絡

脉滿溢諸經不能復拘也

楊曰奇異也此之八脉與十二經不相拘制別道而行與正經

有異故曰奇經也其數有八故曰八脉也

二十八難曰其奇經八脉者既不拘於十二經皆何起何繼也然

督脉者起下極之俞並於脊裏上至風府入於腦

呂曰督脉者陽脉之海也　楊曰督之為言都也是人陽脉之

都綱人脉比於水故呂氏曰陽脉之海此為奇經之一脉也下

極者長强也

任脉者起於中極之下以上毛際循腹裏上關元至喉咽

楊曰任者姙也此是人之生養之本故曰位中極之下長强之

上此奇經之二脉也

衝脉者起於氣衝並足陽明之經夾臍上行至胸中而散也

呂曰衝脉者陰脉之海　楊曰經云衝脉者十二經之海也如

此則不獨為陰脉之海恐呂氏誤焉衝者通也言此脉下至於

足上至於頭通受十二氣經之氣血故曰衝也此奇經之三脉

帶脉者起於季脇廻身一周

也

楊曰帶之為言束也言總束諸脉使得調柔也季脇在肋下下

接於髋骨之間是也廻繞也繞身一周猶如束帶焉此奇經之

四脉也

陽蹻脉者起於跟中循外踝上行入風池

楊曰蹻捷疾也言此脉是人行走之機要動足之所由故曰陽

蹻脉焉此奇經之五脉也

陰蹻脉者亦起於跟中循內踝上行至咽喉交貫衝脉

楊曰其義與陽蹻同也此奇經之六脉也

陽維陰維者維絡於身溢畜不能環流灌溉諸經者也故陽維起

於諸陽會也陰維起於諸陰交也

楊曰維者維持之義也此脉為諸脉之綱維故曰維脉也此有

陰陽二絡為奇經之八脉也

比於聖人圖設溝渠溝渠滿溢流於深湖故聖人不能拘通也而

人脉隆盛入於八脉而不環周故十二經亦不能拘之其受邪氣

畜則腫熱砭射之也

揚曰九州之内有十二經水以流泄地氣人有十二經脉以應

之亦所以流灌身形之血氣以奉生身故此之於溝渠也

二十九難曰奇經之為病何謂然陽維維於陽陰維維於陰陰陽

不能自相維則悵然失志溶溶不能自收持

呂曰悵然者其人驚驚即維脈緩故令人身不能收持驚則失

志善忘恍惚也

陰蹻為病陽緩而陰急陽蹻為病陰緩而陽急

呂曰陰蹻在內踝上病則其脈從內踝以上急外踝以上緩也

陽蹻在外踝上病則其脈從外踝以上急內踝以上緩也

衝之為病逆氣而裏急

呂曰衝脈從關元上至咽喉故其脈為病逆氣而裏急

督之為病脊強而厥

呂曰督脈在脊病則其脈急故令其脊強也

任之為病其內若急結男子為七疝女子為瘕聚

呂曰任脈起於胞門子戶故其脈結為七疝瘕聚之病

帶之為病腹滿腰溶溶若坐水中

呂曰帶脈者迴帶人之身體病則其腹緩故令瞥溶溶也

陽維為病苦寒熱陰維為病苦心腹

呂曰陽為衛故寒熱陰為營營為血血者心故心痛也

此奇經八脈之為病也

楊曰一本云衝脈者起於關元循腹裏直上於咽喉中任脈者

起於胞門子戶夾齊上行至胸中二本雖不同亦俱有所據并

可依用故并載之呂氏注與經不同者由此故也

三十難曰榮氣之行常與衛氣相隨不然經言人受氣於穀穀入

於胃乃傳與五藏六府五藏六府皆受於氣其清者為榮濁者為

衛榮行脉中衛行脉外榮周不息五十而復大會陰陽相貫如環

之無端故知榮衛相隨此

楊曰營行作榮榮者榮華之義也言人百骸九竅所以得榮華

者由此血氣也營者經營也言十二經脉常行不已經紀人生

所以得長生也二義皆通焉衛者護也此是人之慓悍之氣行

於經脉之外晝行於身夜行於藏衛護人身故曰衛氣凡人陰

陽二氣皆會於頭手足流轉無窮故曰如環之無端心榮血肺

衛氣血流攏氣氣動依血相憑而行故知榮衛相隨也

三十一難曰三焦者何稟何生何始何終其治常在何許何曉以

不然三焦者水穀之道路氣之所終始也

楊曰焦元也天有三元之氣所以生成萬物人法天地所以亦

有三元之氣以養其身形三焦皆有其位而無正藏也

上焦者在心下下膈在胃上口主內而不出其治在膻中玉堂下

一寸六分直兩乳間陷者是

楊曰自膈以上名曰上焦主出陽氣溫於皮膚分肉之間若霧

露之溉焉胃上口穴在鳩尾下二寸五分也

中焦者在胃中脘不上不下主腐熟水穀其治有齊傍

楊曰自齊以上名曰中焦變化水穀之味生血以榮五藏六府

及於身體中脘穴在鳩尾下四寸也

下焦者當膀胱上口主分別清濁主出而不內以傳導也其治在

齊下一寸

楊曰自齊以下名曰下焦齊下一寸陰交穴也主通利溲便以

時下而傳故曰出而不內也

故名曰三焦其府在氣街一本曰衝

楊曰氣街者氣之道路也三焦既是行氣之主故云府在氣街

街衝也衝者四達之道焉一本曰衝此非扁鵲之語蓋呂氏再

錄之言別本有此言於義不可用也

三十二難曰五藏俱等而心肺獨在鬲上者何謂也然心者血肺

者氣血為榮氣為衛相隨上下謂之榮衛通行經絡營周於外故

令心肺在鬲上也

楊曰自齋以上通為陽自齋以下通為陰故經曰腰以上為天

腰以下為地天陽地陰即其義也今心肺既居鬲上而行榮衛

故云榮周於外

三十三難曰肝青象木肺白象金肝得水而沉木得水而浮肺得

水而浮金得水而沉其意何也然肝者非為純木也乙角也庚之

柔大言陰與陽小言夫與婦釋其微陽而吸其微陰之氣其意樂

金又行陰道多故令肝得水而沈也

楊曰四方皆一陰一陽東方甲乙木甲為陽乙為陰餘皆如此

又甲為木乙為草丙為火丁為灰戌為土己為糞庚為金辛為

石壬為水癸為池又乙帶金氣丁帶水氣己帶木氣辛帶火氣

癸帶土氣此皆五行王相配偶故言肝者非為純木也陰陽交

錯故也木生於亥而王於卯故云行陰道多東方甲乙木畏西

方庚辛金故釋其妹乙嫁庚為婦故曰庚之柔陰也乙帶金氣

以歸故令肝得水而沈也

肺者非為純金也辛商也丙之柔大言陰與陽小言夫與婦釋其

微陰婚而就火其意樂火又行陽道多故令肝得水而浮也

楊曰金生於巳王於酉故云行陽道多西方庚辛金畏南方丙

丁火故釋其妹辛嫁丙為婦故曰丙之柔辛帶火氣以歸故令

肺得水而浮也

肺熟而復沉肝熟而復浮者何也故知辛當歸庚乙當歸甲也

楊曰肝生沉而熟浮肺生浮而熟沉此是死則歸本之義熟諭

死矣如人夫婦有死亡者未有子息冬歸其本極陰變陽寒盛

生熟壅久成通聚而必散故其然此義之反覆故浮沉改變也

三十四難曰五藏各有聲色臭味可曉知以不然十變言肝色青

其臭臊其味酸其聲呼其液泣心色赤其臭焦其味苦其聲言其

液汗脾色黃其臭香其味甘其聲歌其液涎肺色白其臭腥其味

辛其聲哭其液涕腎色黑其臭腐其味鹹其聲呻其液唾是五藏

聲色臭味也

楊曰五藏相通各有五五合為二十五以相生養也

五藏有七神各何所藏耶然藏者人之神氣所舍藏也故肝藏魂

肺藏魄心藏神脾藏意與智腎藏精與志也

楊曰肝心肺各一神脾腎各二神五藏各合有七神

三十五難曰五藏各有所府皆相近而心肺獨去大腸小腸遠者

何謂也經言心榮肺衛通行陽氣故居在上大腸小腸傳陰氣而

下故居在下所以相去而遠也又諸府者皆陽也清淨之處今大

腸小腸胃與膀胱皆受不淨其意何也然諸府者謂是非也

楊曰為是非者言諸府各別其所傳化此為是也小腸為府此

為非也何為如此然小腸者雖配心為表其治則別其氣則通

其氣雖通其所主又異所以雖曰心病而無心別位故曰非也

經言小腸者受盛之府也大腸者傳瀉行道之府也膽者清淨之

府也胃者水穀之府也膀胱者津液之府也

楊曰此各有此傳也

一府猶無兩名故知非也小腸者心之府大腸者肺之府胃者脾

之府膽者肝之府膀胱者腎之府

楊曰此是小腸與心通氣也餘並同矣

小腸謂赤腸大腸謂白腸膽者謂青腸胃者謂黃腸膀胱者謂黑

腸下焦所治也

楊曰腸者取其積貯熱治之義也故以名之然六府五藏之正
邑也

三十六難曰藏各有一耳腎獨有兩者何也然腎兩者非皆腎也
其左者為腎右者為命門命門者諸神精之所舍原氣之所繫也
故男子以藏精女子以繫胞故知腎有一也

楊曰腎雖有兩而一非腎故脉經曰左手尺中為腎脉右手尺
中為神門脉此其義也腎者人生之根本神門者元氣之宗始
故云精神之所舍也神門亦命門也

三十七難曰五藏之氣於何發越通於何許可曉以不然五藏者

當上關於九竅也故肺氣通於鼻鼻和則知香臭矣肝氣通於目

目和則知黑白矣脾氣通於口口和則知穀味矣心氣通於舌舌

和則知五味矣腎氣通於耳耳和則知五音矣

楊曰七竅者五藏之門戶藏氣平調則門戶和利矣

五藏不和則九竅不通

楊曰五藏失和於內九竅壅塞於外也今上有七竅而云九者

二竅幽隱所以不言腎氣上通於耳下通於二陰故云九竅也

六府不和則留結為癰

楊曰六府陽氣也陽氣不和則結癰腫之屬故云為癰也邪乘

氣來先遊於府也

邪在六府則陽脉不和陽脉不和則氣留之氣留之則陽脉盛矣

邪在五藏則陰脉不和陰脉不和則血留之血留之則陰脉盛矣

陰氣太盛則陽氣不得相營也故曰格陽氣太盛則陰氣不得相

營也故曰關陰陽俱盛不得相營也故曰關格關格者不得盡其

命而死矣

楊曰人之所有者血與氣也氣為陽血為陰陰陽俱盛或俱虛

或更盛或更虛皆為病也

經言氣獨行於五藏不營於六府者何也然氣之所行也如水之

流不得息也故陰脉營於五藏陽脉營於六府如環之無端莫知

其紀終而復始其不覆溢人氣內溫於藏府外濡於腠理

楊曰覆溢者謂上魚入尺也若不如此當行不止故云終而復

始也

藏府度數第六

三十八難曰藏唯有五府獨有六者何也然所以府有六者謂三

焦也有原氣之別焉主持諸氣有名而無形其經屬手少陽此外

府也故言府有六也

楊曰三焦無內府惟有經脉名手少陽故曰外府

三十九難曰經言府有五藏有六者何也然六府者正有五府也

然五藏亦有六藏者謂腎有兩藏也其左為腎右為命門命門者

謂精神之所舍也男子以藏精女子以繫胞其氣與腎通故言藏

有六也府有五者何也然五藏各一府三焦亦是一府然不屬於

五藏故言府有五焉

楊曰五藏六府皆五有五六之數或俱五或俱六或一五或一

六並應天地之數也若以正藏府言之則藏府俱有五也藏五

以應地之五藏府五以應天之五星若以俱六言之則藏六以

應六律府六以應乾數若以藏五府六言之則藏五以應五行

府六以應六氣若以藏府五藏六言之則藏六以法六陰府五

以法五常所以藏府俱五者手心主非藏三焦非府也藏府俱

六者合手心主及三焦也其餘例可知也

四十難曰經言肝主色心主臭脾主味肺主聲腎主液鼻者肺之

候而反知香臭耳者腎之候而反聞聲其意何也然肺者西方金

也金生於己己者南方火也火者心心主臭故令鼻知香臭腎者

北方水也水生於申申者西方金也金者肺肺主聲故令耳聞聲

楊曰五行有相因成事有當體成事者至如肺腎二藏相因成

也其餘三藏自成之也

四十一難曰肝獨有兩葉以何應也然肝者東方木也木者春也

萬物始生其尚幼小意無所親去太陰尚近離太陽不遠猶有兩

心故有兩葉所應木葉也

楊曰肝者據大葉言之則是兩葉也若據小葉言之則多葉矣

解在後章

四十二難曰人生腸胃長短受水穀多少各幾何然胃大一尺五

寸徑五寸長二尺六寸橫屈受水穀三斗五升其中常留穀二斗

水一斗五升

楊曰凡人食入於口而聚於胃故經云胃者水穀之海胃中穀

熟則傳入小腸也

小腸大二寸半裡八分分之少半長三丈二尺受穀二斗四升水

六升合合之大半

楊曰小腸受胃之穀而傳入於大腸分穀三分有二為大半有

一為少半

廻腸大四寸徑一寸半長二丈一尺受穀一斗水七升半

楊曰廻腸者大腸也受小腸之穀而傳入於廣腸焉

廣腸大八寸徑二寸半長二尺八寸受穀九升三合八分合之一

楊曰廣腸者直腸也一名肛門受大腸之穀而傳出

故腸胃凡長五丈八尺四寸合受水穀八斗七升六合八分合之

一此腸胃長短受水穀之數也

楊曰據甲乙經言腸胃長六丈四寸四分所以與此不同者甲

乙經從口至直腸而數之故長此經從胃至腸而數之故短亦

所以互相發明非有謬焉

肝重四斤四兩左三葉右四葉凡七葉主藏魂

楊曰肝者幹也於五行為木故其於體狀有枝幹也肝神七人

老子曰名明堂宮蘭臺府從宮三千六百人又云肝神六童子

三女人又肝神名藍藍

心重十二兩中有七孔三毛盛津汁三合主藏神

楊曰心識也言所以識識微無物不貫也又云心任也言能任物也其神九人太尉公名絳宮大始南極老人元先之身其從

宮三千六百人又曰心為帝王身之主也心神又名呴呴

脾重二斤三兩扁廣三寸長五寸有散膏半斤主裹血温五藏主藏意

楊曰脾俾也在胃之下俾助胃氣主化水穀也其神五人元先

玉女子母其從宮三千六百人其脾神又名俾俾

肺重三兩六葉兩耳凡八葉主藏魂

楊曰肺勃言其氣勃鬱也其神八人大和君名曰玉堂宮尚書

府其從宮三千六百人又云肺神十四童子七女子肺神又鳴

名鳴鳩

腎有兩枚重一斤一兩主藏志

楊曰腎引也腎屬水主引水氣灌注諸脉也其神六人司徒司

宮司命司隸校尉廷尉卿腎名神又名側側

膽在肝之短葉間重三兩三銖盛精汁三合

楊曰膽敢也言其人有膽氣果敢也其神五人太乙道君居紫

房宮中其從宮三千六百人膽神又名灌灌

胃重二斤二兩紆曲屈伸長二尺六寸大一尺五寸徑五寸盛穀

二斗水一斗五升

楊曰胃圍此言圍受食物也其神十二人五元之氣諫議大夫

其胃神名且且

小腸重二斤十四兩長三丈二尺廣二寸半徑八分分之少半左

迴叠積十六曲盛穀二斗四升水六升三合合之少半

楊曰腸暢也言通暢胃氣去滓穢也其神二人元梁使者小腸

神名潔潔

大腸重二斤十二兩長二丈一尺廣四寸徑一寸當齊右迴十六

曲盛穀一斗水七升半

楊曰大腸即廻腸也以其廻曲因以名之其神二人元梁使者

其神名洞洞

膀胱重九兩二銖縱廣九寸盛溺九升九合

楊曰膀橫也胱廣也言其體短而橫廣又名胞胞䏈也䏈者空

也以需承水液焉令人多以兩脅下及小腹兩邊為膀胱深為

謬也

口廣二寸半脣至齒長九分齒以浚至會厭深三寸半大容五合

舌重十兩長七寸廣二寸半

楊曰舌者泄也言可舒泄於言語也

咽門重十兩廣二寸半至胃長一尺六寸

楊曰咽嚥也言可以嚥物也又謂之嗌言氣之流通阨要之處
也咽為胃之系也故經曰咽主地氣胃為土故云主地氣也
喉嚨重十二兩廣二寸長一尺二寸九節
楊曰喉嚨空虛也言其中空虛可以通氣息焉即肺之系也呼
吸之道路故經云喉主天氣肺應天故云主天氣也喉嚨與咽
並行其實無異而人多惑之
肛門重十二兩大八寸徑二寸大半長二尺八寸受穀九升三合
八分合之一
楊曰肛釭也言其處似車釭形故曰肛門即廣腸也又名䏶腸
四十三難曰人不食穀飲七日而死者何也然人胃中常有留穀

二斗水一斗五升故平人日再至圊一行二升半日中五升七日

五七三十五升而水穀盡矣故平人不食飲七日而死者水穀津

液俱盡即死矣

楊曰胃中常留水穀三斗五升人既不食飲而日別再圊使一

日五升七日之中五七三斗五升胃中水穀俱盡無氣以生故

死也圊厠也

四十四難曰七衝門何在然唇為飛門齒為戶門會厭為吸門胃

為賁門太倉下口為幽門大腸小腸會為闌門下極為魄門故曰

七衝門也

楊曰人有竅七是五藏之門戶皆出於面今七衝門者亦是藏

府之所出而內外兼有證焉飛門者脾氣之所出也脾主於唇

為飛門也飛者動也言唇受水穀動轉入於內也齒為戶門者

口齒心氣之出所也在心為志出口為言故齒為心之門戶亦

取摧伏五穀傳入於口也會厭為吸門也者會厭為五藏音聲

之門戶故云會厭為吸門也胃為賁門賁者膈也胃氣之所出

也胃出穀氣以傳於肺肺在膈上故以胃為賁門也太倉下口

為幽門者腎氣之所出也太倉者胃也胃之下口在齊上三寸

既幽隱之處故曰幽門大腸小腸會為闌門闌門者遺失之義

也言大小二腸皆輸瀉於廣腸廣腸既受傳而出之是遺失之

意也故曰闌門下極為魄門魄門者下極肛門也肺氣上通喉

嚨下通於肛門是肺氣之所出也肺藏魄故曰魄門焉衝者通

也出也言藏府之氣通出之所也

四十五難曰經言八會者何也然府會太倉藏會季脇筋會陽陵

泉髓會絕骨血會膈俞骨會大抒脉太淵氣會三焦外一筋直兩

乳內也熱病者在內者取其會之氣穴也

楊曰人藏府筋骨髓血脉氣此八者皆有會合之穴若熱病在

於內則於外取其所會之穴以去其疾也季脇章門穴也三焦

外一筋直兩乳內膻中穴也餘皆可知也

四十六難曰老人臥而不寐少壯寐而不寤者何也然經言少壯

者血氣盛肌肉滑氣道通榮衛之行不失於常故晝日精夜不寤

老人血氣衰氣凶不滑榮衛之道濇故晝日不能精夜不能寐也

故知老人不得寐也

楊曰衛氣者晝日行於陽陽者身體也夜行於陰陰者腹內也

人目開衛氣出則寤入則寐少壯者衛氣行不失於常故晝得

安靜而夜得穩眠也老人者衛氣出入不得應時故晝日不得

安靜而夜不得寐也精者靜安也

安靜夜不得寐也精者靜靜安也

四十七難曰人面獨能耐寒者何也然人頭者諸陽之會也諸陰

脈皆至頸胸中而還獨諸陽脈皆上至頭耳故令而耐寒也

楊曰按諸陰脈皆至頸胸中而還蓋取諸陽盡會於頭面諸陰

至頭面者少故以言之耳經云三百六十五脈悉會於目如此

則陰陽之脉皆至於面不獨言陽脉自至於頭面也

四十八難曰人有三虛三實何謂也然有脉之虛實有病之虛實

有診之虛實也脉之虛實者濡者為虛緊牢者為實

楊曰按之如切繩之狀謂之緊也

病之虛實者出者為虛入者為實

楊曰呼多吸少吸多呼少

言者為虛不言者為實

楊曰肺主聲入心為言故知言者為虛肝主謀慮故入心即不

言用為實邪故知不言者為實也

緩者為虛急者為實

楊曰皮肉寬緩皮膚滿急也

診之虛實者濡者為虛

楊曰皮膚濡緩也

牢者為實

楊曰皮肉牢強也

癢者為虛

楊曰身體虛癢也

痛者為實

楊曰身形有痛處皆為實

外痛內快為外實內虛

楊曰輕手按之則痛為外實病淺故也重手按之則快為內虛

病深故也

內痛外快為內實外虛

楊曰重手按之則痛為內實病深故也輕手按之則快為外虛

病淺故也凡人病按之則痛者皆為寔按之則快者皆為虛也

故曰虛實也

楊曰是三虛三實之證也

四十九難曰有正經自病有五邪所傷何以別之然經言憂愁思

慮則傷心

呂曰心為神五藏之君聰明才智皆由心出憂勞之甚則傷其

心心傷神弱也

形寒飲冷則傷肺

呂曰肺主皮毛形寒者皮毛寒也飲冷者傷肺也肺主受水漿

水漿不可冷肺飲又惡寒故曰傷也

恚怒氣逆上而不下則傷肝

呂曰肝與膽為藏府其氣勇故主怒怒則傷也

飲食勞倦則傷脾

呂曰飲食飽胃氣滿脾絡恒急或走馬跳躍或以房勞脉絡裂

故傷脾也

久坐濕地強力入水則傷腎

呂曰久坐濕地謂遭憂喪強力者謂舉重引弩入水者謂復溺

於水或婦人經水未過強合陰陽也

是正經之自病也

呂曰此皆從其藏內自發病不從外來也

何謂五邪然有中風

呂曰肝主風也

有傷暑

呂曰心主暑也

有飲食勞倦

呂曰脾主勞倦也

有傷寒

呂曰肺主寒也

有中濕

呂曰腎主濕也

此之謂五邪

呂曰此五病從外來也

假令心病何以知中風得之然其色當赤何以言之肝主色自入

為青入心為赤入脾為黃入肺為白入腎為黑肝為心邪故知當

赤色也

呂曰肝主中風心主傷暑者令心病中風故知肝邪往傷心也

其病身熱脇下滿痛

呂曰身熱者心滿痛者肝二藏之病證也

其脉浮大而弦

呂曰浮大者心弦者肝二藏脉見應也

何以知傷暑得之然當惡臭何以言之心主臭自入為焦臭入脾為香臭入肝為臊臭入腎為腐臭入肺為腥臭故知心病傷暑得之也當惡臭具病身熱而煩心痛其脉浮大而散

呂曰心主暑令傷暑此正經自病不中他邪

何以知飲食勞倦得之然當喜苦味也虛為不欲食實為欲飲何

以言之脾主味入肝為酸入心為苦入肺為辛入腎為鹹自入為

甘故知脾邪入心為喜苦味也

呂曰心主傷熱脾主勞倦令心病以飲食勞倦得之故知脾邪

入心也

其病身熱而體重嗜卧四肢不收

呂曰身熱者心也體重者脾也此二藏病證也

其脉浮大而緩

呂曰浮大者心脉緩者脾脉也

何以知傷寒得之然當讝言妄語何以言之肺主聲入肝為呼入

心為言入脾為歌入腎為呻自入為哭故知肺邪入心為讝語言

妄語也

呂曰心主暑肺主寒淂之故知肺邪入心以為病也

其病身熱洒洒惡寒甚則喘欬

呂曰身熱者心惡寒者肺此二藏病證也

其脉浮大而濇

呂曰浮大者心脉濇者肺脉也

何以知中濕淂之然當喜汗出不可止何以言之腎主濕入肝為

泣入心為汗入脾為液入肺為涕自入為唾故知腎邪入心為汗

出不可止也

呂曰心主暑腎主濕令心病以傷濕淂之故知腎邪入心也

其病身熱而小腹痛足脛寒而逆

呂曰身熱者心小腹痛者腎腎邪入於心此二藏病證也

其脉沈濡而大

呂曰大者心脉沈濡者腎脉也

此五邪之法也

五十難曰病有虛邪有實邪有賊邪有微邪有正邪何以別之然

從後來者為虛邪

呂曰心王之時脉當洪大而長反得弦小而急是肝王畢木傳於心奪心之王是肝徃乘心故言從後來也肝必為心之母母之乘子是為虛邪也

從前來者為實邪

呂曰謂心王得脾脉心王畢當傳脾令心王畢未是脾來逆奪

其王故言從前來也脾者心之子子之乘母是為實邪

從所不勝來者是為賊邪

呂曰心王得腎脉水勝火故是為賊邪也

從所勝來者為微邪

呂曰心王皮得肺脉水勝火故是為微邪也

自病者為正邪

呂曰心王之時脉實強太過反得虛微為正邪也

何以言之假令心病中風得之為虛邪傷暑得之為正邪

呂曰心王暑令心自病傷暑故為正邪也

飲食勞倦得之為實邪

呂曰從前来者脾乘心也脾王勞倦故為實邪

傷寒得之為微邪

呂曰從所勝来者肺乘心也肺王寒又畏心故為微邪

中濕得之為賊邪

呂曰從所不勝来者腎乘心也腎主濕水尅火故為賊邪也

五十一難曰病有欲得溫者有欲得寒者有欲得見人者有不欲

得見人者而各不同病在何藏府也然病欲得寒而欲見人者病

在府也病欲得溫而不欲得見人者病在藏也何以言之府者陽

也陽病欲得寒又欲見人藏者陰也陰病欲得溫又欲閉戶獨處

惡聞人聲故以別知藏府之病也

五十二難曰府藏發病根本等不然不等也其不等奈何然藏病

者止而不移其病不離其處

呂曰藏者陰決於地故不移動也

府病者彷彿賁嚮上下行流居處無常

呂曰府陽也陽者法天天有迴旋不休故病流轉居無常處也

故以此知藏府根本不同也

藏府傳病第八

五十三難曰經言七傳者死閒藏者生何謂也然七傳者傳其所

勝也閒藏者傳其子也何以言之假令心病傳肺肺傳肝肝傳脾

脾傳腎腎傳心一藏不再傷故言七傳者死也閒藏者傳其所生

也

呂曰七當為四字之譌也此下有閒字即知上當為次又有五

藏心獨再傷為有六傳耳此蓋次傳其所勝藏故其病死也

假令心病傳脾脾傳肺肺傳腎腎傳肝肝傳心是母子相傳竟而

復始如環之無端故言生也

呂曰閒藏者閒其所勝藏而相傳也心勝肺脾間之肝勝脾心

閒之脾勝腎肺間之肺勝肝腎間之腎勝心肝間之此謂傳其

所生也

五十四難曰藏病難治府病易治何謂也然藏病所以難治者傳

其所勝也府病易治者傳其子也與七傳間藏同法也

楊曰與前章略同也

藏府積聚第九

五十五難曰病有積有聚何以別之然積者陰氣也聚者陽氣也

故陰沉而伏陽浮而動氣之所積名曰積氣之所聚名曰聚故積

者五藏所生聚者六府所成也積者陰氣也其始發有常處其痛

不離其部上下有所終始左右有所窮處聚者陽氣也其始發無

根本上下無所留止其痛無常處謂之聚故以是別知積聚也

呂曰諸陰証病常在一處牢強有頭足止不移者藏氣所作死

不治故言藏病難治所以證病上下左右無常處者此所謂陽

證雖困可治本不死也故當經歲月故經言府病易治

五十六難曰五藏之積各有名乎以何月何日得之然肝之積名

曰肥氣在左脇下如覆杯有頭足久不愈令人發欬逆瘤瘧連歲

不巳以季月戊己日得之何以言之肺病傳於肝肝當傳脾脾季

夏適王王者不受邪肝復欲還肺肺不肯受故留結為積故知肥

氣以季夏戊己日得之

楊曰積蓋也言血脈不行積蓋成病也凡積者五藏所生也榮

氣常行不失節度謂之平人平人者不病也一藏受病則榮氣

壅塞故病焉然五藏受病者則傳其所勝所勝適王則不肯受

傳既不肯受則有傳所勝所勝復不為納於是則留結成積漸

以長大病因成矣肥氣者肥盛也言肥氣聚於左脇之下如覆

杯哭出如肉肥盛之狀也小兒多有此病按前章有積有聚此

章唯出五積之名狀不言諸聚聚者六府之病亦相傳行還如

五藏以勝相加故不重言從省約也

心之積名曰伏梁起齊上大如臂上至心下久不愈令人病煩心

以秋庚辛日得之何以言之腎病傳心心當傳肺肺以秋適王王

者不受邪心復欲還腎腎不肯受故結留為積故知伏梁以秋庚

辛日得之

楊曰伏梁者言積自齊上至心下其大如臂狀似屋舍棟梁也

脾之積名曰痞氣在胃脘覆大如盤久不愈令人四肢不收發黃

疸飲食不為肌膚以冬壬癸日得之何以言之肝病傳脾脾當傳

腎腎以冬適王王者不受邪脾欲復還肝肝不肯受故留結為積

故知痞氣以冬壬癸日得之

楊曰痞否也言痞結成積也脾氣虛則胃中熱而引食焉脾病

不能通氣行津液故雖食多而羸瘦也

肺之積名曰息賁在右脇下覆大如杯久不已令人洒淅寒熱喘

咳發肺壅以春甲乙日得之何以言之心病傳肺肺當傳肝肝以

春適王王者不受邪肺復欲還心心不肯受故留結為積故知息

賁以春甲乙日得之

楊曰息長也賁鬲也言肺在鬲上其氣不行漸長而逼於鬲故

曰息賁一曰賁聚也言其漸長而聚蓄肺為上蓋藏中陽也陽

氣盛故令人發肺癰也

腎之積名曰賁豚發於小腹上至心下若豚狀或上或下無時久

不已令人喘逆骨痿少氣以夏丙丁日得之何以言之脾病傳腎

腎當傳心心以夏適王王者不受邪腎復欲還脾脾不肯受故留

結為積故知賁豚以夏丙丁日得之此是五積之要法也

楊曰此病狀似豚而上衝心又有奔豚之氣非此積病也名同

而疾異焉

五泄傷寒第十

五十七難曰泄凡有幾皆有名不然泄凡有五其名不同有胃泄

有脾泄有大腸泄有小腸泄有大瘕泄名曰後重胃泄者飲食不

化色黃

脾泄者腹脹滿泄注食即嘔吐逆

言所食之物皆完出不消變也

楊曰注者無節度也言利下猶如注水不可禁止焉脾病不能

化穀故食即吐逆

楊曰泄利也胃屬土故其利色黃而飲食不化焉化變也消也

大腸泄者食已窘迫大便色白腸鳴切痛

楊曰窘迫急也食訖即欲利迫急不可止也白者從肺色也腸

鳴切痛者冷也切者言痛如刀切其腸之狀也

小腸泄者溲而膿便血小腸痛

楊曰小腸屬心心主血脉故便膿血小腸處在小腸故小腹痛
也

也

大瘕泄者裏急後重數至圊而不能便莖中痛此五泄之法也

楊曰瘕結也小腹有結而又下利者是也一名利重後言大便

處疼重也數欲利至所即不利又痛引陰莖中此是腎泄也按

諸方家利有二十餘種而此惟見五種者蓋舉其宗維耳

五十八難曰傷寒有幾其脉有變不然傷寒有五有中風有傷寒

有濕溫有熱病有溫病其所苦各不同中風之脉陽浮而滑陰濡

而弱

楊曰自霜降至春分傷於風令即病者謂之傷寒其冬時受得

寒氣至春又中春風而病者謂之冷溫病其至夏發者多熱病

病而多汗者謂之濕溫其傷於八節之虛邪者謂之中風據此

經言溫病則是疫癘之病非為春病也疫癘者謂一年之中或

一州一縣若大若小俱病者是按之乃覺往來如有舉之如無

者謂之弱也關以前浮滑尺中濡弱者也

濕溫之脉陽濡而弱陰小而急

楊曰小細也急疾也

傷寒之脉陰陽俱盛而緊濇熱病之脉陰陽俱浮浮之滑沉之散

楊曰輕手按者名浮重手按者名沉也

溫病之脉行在諸經不知何經之動也各在隨其經所在而取之

楊曰兼覛屬之氣散行諸經故不可不預知臨病人而診之知

其何經之動即為治也

傷寒有汗出而愈下之而死者有汗出而死下之而愈者何也然

陽盛陰盛汗出而愈下之即死陽盛陰盛汗出而死下之而愈

楊曰此說反倒於義不通不可依用也若反此行之乃為順爾

寒熱之病候之如何也然皮寒熱者皮不可近席毛髮焦臭毫不

得汗肌寒熱者皮膚痛脣舌毫無汗骨寒熱者病無所安汗注不

休齒本豪痛

楊曰五藏六府皆有寒熱此經惟出三狀餘皆闕也

五十九難曰狂癲之病何以別之然狂之始發少卧而不飢自高

賢也自辯智也自貴倨也妄笑好歌樂妄行不休是也

楊曰狂病之候觀其人初發之時不欲眠卧又不肯飲食自言

賢智尊貴歌笑行走不休皆陽氣盛所為故經言重陽者狂此

之謂也今人以為癲疾謬矣

癲疾始發意不樂直視僵仆其脉三部陰陽俱盛是也

楊曰癲顛也發則僵仆焉故有顛蹶之言也陰氣太盛故不得

行立而側仆也今人以為癎病誤矣

六十難曰頭心之病有厥痛有真痛何謂也然手三陽之脉受風

寒伏留而不去者則名厥頭痛入連在腦者名真頭痛

楊曰去者行也厥者逆也言手三陽之脉伏留而不行則壅逆

而衝於頭故名厥頭痛也足三陽留壅亦作頭痛令經不言之一

從省文故也

其五藏氣相干名厥心痛

楊曰諸經絡皆屬於心若一經有病其脉逆行逆則乘心乘心

則心痛故曰厥心痛是五藏氣衝逆致痛非心家自痛也

其痛甚但在心手足青者即名真心痛其真心痛者旦發夕死夕

發旦死

楊曰心者五藏六府之主法不受病即神去氣竭故手足爲

之清冷心痛手足冷者爲真心痛手足溫者爲厥心痛也頭痛

亦然從今日平旦至明日平旦爲一日今云旦發夕死夕發旦

死是正得半日而死也

神聖工巧第十一

六十一難曰經言望而知之謂之神聞而知之謂之聖問而知之

謂之工切脈而知之謂之巧何謂也然望而知之者望見其五色

以知其病

楊曰望色者假令肝部見青色者肝自病見赤色者心乘肝肝

亦病故見五色知五病也

聞而知之者聞其五音以別其病

楊曰五音者謂宮商角徵羽也以配五藏假令病人好哭者肺

病也好歌者脾病也故曰聞其音知其病也

問而知之者聞其所欲五味以知其病所起所在也

楊曰問病人云好辛味者則知肺病也好食冷者則知內熱故

云知所起所在

切脈而知之者診其寸口視其虛實以知其病在何藏府也

楊曰切按也謂按寸口之脈者弦多者肝病也洪多者心病也

浮數則病在府沉細者則病在藏故云在何藏府也

經言以外知之曰聖以內知之曰神此之謂也

楊曰視色聽聲切脉皆在外而知內之病也

六十二難曰藏并榮有府五獨有六者何謂也然府者陽也三焦

行於諸陽故置一俞名曰原府有六者亦與三焦共一氣也

楊曰五藏之脉皆以出所為井所流為榮所注為俞所行為經

所入為合是謂五俞以應金木水火土也六府亦並以所出為

并所流為榮所注為俞所過為原所行為經所入為合其俞亦

應五行惟原獨不應五行原者元也元氣者三焦之氣也其氣

尊大故不應五行所以六府有六俞亦以應六合於乾道也然

五藏亦有原則以第三穴為原所以不別立穴者五藏法地地

卑故三焦之氣經過而已所以無別穴六府既是陽三焦亦是陽故云共一氣也

六十三難曰十變言五藏六府滎合皆以井為始者何也然井者東方春也萬物之始生諸蚑行喘息蜎飛蠕動當生之物莫不以春而生故歲數始於春日數始於甲故以井為始也

楊曰凡藏府皆以井為始井者謂谷井爾非謂掘作之井山谷之中泉水初出之處名之曰井井者主出之義也泉水既生留傳於近滎迁未成大流故名之曰滎滎者水小之狀也留傳既深便有注射輪文之處故名之曰俞俞者委積逐流行經歷而成渠徑徑者經也亦經營之義也經行既達合會於海故名之

曰合合者會也此是水行流轉之義人之經脉亦法於此故名

取焉所以并為始春者以其所生之義也歲數始於春者正月

為歲首故也日數始於甲者謂東方甲乙也正月與甲乙皆屬

於春也

六十四難曰十變又言陰井木陽井金陰滎火陽滎水陰俞土陽

俞木陰經金陽經火陰合水陽合土陰陽皆不同其意何也然是

剛柔之事也陰井乙木陽井庚金陽井庚庚者乙之剛也陰井乙

乙者庚之柔也乙為木故言陰井木也庚為金故言陽井金也餘

皆倣此

楊曰五藏皆為陰陰井為水滎為火俞為土經為金合為水六

府為陽陽為金榮為水俞為木經為火合為土以陰井木配

陽井金是陰陽夫婦之義故云乙為庚之柔庚為乙之剛餘並

如此也

六十五難曰經言所出為井所入為合其法奈何

楊曰奈何猶如何也

然出所為井井者東方春也萬物之始生故言所出為井也所入

為合合者北方冬也陽氣入藏故言所入為合也

楊曰春夏主生養故陽氣在外秋冬主收藏故陽氣在內人亦

法之

六十六難曰經言肺之原出於太淵

楊曰穴在掌後是也

心之原出於太陵肝之原出於太衝脾之原出於太白腎之原出

於太谿少陰之原出於兌骨

楊曰此皆五藏俞也所以五藏皆以俞為原少陰真心脉也亦

有原在掌後兌骨端陷者中一名神門一名中都前云心之原

出於太陵者是心胞絡脉也凡云心病者皆在心胞絡脉矣真

心不病故無俞今有原者外經之病不治内藏也

膽之原出於丘墟

楊曰足内踝後微前也

胃之原出於衝陽

楊曰在足跗上寸骨間動脉是也 _{楊妙係一}

三焦之原於陽池

楊曰手表腕上也

膀胱之原出於京骨

楊曰在足外側大骨下赤白肉際 _{此條楊字上有丁字作丁楊曰}

大腸之原出於合谷

楊曰手大指歧骨間

小腸之原出於腕骨

楊曰在手腕陷中指腕者誤也

十二經皆以俞為原者何也然五藏俞者三焦之所行氣之所留

止也三焦所行之俞為原者何也然齊下腎間動氣者人之生命

也十二經之根本也故名曰原三焦者原氣之所別使也主通行

三氣經歷於五藏六府原者三焦之尊號也故所止輒為原五藏

六府之有病者取其原也

揚曰齊下腎間動氣者丹田也丹田者人之根本也精神之所

藏五氣之根元太子之府也男子以藏精女子以主月水以生

養子息合和陰陽之門戶也在齊下三寸方圓四寸附著脊脉

兩腎之根其中央黃左青右白上赤下黑三寸法三才四寸法

四時五色法五行兩腎之間名曰大海一名溺水中有神龜呼

吸元氣流行則為風雨通氣四肢無所不至也腎者分為日月

之精虛無之氣人之根本也齋者人之命也分為一名太中極

一名太潤一名昆崙一名持樞一名五城五城有真人即五常

也五城之外有八使者即八卦神也八使者并太一為九卿八

卦之外有十二樓樓有十二子也并三焦神為二十七大夫又

并四肢神為八十一元士齋中央名太一君之候王王天大將

軍特進侯主人身中萬二千神也劭在頭上腦戶中廟在項後

頂上社在脾左端稷在大腸窮風伯在八門八門在齋傍兩師

在小腸窮四瀆雲氣在昆崙溺水在胞中所以備言此者欲明

腎為人生之本也故知田丹者性命之本也道士思神此趺坐

神皆行心氣於齋下良為此也故云原者三焦之尊號也三焦

合氣於腎故也

六十七難曰五藏募在皆陰而俞在陽者何謂也然陰病行陽陽
病行陰故令募在陰俞在陽

楊曰腹為陰五藏之募皆在腹故云募皆在陰背為陽五藏之
俞皆在背故云俞在陽內藏有病則出行於陽陽俞在背也外
體有病則入行於陰募在腹也故鍼法云從陽引陰從陰引
陽此之謂也

六十八難曰五藏六府各有井滎俞經合皆何所主然經言所出
為井所流為滎所注為俞所行為經所入為合井主心下滿

呂曰井者木木者肝肝主滿也

榮主身熱

呂曰榮者火火者心心主身熱也

俞主體重節痛

呂曰俞者土土者脾脾主體重也

經主喘欬寒熱

呂曰經者金金者肺肺主寒熱也

合主逆氣而泄

呂曰合者水水者腎腎主泄也

此五藏六府其井榮俞經合所主病也

用鍼補瀉第十三

六十九難曰經言虛者補之實者瀉之不實不虛以經取之何謂
也然虛者補其母實者瀉其子當先補之然後瀉之不實不虛以
經取之者是正經自生病不中他邪當自取其經故言以經取之

楊曰春得腎脉為虛邪是腎虛不能傳氣於肝故補腎腎有病
則傳之於肝肝為腎子故曰補其母也春得心脉為實邪是心
氣盛實逆來乘肝故瀉心心平則肝氣通肝為心母故曰瀉其
子也不實不虛是諸藏不相乘也春得弦多及但弦者皆是肝
藏自病也則自於足厥陰少陽之經而補瀉為當經有金木水
火土隨時而取之也

七十難曰經言春夏刺淺秋冬刺深者何謂也然春夏者陽氣在

上人氣亦在上故當淺取之秋冬者陽氣在下人氣亦在下故當

深取之

楊曰經言春氣在毫毛夏氣在皮膚秋氣在分因冬氣在筋骨

此四時之氣也其四時受病亦各隨正氣之深淺故用鍼者治

病各依四時氣之深淺而取之也

春夏各致一陰秋冬各致一陽者何謂也然春夏溫病必致一陰

者初下鍼沈之至腎肝之部得氣引之持陰也秋冬寒必致一陽

者初內鍼淺之而浮之至心肺之部得氣推內之陽也是謂春夏

必致一陰秋冬必致一陽

楊曰入皮三分心肺之部陽氣所行也入皮五分腎肝之部陰

氣所行也陽為衛陰為榮春夏病行於陽故引陰以和陽秋冬

病行於陰故內陽以和陰也

七十一難曰經言刺榮無傷衛刺衛無傷榮何謂也然鍼陽者臥

鍼而刺之刺陰者先以左手攝按所鍼榮俞之處氣散乃內鍼是

謂刺榮無傷衛刺衛無傷榮也

楊曰入皮三分為衛氣病在衛用鍼則淺故臥鍼而刺之恐其

深傷榮氣故也入皮五分為榮氣故先按所鍼之穴待氣散乃

內鍼恐傷衛氣故也

七十二難曰經言能知迎隨之氣可令調之調氣之方必在陰陽

何謂也然所謂迎隨者知榮衛之流行經脉之往來也隨其逆順

而取之故曰迎隨調氣之方必在陰陽者知其內外表裏隨其陰

陽而調之故曰調氣之方必在陰陽

楊曰榮氣者常行不巳衛氣者晝行於身體夜行於藏府迎者

逆也隨者順也謂衛氣逆行榮氣順行病在陽必候榮衛行至

於陽分而刺之病在陰必候榮衛行至於陰分而刺之是迎隨

之意也又迎者瀉也隨者補也故曰經迎而奪之安得無虛言

瀉之則虛也隨而濟之安得無實言補之則實也調氣之方必

在陽者陰虛陽實則補陰瀉陽陽虛陰實則補陽瀉陰或陽

井於陰陰井於陽或陰陽俱虛或陰陽俱實皆隨病所往而調

其陰陽則病無不巳

七十三難曰諸井者肌肉淺薄氣少不足使也刺之奈何然諸井

者木也榮者火也火者木之子當刺井者以榮瀉之故經言補者

不可以瀉為瀉者不可以為補此之謂也

楊曰冬刺井病在藏取之井應刺井者則瀉其榮以去其病故

經曰冬陰氣緊陽氣伏故取井以下陰氣逆取榮以通陽氣也

七十四難曰經言春刺井夏刺榮季夏刺俞秋刺經冬刺合者何

謂也然春刺井者邪在肝夏刺榮者邪在心季夏刺俞者邪在脾

秋刺經者邪在肺冬刺合者邪在腎

楊曰用鍼微妙法無窮若不深達變通難以救疾者矣至如此

說則是變通之義也經云冬刺井春刺榮此乃云春刺井夏刺

榮理極精奇特宜留思不可固守以一概之法也

其肝心脾肺腎而繫於春夏秋冬者何也然五藏一病輒有五也

假令肝病色青者肝也臊臭者肝也喜酸者肝也喜呼者肝也喜

泣者肝也其病眾多不可盡言也四時有數而並繫於春夏秋冬

者也鍼之要妙在於秋毫者

楊曰五藏六府病各有形證令略舉肝家一藏以為法爾雖言

春刺井夏刺榮若一藏有病脉亦隨之診而取之假令肝自病

實則取肝中火瀉之虛則取肝中木補之餘皆倣此即秋毫微

細之意也言用鍼微細若秋毫矣

七十五難曰經言東方實西方虛瀉南方補北方何謂也然金木

水火土當更相平東方木也西方金也木欲實金當平之火欲實

水當平之土欲實木當平之金欲實火當平之水欲實土當平之

東方肝也則知肝實西方肺也則知肺虛瀉南方火補北方水南

方火火者木之子也北方水水者木之母也水勝火子能令母實

母能令子虛故瀉火補水欲金不得平木也經曰不能治其虛何

問其餘此之謂也

楊曰五行以勝相加故木勝土金勝木木肝也金肺也肺氣虛

弱肝氣強實木反陵金金家不伏欲來平木金木若戰二藏則

傷故用鍼者診知其候則知須瀉心心氣既通肝氣則復又補

於腎腎家得氣傳而養肝肝氣已定則肺不復來平肝然後却

補脾氣脾是肺母母氣傳子子便安定故曰不能治其虛何問

其餘此之謂也一本說楊氏曰金剋木令據肝家一條以例五

藏假令東方木肝實西方金肺虛肝木實陵肺金虛金本剋木

木伏金肝欲制肺肺乃不伏二藏爭勝反害於火宜瀉其心心

屬火火者木之子子氣既通肝虛則伏肝氣既復則肺不復來

然後補其脾脾是肺母母氣授于子氣便實故言母能令子實

子能令母虛不能治其虛何問其餘

七十六難曰何謂補瀉當補之時何所取氣當瀉之時何所置氣

然當補之時從衛取氣當瀉之時從榮置氣其陽氣不足陰氣有

餘當先補其陽而後瀉其陰陰不足陽氣有餘當先補其陰而

後瀉其陽榮衛通行此其要也

楊曰此是陰陽更虛更實之變須通榮衛病則愈也

七十七難曰經言上工治未病中工治已病者何謂也然所謂治

未病者見肝之病則知肝當傳之與脾故先實其脾氣無令得受

肝之邪故曰治未病焉中工治已病者見肝之病不曉相傳但一

心治肝故曰治已病也

楊曰五藏得病皆傳其所勝肝病傳脾之類是也若當其王時

則不受傳即不須行此方假令肝病當傳脾脾以季夏王正王

則不受邪故不須實脾氣也若非季夏則受肝邪使當預令實

則不受邪故不須實脾氣也如此者謂之上工工猶妙也言妙達病

脾氣勿令得受邪肝也如此者謂之上工工猶妙也言妙達病

源者也其中工未能全解故止守一藏而已

七十八難曰鍼有補瀉何謂也然補瀉之法非必呼吸出內鍼也

楊曰補者呼則出鍼瀉者吸則內鍼故曰呼吸出內鍼也

然知為鍼者信其左不知為鍼者信其右當刺之時必先以左手厭按所鍼榮俞之處彈而努之爪而下之其氣之來如動脉之藏順鍼而刺之得氣因鍼推而內之是謂補動而伸之是謂瀉不得氣乃與男外女內不得氣是謂十死不治也

揚曰凡欲下鍼之法先知穴處便以左手按之乃以右手彈其所按之震脉動應於左手之下仍即以左手揩按之然後循鍼而刺之待氣應於鍼下因而推入榮中此是補也若得氣便搖

轉而出之此是瀉也若久留鍼而待氣不至則於衛中留鍼待

氣久不得又內入於榮中久蜀待氣如其三蜀候氣不應於鍼

者為陰陽俱盡不可復鍼如此之候十八人十死故云十死不治

衛為陽陽為外故云男外榮為陰陰為內故云女內也

七十九難曰經言迎而奪之安得無虛隨而濟之安得無實虛之

與實若得若失實之與虛若有若無何謂也然迎而奪其

子也隨而濟之者補其母也假令心病瀉手心主俞是為迎而奪

之者也補手心主井是謂隨而濟之者也所謂實之與虛者牢濡

之者也氣來實者為得濡虛者為失故曰若得若失也

之意也氣來實者為得濡虛者為失故曰若得若失也

揚曰此是當藏自病而行斯法非五藏相乘也

八十難曰經言有見如入有見如出者何謂也然所謂有如入有

謂左手見氣來至乃內鍼鍼入見氣盡乃出鍼是謂有見如入有

見如出也

楊曰此還與弹而努之爪而下之相類也

八十一難曰經言無實實虛損不足而益有餘是寸口脉耶將

病自有虛實耶其損益奈何然是病非謂寸口脉也謂病自有實

虛也假令肝實而肺虛肝者木也肺者金也金木當更相平當知

金平木假令肺實而肝虛微少氣用鍼不瀉其肝而反重實其肺

故曰實實虛虛損不足而益有餘此者中工之所害也

楊曰上工治未病知其虛實之原故補瀉而得其宜中工未審

傳病之本所治反增其害也

黃帝八十一難經全終

同治甲子午月虞山北厓主人手錄

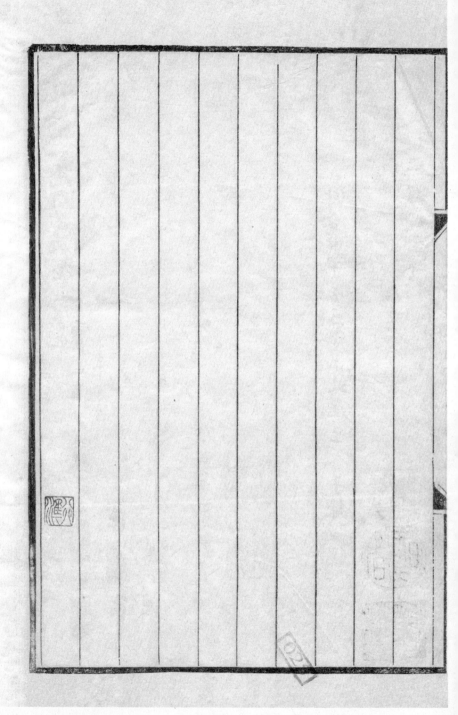